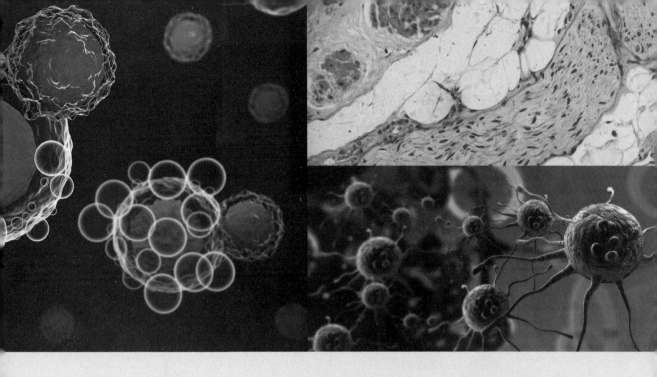

肿瘤科诊治技术与治疗方法

殷洪涛 主编

U0241548

中国纺织出版社有限公司

图书在版编目（CIP）数据

肿瘤科诊治技术与治疗方法 / 殷洪涛主编. -- 北京：
中国纺织出版社有限公司, 2023.6
ISBN 978-7-5229-0571-6

Ⅰ. ①肿…　Ⅱ. ①殷…　Ⅲ. ①肿瘤—诊疗　Ⅳ.
①R73

中国国家版本馆CIP数据核字（2023）第080635号

责任编辑：樊雅莉　　责任校对：寇晨晨　　责任印制：王艳丽

中国纺织出版社有限公司出版发行
地址：北京市朝阳区百子湾东里A407号楼　邮政编码：100124
销售电话：010—67004422　传真：010—87155801
http://www.c-textilep.com
中国纺织出版社天猫旗舰店
官方微博 http://weibo.com/2119887771
三河市宏盛印务有限公司印刷　各地新华书店经销
2023年6月第1版第1次印刷
开本：787×1092　1/16　印张：12.5
字数：290千字　定价：88.00元

凡购本书，如有缺页、倒页、脱页，由本社图书营销中心调换

编 委 会

主　编　殷洪涛　张铁娃　吴　静

副主编　朱莉芳　高媛媛　刁春雨
　　　　　明　健　钱　钧

编　委　刁春雨　北部战区总医院
　　　　　王　振　烟台毓璜顶医院
　　　　　王　辉　中国人民解放军联勤保障部队第九八八医院
　　　　　王　薇　内蒙古医科大学附属医院
　　　　　龙亚辉　重庆市开州区人民医院
　　　　　朱莉芳　湖北省肿瘤医院
　　　　　刘丽娜　北部战区空军医院
　　　　　吴　静　哈尔滨医科大学附属肿瘤医院
　　　　　张铁娃　哈尔滨医科大学附属第一医院
　　　　　明　健　北部战区总医院
　　　　　周　方　烟台毓璜顶医院
　　　　　赵　宁　哈尔滨医科大学附属第二医院
　　　　　赵　兵　德州市立医院
　　　　　夏铀铀　连云港市第一人民医院
　　　　　钱　钧　北部战区空军医院
　　　　　徐　安　江西省中西医结合医院
　　　　　殷洪涛　哈尔滨医科大学附属肿瘤医院
　　　　　高媛媛　宁夏医科大学总医院
　　　　　曹　阳　哈尔滨医科大学附属肿瘤医院
　　　　　董　玮　烟台毓璜顶医院

前　言

　　恶性肿瘤是严重危害人民健康的疾病，我国恶性肿瘤发病率在全球范围内属中等水平，但由于我国人口众多，因而总发病数居全球之首。近年来由于生活方式的改变，同时开展了部分肿瘤的预防宣教、筛查，以及疫苗的研发和应用等，使肿瘤的发病谱有了改变，胃癌、肝癌及宫颈癌的发病率有下降趋势，而结直肠癌、乳腺癌等的发病率上升，肺癌的发病率仍然在持续上升，因而控烟等措施仍需继续努力。

　　本书重点介绍肿瘤的流行病学、病因、病理、临床表现、诊断及分期，以及多学科综合治疗等内容。全书资料新颖，条理清晰，以保证实用性为原则，以综合治疗为主线，尽可能做到全面覆盖、重点突出，既体现理论的完整性，又强调实践的系统性。本书适用于肿瘤科及相关科室的医护人员，尤其是主治医师、高等医药院校本科生和研究生参考使用。

　　本书的参编者有参与临床实践多年的专家，也有参与肿瘤疾病诊疗的后起之秀，他们对本书的编写给予了很大支持。由于写作时间和篇幅有限，难免有纰漏和不足之处，恳请广大读者予以批评指正。

编　者

2023 年 2 月

目 录

第一章

肿瘤流行病学与预防

第一节 中国癌症的流行现状

癌症是严重威胁人类生存和社会发展的重大疾病，是 21 世纪中国和世界最严重的公共卫生问题之一。癌症控制已成为世界各国政府的卫生战略重点。

癌变过程包括启动、促进和演变 3 个阶段。启动指的是基因发生了无法由细胞自身 DNA 修复机制修复的终身性突变。一旦突变细胞开始分裂，癌变进入了演变发展阶段，人类正常的生长抑制因子，以及手术、化疗、放疗和激素等都有可能阻断肿瘤的演变，但生长抑制因子的各种异常也可能促进肿瘤的演变。最终，随着抑癌基因和原癌基因突变的积累，癌症形成并被发现、诊断。

采取积极的防控措施完全有可能降低癌症的发病和死亡。例如，美国自 20 世纪 90 年代开展控烟运动以来，男性肺癌发病率呈明显下降趋势。我国食管癌高发地区防治工作的实践已经证明，作为发病学预防措施的"早诊早治"确可使食管癌的死亡率明显降低。积极治疗癌前病变也可以使发病率下降。如果政府采取有效措施加强癌症的防控工作，可以预防 1/3 的癌症发生，并使 1/3 的癌症发现于早期阶段并得以根治，同时大大降低国家卫生经济负担，对构建和谐社会具有重大的意义。

一、全球癌症概况

从世界范围来看，恶性肿瘤的发病率和死亡率呈逐年上升趋势。世界卫生组织国际癌症研究机构（IARC）发布了 2020 年全球最新癌症负担数据。预估了全球 185 个国家 36 种癌症类型的最新发病率、死亡率情况，以及癌症发展趋势。这项最新预估数据显示，2020 年全球新发癌症病例 1929 万例，其中男性 1006 万例，女性 923 万例；2020 年全球癌症死亡病例 996 万例，其中男性 553 万例，女性 443 万例。全球乳腺癌新发病例高达 226 万例，超过了肺癌的 220 万例，乳腺癌取代肺癌，成为全球第一大癌。2020 年中国新发癌症病例 457 万例，其中男性 248 万例，女性 209 万例，2020 年中国癌症死亡病例 300 万例，其中男性 182 万例，女性 118 万例。

根据世界银行国家分类的统计，高收入国家中位居前 10 位死因的癌症有肺癌（第 3 位）、结直肠癌（第 6 位）、乳腺癌（第 9 位）和胃癌（第 10 位），分别占全死因的 5.8%、3.3%、1.9% 和 1.8%。中等收入国家中位居前 10 位死因的癌症有胃癌（第 7 位）和肺癌

（第 8 位），分别占死因的 2.8% 和 2.7%。而低收入国家目前暂时还没有癌症进入前 10 位。

从全球癌症的发病分布情况看，癌症高发地区主要分布于：欧洲各国，如法国、丹麦、德国等；北美洲，如美国、加拿大及澳大利亚等国家和地区，其发病率接近 600/10 万。癌症低发地区分布主要集中在非洲各国，如肯尼亚、刚果民主共和国、安哥拉、纳米比亚等国家，其发病率约在 50/10 万。此外，主要癌种的分布也各有特点，如肺癌高发区主要在加拿大、英国、新西兰等，在尼日利亚、尼日尔、马拉维等非洲国家或地区则发病率较低。

在性别分布上，男女性主要癌症发病率和死亡率差异较大。男性中发病以肺癌为主，其次是前列腺癌、结直肠癌、胃癌、肝癌，女性首位发病为乳腺癌，其次为结直肠癌、宫颈癌、肺癌、胃癌。男性中死亡以肝癌为主，其次依次为胃癌、结直肠癌、食管癌和前列腺癌；女性首位死亡为肺癌，其次依次为结直肠癌、宫颈癌、胃癌、肝癌和卵巢癌。

从全球癌症的死亡分布情况看，癌症死亡率较高的地区其分布和发病分布情况基本相似，同样，死亡率较高的地区主要分布于欧洲各国，如法国、丹麦、德国、俄罗斯等国家或地区；北美洲，如美国、加拿大及澳大利亚等国家和地区。癌症的低死亡地区分布主要集中在非洲各国，如肯尼亚、刚果民主共和国、安哥拉、纳米比亚等国家。

二、我国癌症的流行现状

随着社会、经济发展、人口增长及老龄化，我国居民癌症总体发病水平和死亡水平呈上升趋势。国家癌症中心在《国家癌症中心杂志》（*JNCC*）上发布中国最新癌症报告《2016 年中国癌症发病率和死亡率》。报告显示，2016 年中国约有 406.4 万例新发癌症病例，以及 241.35 万例死亡病例。根据报告数据估算，我国平均每天有超过 1.11 万人被诊断为新发癌症，有将近 6600 人因癌症死亡，每分钟有 8 个人患癌。此次数据是从全国 682 个癌症监测点中遴选 487 个高质量监测点，覆盖人口达 3.8 亿。总体城市高于农村（189.7/10 万 *vs.* 176.2/10 万），城市地区结直肠癌、肺癌、女性乳腺癌、前列腺癌、淋巴瘤的发病率高于农村地区，但城市地区中，包括食管癌、胃癌和肝癌在内的一些消化道癌的年龄标准化发病率却低于农村地区。2016 年我国癌症总死亡人数 241.4 万，男性高于女性（138.14/10 万 *vs.* 73.95/10 万）。

（一）我国癌症发病流行现状

癌症是严重威胁人类生命和社会发展的重大疾病。我国居民的癌症发病率总体呈现上升趋势。根据国际癌症研究机构预测，2010 年，中国新发癌症病例数约 298 万人，男女性癌症发病人数分别约为 172 万和 126 万；到 2020 年，中国每年新发癌症病例数约为 388 万，男女性癌症发病人数分别为 225 万和 163 万。

1. 癌症总体发病率

根据全国肿瘤防治研究办公室报告的 1998—2002 年我国部分市县肿瘤发病统计数字，在 30 个肿瘤登记地区中，16 个市县癌症发病率超过 200/10 万，占 53.3%，另外有 26 个市县高于 100/10 万。发病率较高的癌症主要是肺癌、女性乳腺癌、肝癌、结直肠癌、胃癌和食管癌等。2010 年中国肿瘤登记年报显示，上报 2007 年度肿瘤登记数据的 48 个肿瘤登记处中，35 个肿瘤登记处肿瘤发病率超过 200/10 万，其中发病率较高的地区有江苏扬州（381.95/10 万）、上海（374.34/10 万）等。通过对上报资料的质量评价后汇总结果显示，全国合计发病率 276.16/10 万，中国人口标化发病率 145.39/10 万，其中男性癌症发病率 305.22/10 万，标化发病率 164.39/10 万；女性发病率 246.46/10 万，标化发病率 128.67/

10 万；城市地区发病率合计 284.71/10 万，标化发病率 143.18/10 万；农村地区发病率合计 251.07/10 万，标化发病率 155.57/10 万。

2. 年龄、性别与发病率

年龄是癌症发病的重要危险因素之一。总的来说，癌症的发病率会随年龄的增加而增加，但每个癌症在人群中发病的分布不完全相同，如淋巴瘤、白血病的年龄分布主要是婴幼儿期，而肺癌、乳腺癌则主要在成年之后，前列腺癌的发病大多在 60 岁之后。除小年龄组因为发病率低而有波动外，人群中癌症的发病率在 75~79 岁组达到高峰，在 80 岁后开始下降，总体而言，各年龄组中男性癌症发病率高于女性。

不同年龄段的癌症发病谱有差异，女性乳腺癌的发病主要集中在 45 岁以上的年龄段，且在 60 岁之后有逐渐下降的趋势；前列腺癌的发病年龄分布比较靠后，主要集中在 65 岁以上的年龄组，在低年龄组中的发病率相对较低。对比不同年龄段时期的情况看，在婴幼儿、儿童期，癌症发病以白血病、脑瘤、淋巴瘤为主，尤其白血病发病所占比例很高，且男女性中的癌谱分布都比较接近；在成年人中，我国男性成年人中肝癌发病所占比例较高，而女性中，乳腺癌则上升到第 1 位，占此年龄段女性癌症发病的 35% 以上，到 45 岁之后，男女发病率急剧上升，肺癌、肝癌、胃癌、食管癌、女性乳腺癌等癌种在此年龄段中高发，且癌种之间的发病差异降低，和婴幼儿期以白血病、脑瘤为主的癌谱形成明显差异。在 65 岁以上年龄组中，癌症发病率上升到较高水平，男性在 65 岁以上年龄组中，前列腺癌上升的比较明显，约占男性发病的 5%，而女性 65 岁以上年龄组中，乳腺癌发病率下降，肺癌上升到第 1 位。

3. 城乡发病率

我国城市地区癌症发病率比农村地区稍高，2010 年中国肿瘤登记年报的数据显示，我国城市地区癌症发病率为 284.71/10 万（男性 305.76/10 万，女性 263.20/10 万），明显高于农村地区的 251.07/10 万（男性 303.65/10 万，女性 197.41/10 万），调整年龄结构后，城乡差距缩小。此外，城市与农村地区的癌谱也不相同，中国城市男性癌症发病以肺癌居首位，其次为胃癌、结直肠癌、肝癌等，而农村男性发病则以消化道癌症为主，居首位的是胃癌，其次为食管癌、肝癌。城市、农村地区的女性发病差异更为明显，城市地区女性发病首位为乳腺癌，其次为肺癌、结直肠癌和胃癌，而农村地区的女性发病以胃癌居首，其次为食管癌、肺癌。乳腺癌在农村地区发病仅位列第 4 位。

4. 发病率变化趋势

据全国肿瘤登记中心收集的中国肿瘤登记地区的数据显示，中国癌症发病率在不同地区、不同性别中均呈上升趋势，年龄调整后上升幅度减缓，但仍有所上升。男性这一趋势较女性明显，男性癌症发病率由 1998 年的 251.18/10 万上升至 2007 年的 305.22/10 万；女性由 1998 年的 190.08/10 万上升至 2007 年的 246.46/10 万。从主要癌种的变化趋势可以看出，女性乳腺癌近年的发病率增长速度较快，胃癌、食管癌等消化系统肿瘤的发病率呈现下降的趋势。

历年肿瘤登记年报数据显示，中国常见癌症发病顺位谱在逐渐发生变化。目前常见发病癌症为肺癌，其次为胃癌、结直肠癌、肝癌和乳腺癌，其中男女性常见恶性的发病谱有差异。男性中常见的恶性肿瘤是肺癌，其次是胃癌、肝癌、结直肠癌和食管癌，其前 10 位恶性肿瘤发病占全部发病的 83.63%，而在女性中最常见的恶性肿瘤是乳腺癌，其次为肺癌、结直肠癌、胃癌和肝癌，女性前 10 位恶性肿瘤发病占全部发病的 76.99%。

（二）我国癌症死亡现状

中国于 20 世纪 70 年代、90 年代和 21 世纪初，进行了 3 次全死因回顾调查：20 世纪 70 年代研究资料包括除中国台湾以外的省、自治区、直辖市 395 个地（市）2392 个县（区），合计 8.5 亿多人口中的全部死亡例数；20 世纪 90 年代为 1/10 人口抽样调查，这次调查包括除中国台湾、西藏、青海、新疆以外的 27 个省（区、市）的 263 个县（区），合计 1.1 亿多人口中的全部死亡例数；21 世纪初的第 3 次调查，包括 31 个省共 213 个县（区），合计 1.05 亿人口中的全部死亡例数。根据 3 次死因调查的结果显示，癌症死亡在死因中所占的比例较大。2020 年，中国每年死于癌症的病例数达到 276 万人，男、女性癌症死亡人数分别为 172 万和 104 万。

1. 癌症总体死亡率

我国癌症死亡率高于全球平均水平。据我国肿瘤登记地区的报告资料，我国 2005 年癌症死亡率为 168.97/10 万，世界人口标化死亡率为 115.07/10 万，中国人口标化死亡率为 85.42/10 万。2007 年全国癌症死亡率合计为 177.09/10 万，世界人口标化死亡率为 116.46/10 万，中国人口标化死亡率为 86.06/10 万；城市地区死亡率为 173.55/10 万，世界人口标化死亡率为 107.05/10 万，中国人口标化死亡率为 78.78/10 万；农村地区死亡率为 187.49/10 万，世界人口标化死亡率为 149.96/10 万，中国人口标化死亡率为 112.06/10 万。

目前，我国常见癌症死亡类别为肺癌、肝癌、胃癌、食管癌和结直肠癌等，前 10 位癌症死亡占全部死亡的 84.36%，其中男、女性常见癌症的死亡顺位不同，男性中癌症死亡前几位主要是肺癌、肝癌、胃癌、食管癌和结直肠癌，其前 10 位恶性肿瘤发病占全部死亡的 88.14%，而在女性中最常见的癌症死亡为肺癌、胃癌、肝癌、结直肠癌和食管癌，女性前 10 位恶性肿瘤发病占全部发病的 81.60%。

2. 年龄、性别与死亡率

癌症的死亡率随年龄的增加而增加。人群中癌症的死亡率在 40 岁之前处于较低水平，约在 40 岁出现转折点并开始快速上升，上升至 75 ~ 79 岁组时达到高峰，在 80 岁后略有下降，总体而言，各年龄组中男性癌症死亡率高于女性。与发病不同的是，虽然小年龄组中，由于死亡率较低其波动较大，然而，在大年龄组中，随着死亡率的上升，死亡率呈现比较稳定的趋势，其中农村男女癌症死亡率在各年龄组中几乎都大于城市癌症死亡率。

3. 城乡不同地区死亡率

我国城市地区癌症发病率比农村地区高，但是农村地区的癌症死亡率相对城市较高。据 2010 年中国肿瘤登记年报的数据显示，我国城市地区癌症死亡率为 173.55/10 万（男性 212.02/10 万，女性 134.21/10 万），低于农村地区的 187.49/10 万（男性 240.10/10 万，女性 133.80/10 万），调整年龄结构后，城乡差距缩小，但是城市女性的死亡率与农村比较接近。

总体而言，我国癌症在不同年龄段中的分布有所差异。在婴幼儿及儿童期间，死亡前 2 位的癌症分别为白血病和脑瘤，合计占癌症死亡的 70% 以上，至 15 岁左右，癌谱发生明显变化，白血病、脑瘤的死亡构成下降，肝癌、肺癌的构成上升了，到 45 岁年龄组及以上，脑瘤、白血病在癌症死亡的构成中所占的比例下降到 5% 以下，肺癌、肝癌、胃癌占死亡的构成上升到前 3 位，合计约占全部癌症死亡的 70%。乳腺癌在女性癌症发病中所占的比例较高，而乳腺癌的治疗预后效果相对较好，所以，尽管女性乳腺癌的发病在女性癌症中所占的比例较高，但在女性各年龄组的死亡构成中，乳腺癌所占的构成比却相对不高，其中，在15～44岁年龄组中，女性乳腺癌占死亡构成最高，仅占11.68%，另外，女性宫颈癌和子宫体癌的死亡在15岁以上的各年龄组均进入前10位。

4. 癌症死亡变化趋势

20世纪70年代，第1次死因回顾性调查结果显示，我国每年死于癌症的人口约70万。城市癌症死亡率91.8/10万，占全部死亡人口的16.3%；农村死亡率为80.8/10万，占全部死亡人口的11.6%。20世纪90年代初，我国开展了第2次死因回顾性调查。我国每年死于癌症的人口约为117万。城市癌症死亡率为112.6/10万，占全部死亡人口的20.6%；农村死亡率为106.8/10万，占全部死亡人口的17.1%。2004～2005年，我国开展了第3次死因回顾性调查，结果显示我国平均每年死于癌症的人口约为177万。城市癌症死亡率为150.2/10万，占全部死亡人口的25.0%，在各类死因中居第1位；农村死亡率为128.7/10万，占全部死亡人口的21.0%，在各类死因中居第2位。

上述3次调查结果分析表明，癌症死亡率呈持续增长趋势，21世纪初癌症死亡人数比20世纪70年代增长1倍多。死亡率比20世纪70年代中期增加了83.1%，比20世纪90年代初期增加了22.5%，并且已经成为我国城市居民首位死因，农村的第2位死因。若从预测癌症实际负担的3个主要因素（人口总数、老年人口数量和环境因素）分析，今后20年我国癌症负担还将上升1倍。

与前两次调查相比，不论城市还是农村，男女性恶性肿瘤粗死亡率均呈持续上升趋势。在20世纪70～90年代，农村粗死亡率上升趋势（50.1%）明显快于城市（36.6%）；90年代到现在，城市上升趋势（33.41%）高于农村（20.5%）。

（三）我国癌症的流行特点

1. 我国癌症呈现上升趋势和年轻化趋势

根据北京、天津、上海、武汉、哈尔滨等11个肿瘤登记处1988～2007年20年的癌症登记数据，癌症的发病率呈持续上升的趋势，但年龄调整死亡率变化不大，表明人口老龄化是我国癌症发病率上升的主要原因。此外，据全国肿瘤登记中心收集的数据显示，不同年龄段癌症发病的构成比呈现前移的趋势，即表明我国癌症发病呈现年轻化趋势。

2. 癌症分布突显发展中国家与发达国家癌谱共存局面

严重威胁我国人民生命健康的癌症主要有胃癌、食管癌、肝癌、大肠癌、肺癌、宫颈癌、乳腺癌、白血病和鼻咽癌。从20世纪70～90年代，我国癌谱以发展中国家常见的消化道恶性肿瘤为主。研究表明，除食管癌的死亡率有所下降外，我国其他部位肿瘤均呈上升趋势。其中，肝癌男性上升了64.8%，女性上升了54.4%；胃癌男性上升了30.7%，女性上升了24.1%；大肠癌男性上升了18.8%，女性上升了11.3%。在上述9种肿瘤中，肺癌的相对增幅最大，男性上升了159.0%，女性上升了122.6%；宫颈癌的降幅最大，为63.6%。

第3次死因调查显示，城乡居民的癌症死亡构成正在发生变化，食管癌、胃癌、宫颈癌和鼻咽癌死亡率呈明显下降趋势，而肺癌、肝癌、结直肠癌、女性乳腺癌和膀胱癌呈显著上升趋势，其中增幅最大的为肺癌，增长465%，其次为女性乳腺癌增长了96%。

综上，纵观3次死因调查的结果，在20世纪70年代，我国死亡的主要癌种为消化道肿瘤，以胃癌、食管癌、肝癌居首，到20世纪90年代，肺癌上升明显，升至第3位，但此时的消化道肿瘤（胃癌、肝癌）依旧高居不下，结直肠癌攀升至前 5 位，至 2004～2005 年开展的第 3 次死因调查时，死因顺位发生明显改变，肺癌已经上升至第 1 位，胃癌退居第 3 位。根据 30 年来我国主要癌症死亡顺位的变化趋势提示，我国消化道肿瘤居高不下，而在发达国家居民高发的癌症如肺癌、乳腺癌等却显示了明显的上升趋势，处于发展中国家高发癌谱向发达国家高发癌谱过渡时期，形成发展中国家与发达国家癌谱共存局面，增加了防治的难度。此外，从两次死因调查的年龄别死亡率曲线可以看出，癌症死亡的年龄出现逐渐退后的现象。50～65 岁年龄组的死亡率下降，而 65 岁以上年龄组的死亡率显著上升。

3. 我国癌症性别分布特点

癌症在人群中的分布，男性死亡率高于女性，其性别之比是 1.68：1，高于一些国家（美国 1.19，英国 1.15，俄罗斯 1.41，日本 1.57，新加坡 1.42）。在各性别年龄组死亡率中，男性均高于女性，男女之比在儿童时期是 1.2：1，而后随着年龄的增长而逐步增高，60 岁后基本上是 2：1 左右，说明癌症对男性老年人比女性有着更大的威胁。

4. 城乡居民中癌症分布差异较大

中国城乡癌症死亡情况存在差异，城市癌症死亡率明显高于农村，但年龄标准化死亡率城乡差别不大，是由于城市地区的老龄化程度较农村地区高的缘故。一方面，城市居民的食管癌、胃癌、肝癌、宫颈癌的死亡率低于农村，以食管癌表现最明显，农村死亡率是城市的 2 倍，可能与城市在经济、卫生、生活条件等方面较农村为优有关；另一方面，城市肺癌、乳腺癌、胰腺癌、结直肠癌等的死亡率高于农村，有可能是受环境、生活方式和其他方面因素的影响。

中国城乡癌症死亡率均呈显著上升趋势，年龄调整死亡率城市地区仍呈上升趋势，而农村地区则有所下降。在不同部位的癌症中，死亡率城乡都呈上升趋势的有肺癌、肝癌和白血病，而且上升幅度农村高于城市；死亡率呈下降趋势的有食管癌、胃癌、宫颈癌和鼻咽癌。女性乳腺癌和结直肠肛门癌上升幅度城市明显高于农村。

5. 中国癌症的地理分布特点

20 世纪 70 年代的普查表明，我国癌症死亡率的地理分布有一定的特征，如我国胃癌高发区主要集中在西北和沿海各省，以甘肃、青海、宁夏、上海、江苏、浙江、福建以及辽东半岛等地区突出。食管癌高死亡率主要集中在河南、河北等地区，由高死亡率水平到低死亡率水平常形成明显的梯度，大多数高死亡率水平地区呈现不规则的同心圆分布。肝癌高发区主要集中在东南沿海各省和东北吉林，以广西、江苏等沿海地区最为突出，形成一个以围绕我国东南部海疆，由沿海向内地的镶边带状分布。宫颈癌高死亡率水平地区连接成片，由内蒙古、山西、陕西，经湖北、湖南到江西。肺癌高死亡率主要集中在京、津、沪、东北三省和浙江沿海地区。肠癌主要集中在浙江、江苏、上海等长江下游地区，和血吸虫病的分布呈正相关的关系。鼻咽癌高死亡率水平地区主要集中在华南各省，包括广东、广西、湖南、福建和江西等省区。

第 3 次死因回顾调查发现，大部分原肿瘤高发地区高发癌如胃癌、食管癌、肝癌、肺癌、大肠癌、鼻咽癌和女性宫颈癌的死亡水平仍然高于全国。但在过去 30 年这些原肿瘤高发地区癌症总体情况和肿瘤别死亡率水平发生了显著变化。许多高发县（市）肿瘤别死亡率出现大幅度下降，下降幅度超过全国的降幅水平，与全国水平的差距逐渐缩小。

我国在一些癌症高发地区建立了肿瘤防治机构和三级防癌网，开展了癌症普查普治、抗癌宣传、综合防治和癌症流行病学研究工作，尤其是针对食管癌、胃癌、肝癌、宫颈癌等的现场干预措施。例如，河南林州针对食管癌高发建立了发病死亡登记报告制度，开展了普查普治（如拉网筛查、癌前阻断等）和预防干预措施（改水、粮食防霉、合理施肥、改变不良生活习惯等），使食管癌标准化死亡率由 1973～1975 年 150.3/10 万下降至现在的 40.4/10 万；江苏启东在摸清肝癌高发的地区分布、人群分布、时间分布的动态变化后，研究确立了乙型肝炎感染、黄曲霉毒素、水源污染、微量元素硒缺乏及遗传因素等主要危险因素，采取了改水、防霉、防肝炎（如乙型肝炎病毒疫苗免疫预防接种）的预防措施，确定重点防治人群开展早诊（如采用甲胎蛋白检测进行肝癌早期诊断，及早发现小肝癌）早治，有效降低肝癌发生率与死亡率，肝癌标准化死亡率由 1973～1975 年的 50.0/10 万下降至现在的 36.6/10 万。高发现场肿瘤防治经验证明，癌症是可防可治的。

（殷洪涛）

第二节　吸烟与肿瘤

一、概况

在过去的 50 年里，大量研究已经明确了肿瘤发生的相关危险因素，包括遗传因素和环境因素。遗传性基因改变能增加肿瘤的发病危险，但是只有少部分肿瘤的发生归因于遗传易感因素。2%～4% 的肿瘤由遗传因素引起，如与肿瘤相关的缺陷基因从父母传给子代。研究表明基因多态性可能增加或降低致癌因素的作用。虽然肿瘤的特征是多种基因改变，然而大多数基因突变与肿瘤发生的关系还不能确定。大量流行病学研究表明，大多数肿瘤是由环境因素（或生活方式）引起的。例如，200 多年前发现扫烟囱工人中阴囊癌发病率高。肿瘤环境因素包括吸烟、饮酒、感染、超重和肥胖、体力活动缺乏、蔬菜和水果摄入不足、环境污染等因素，研究表明至少 50% 的肿瘤是由环境因素引起的，可以预防。

1985 年，WHO 国际癌症研究所（IARC）工作组专家证实吸烟能引起肺癌、口腔癌、喉癌、咽癌、膀胱癌、肾癌、食管癌。2004 年 IARC 的专家确认吸烟还能引起胃癌、肝癌、鼻腔鼻窦癌、肾癌、宫颈癌、鼻咽癌和食管腺癌。研究显示 2000 年吸烟导致全球 500 万人死亡，其中一半发生在低等和中等收入国家。2000 年，全球吸烟率为 28.9%，男性为 57.4%，女性为 10.3%。我国作为全球最大的烟草生产国和消耗国，拥有超过 3 亿男性和 2000 万女性烟民。2002 年全国第 3 次吸烟调查表明，我国人群总吸烟率为 35.8%，其中男性为 66.0%，女性为 3.1%。低年龄段吸烟率呈上升趋势。

二、吸烟与恶性肿瘤的关系

本部分主要阐述吸烟与各恶性肿瘤的关联，包括相对危险度和人群归因风险值和未来发展方向。

（一）吸烟与肺癌

20 世纪 40 年代，英国和威尔士地区的肿瘤登记资料显示，肺癌死亡率呈现显著上升趋势。与之相对应的环境变化，主要是大气污染越来越严重；与此同时，吸烟的人群大大地增加。当时推测肺癌死亡率高发的主要原因有汽车尾气、燃料燃烧烟雾、职业暴露等造成的大气污染和吸烟。当时有一些小规模的调查研究的结论提示了肺癌与吸烟有联系，但两者之间究竟有何关系，没有最后的定论。

吸烟与肺癌的关系研究始于 1947 年，属于基于医院的病例对照研究，该研究不仅将胃癌、结肠癌和直肠癌患者作为对照组，还设立了非癌症病例对照，从根本上平衡了环境暴露等因素的影响。该研究首次重视了对吸烟习惯评估，详细询问了研究对象在一生各个阶段的吸烟经历、开始和停止吸烟时的年龄、习惯的吸烟量、吸烟经历中的主要变化，以及曾经形成习惯的最大吸烟量、吸烟斗和香烟的比例变化、是否吞烟等吸烟细节信息，对吸烟的时间长度和吸烟量进行了具体的量化，并对量化结果进行了两次复核，保证了对吸烟这一暴露因素准确客观的测量。研究结果提示，与对照患者相比，肺癌患者中的吸烟比例显著高于对照，重度吸烟者的比例相对较高，肺癌患者开始吸烟的年龄更小，烟龄更长，最后得出结论为吸烟是导致肺癌的一个非常重要的因素。在此基础上开展的长达 50 年的一项前瞻性研究进一步明确了吸烟能使一半的吸烟者致命的结论，同时指出该结论广泛适用于其他发达与发展中国家，还证实了低焦油含量的烟草仍然有大量的危害性，定量结果更有利地证实了戒烟是显著降低吸烟者死亡率的有效措施。

影响吸烟人群肺癌发病风险的最重要因素是吸烟的持续时间，而不是吸烟强度。吸烟的持续时间由开始吸烟的年龄、当前吸烟年龄和戒烟年龄等决定。吸烟强度由每天吸烟的数量、吸入的深度、烟草喷出的烟雾以及肺中滞留时间决定。

肺癌的组织学类型包括鳞癌、腺癌、大细胞癌、小细胞未分化癌。早在 20 世纪 50～60 年代，Doll 等发现吸烟与肺腺癌的关系不大。研究认为，吸烟与所有类型的肺癌都相关，但是吸烟与肺腺癌的关联要低于其他的类型。在早期，鳞癌是肺癌最常见的肿瘤，其次是小细胞癌。在 1973～1987 年，美国肺腺癌的发病率增加，取代鳞癌成为最常见的肺癌。诊断方法的改进，提高了肺腺癌的检出是增加原因之一，另外的原因是烟草类型的改变，过滤烟可能会导致烟草烟雾吸入更深，引起远端呼吸道的浓度增高而导致腺癌的发生。

目前吸烟与肺癌的人群归因风险的研究较多。肿瘤主要危险因素包括吸烟、饮酒、超重和肥胖、蔬菜和水果摄入不足等。北欧国家具有完善的全国肿瘤登记系统，肿瘤的发病/死亡数据来源可靠。研究结果显示，吸烟引起约 82% 的肺癌发病，其中男性肺癌 6500 例，女性肺癌 3500 例。全球大部分的肺癌发病归因于吸烟，我国一项大样本回顾性研究报道表明，1990 年，35～69 岁男性人群中，52.3% 的肺癌死亡是由吸烟引起的，而女性人群中，19.4% 的肺癌死亡归因于吸烟。2005 年中国约 50.6% 的男性肺癌死亡和 14.8% 的女性肺癌死亡归因于吸烟。吸烟和癌症的人群归因风险，75.0% 的男性肺癌和 18.4% 的女性肺癌归因于吸烟。吸烟与肺癌的因果关联已经明确，通过控烟可以预防大部分男性肺癌的发生。然而，女性的一部分肺癌可能归因于其他因素，包括环境污染、室内氡暴露、遗传因素、激素和感染因素等。

吸烟者终身发生肺癌的风险研究由来已久，早期的研究假定 35 岁男性吸烟者持续吸烟到 85 岁，如果每天吸烟小于 25 支，终身发生肺癌的风险为 9.3%，如果每天吸烟大于 25 支，则终身发生肺癌的风险增加 17.9%。持续吸烟者终身发生肺癌的风险一直在增加。

（二）吸烟与上消化道肿瘤

在发达国家，非吸烟人群中很少发生口腔癌和咽癌。全球研究证实口腔癌和口咽癌的发生与吸烟有病因学关联。口腔癌和口咽癌的发病危险随着吸烟量、持续时间的增加而增加。

当前吸烟者发生口腔癌的危险高于曾经吸烟者。同时吸烟和饮酒者发生口腔癌和咽癌的危险将增加300倍。不同类型的烟草都会增加口腔癌和口咽癌的发病危险。非过滤烟草发生口腔癌和咽癌的危险比过滤烟草大。口腔癌与吸纸烟类型、开始吸烟年龄小有关。

吸烟与食管癌的关联明确。吸烟和饮酒是发达国家食管癌的主要危险因素，超过90%的食管鳞癌归因于吸烟和饮酒，但是在亚太地区吸烟在食管癌的病因中占的比例较小。在伊朗，吸烟与食管癌的RR值为1.7。我国大样本的病例对照研究结果表明：城市35岁以上男性吸烟和食管癌死亡的RR值为1.7，而农村35岁以上男性吸烟和食管癌死亡的RR值为1.2。我国林县营养干预一般人群前瞻性队列研究，经过15年随访后，总共发生3410例上消化道肿瘤，其中食管癌为1958例，贲门癌为1089例，非贲门腺癌为363例。不管是吸纸烟还是旱烟，是曾经吸烟还是现在吸烟，吸烟与食管癌的RR值均为1.3。在全球人群中，大约42%的食管癌死亡归因于吸烟，在高收入国家、低收入和中等收入国家人群中，人群归因风险值相差较大，分别为71%和37%。2005年我国人群中17.9%的男性食管癌死亡或发病归因于吸烟，即男性吸烟导致23 528例食管癌死亡病例和29 187例新发病例。1.9%的女性食管癌死亡或发病归因于吸烟，即女性吸烟导致1098例食管癌死亡和1373例新发病例。近些年来，食管腺癌和贲门癌发病率逐渐增高，食管鳞癌的发病率则保持不变。美国的研究发现，曾经吸烟和当前吸烟者发生食管腺癌的危险分别增加1.5（95% CI：1.0～2.2）和2.8倍（95% CI：1.8～4.3），且食管腺癌的发病风险随着吸烟量、持续时间的增加而增加。

（三）吸烟与胃癌

2008年，胃癌是全球第4位常见的恶性肿瘤，继肺癌、乳腺癌、结直肠癌之后。70%的胃癌主要发生在发展中国家，一半发生在东亚地区，主要是中国。胃癌死亡位于癌症死亡的第2位。胃癌的主要危险因素包括蔬菜和水果摄入不足、高盐摄入、幽门螺杆菌、吸烟等。

胃癌发病风险随着吸烟量的增加而增加，RR从1.3增加到1.7。我国林县营养干预一般人群前瞻性队列研究结果显示，吸纸烟与非贲门癌的RR值为1.4（95% CI：1.07～1.85）。研究认为幽门螺杆菌与吸烟不相关，幽门螺杆菌的混杂作用有限。

在全球人群中，大约13%的胃癌死亡归因于吸烟，在高收入国家、低收入和中等收入国家人群中，人群归因风险值相差较大，分别为25%和11%。2005年我国人群中30.9%的男性胃癌死亡或发病归因于吸烟，即男性吸烟导致65 844例胃癌死亡病例和90 529例新发病例。3.8%的女性胃癌死亡或发病归因于吸烟，即女性吸烟导致4008例胃癌死亡和5137例新发病例。

（四）吸烟与肝癌

2008年，肝癌是全球男性第5位、女性第7位常见的恶性肿瘤，分别占总癌症病例的7.9%和6.5%，其中85%的肝癌主要发生在发展中国家，男女性别比为2.4：1。肝癌死亡位于癌症死亡的第3位。全球一半的肝癌死亡和发病病例发生在中国。全球肝癌高发区为东亚、东南亚、非洲中西部等地区。发达国家肝癌的发病率相对较低。

肝癌的主要危险因素包括乙型肝炎病毒（HBV）和丙型肝炎病毒（HCV）慢性感染、黄曲霉毒素暴露、吸烟、饮酒等。吸烟与肝癌的关联已经明确，病例对照研究和队列研究表明吸烟与肝癌发病风险的 RR 值为 1.5～9.6。因为不同的研究设计、吸烟的程度、疾病状态，RR 值也可能不同。

实验表明，烟草的成分能够导致肝癌，越来越多的证据表明肝脏是一个对烟草致癌物较敏感的器官。吸烟能帮助黄曲霉毒素 B1-DNA 加合物的形成，从而促进肝癌的形成。慢性肝病患者的基因不同，吸烟在肝癌形成中的作用也不同。在研究吸烟与肝癌的关联时，需要考虑 HBV/HCV 慢性感染、饮酒的混杂作用。

在全球人群中，吸烟引起约 14% 的肝癌死亡，在高收入国家、低收入国家和中等收入国家人群中，吸烟引起的肝癌死亡的比例分别为 29% 和 11%。2005 年我国人群中吸烟引起 18.7% 的男性肝癌，即男性吸烟导致 46 205 例肝癌死亡病例和 51 400 例新发病例。1.0% 的女性肝癌死亡或发病归因于吸烟，即女性吸烟导致 875 例肝癌死亡和 905 例新发病例。

（五）吸烟与胰腺癌

2008 年全球胰腺癌死亡位于癌症死亡的第 6 位。GLOBOCAN 估计 2008 年全球胰腺癌死亡 266 700 例，而我国胰腺癌死亡约 39 800 例，约占 15%。胰腺癌的危险因素包括年龄、性别、种族、家族史、吸烟、职业暴露、蔬菜和水果摄入少。吸烟可能导致 25%～29% 的胰腺癌的发生，吸烟与胰腺癌发病的 RR 值为 2.5～3.6。与非吸烟者相比，吸烟量≥30 支/天胰腺癌发病风险增加 1.75 倍（95% CI：1.27～2.42），持续吸烟≥50 年，胰腺癌的发病风险增加 2.13 倍（95% CI：1.25～3.62）。停止吸烟后，胰腺癌的发病风险降低。戒烟超过 15 年后，胰腺癌的发病风险与非吸烟人群相似。

在全球人群中，吸烟引起约 22% 的胰腺癌的死亡，在高收入国家、低收入和中等收入国家人群中，吸烟引起的胰腺癌死亡的比例相差较大，分别为 30% 和 15%。2005 年我国人群中吸烟引起 35.5% 的男性胰腺癌，即男性吸烟导致 7527 例胰腺癌死亡病例和 8552 例新发病例；约 4.6% 的女性胰腺癌死亡或发病归因于吸烟，即女性吸烟导致 754 例胰腺癌死亡和 824 例新发病例。

（六）吸烟与膀胱癌

2008 年，全球膀胱癌新发病例大约有 386 300 例，死亡病例有 150 200 例。男性膀胱癌发病率高于女性。全球膀胱癌高发区包括欧洲、北美、北非，埃及男性人群的发病率最高为 16.3/10 万，是欧洲的 2 倍。吸烟和职业暴露是西方国家膀胱癌的主要危险因素，而埃及血吸虫感染是发展中国家膀胱癌的主要危险因素，尤其是非洲和中东地区，大约一半的膀胱癌由埃及血吸虫感染引起。

在过去的 50 多年间，烟草的类型发生了改变，烟草烟雾中焦油和尼古丁的含量减少，其他致癌物含量增加（β-萘胺、烟草产生的亚硝胺）。吸烟与膀胱癌的关联强度在增加，烟草烟雾中成分的改变可能导致吸烟与膀胱癌的关联强度的增加。

在全球人群中，吸烟引起约 28% 的膀胱癌死亡，在高收入国家、低收入和中等收入国家人群中，吸烟引起的膀胱癌死亡的比例相差较大，分别为 41% 和 21%。2005 年我国人群中吸烟引起 36.8% 的男性膀胱癌，即男性吸烟导致 5477 例膀胱癌死亡病例和 13 589 例新发病例；约 3.6% 的女性膀胱癌死亡或发病归因于吸烟，即女性吸烟导致 163 例膀胱癌死亡和 381 例新发病例。

（七）吸烟与宫颈癌

宫颈癌是全球妇女第 3 位常见的恶性肿瘤，占妇女所有癌症新发病例的 9% 。其中超过 85% 的宫颈癌死亡和发病病例发生在发展中国家。全球宫颈癌高发地区包括：非洲东部、西部、南部，中南亚和美洲南部。目前已经明确 HPV 持续感染是宫颈癌的主要病因，其他的协同因素可能包括口服避孕药、吸烟、饮食、人类免疫缺陷病毒感染、遗传因素等。

1977 年 Winkelstein Jr. 首先提出吸烟是宫颈癌危险因素的假设。2004 年 IARC 认为吸烟与宫颈癌发生存在因果关联。研究结果发现当前吸烟每天超过 15 支者 HPV 阳性的危险增加 2 倍。

在全球人群中，吸烟引起约 2% 的宫颈癌死亡，在高收入国家、低收入和中等收入国家人群中，该比例分别为 11% 和 2% 。2005 年我国人群中 4.5% 的女性宫颈癌死亡或发病归因于吸烟，即女性吸烟导致 824 例宫颈癌死亡和 2431 例新发病例。

（八）吸烟与其他肿瘤

吸烟除了与以上的癌症有关外，还与鼻腔鼻窦癌、喉癌、肾癌和髓系白血病有关。日本在 61 505 人的随访研究中发现 26 例鼻腔鼻窦癌，调整性别、地点、人群组、原子弹暴露等混杂因素后，曾经吸烟和当前吸烟使鼻腔鼻窦癌的发病风险增加 2.9 倍和 4.0 倍。

2005 年我国人群中吸烟引起 24.6% 的男性喉癌，即男性吸烟导致 2198 例喉癌死亡病例和 3757 例新发病例；引起 2.8% 的女性喉癌，即女性吸烟导致 73 例喉癌死亡和 88 例新发病例。在全球人群中，吸烟引起约 9% 白血病的死亡，在高收入国家、低收入和中等收入国家人群中，该比例分别为 17% 和 6% 。

吸烟与结直肠癌的关联一直都存在争议。一些大样本的队列研究表明，吸烟与结直肠癌有关，Meta 分析报道吸烟使结直肠息肉发病风险增加 2 倍。然而，另外一些研究没有发现吸烟与结直肠癌的关联。研究结果存在争议可能是存在其他的混杂因素，包括饮食、饮酒、体力活动、体质指数等。

吸烟与乳腺癌的关联也存在争议。癌症是一类多因素作用，多阶段发展的复杂慢性疾病，要确定一种特定因素与某种癌症的病因学联系，不仅需要严格的研究设计，而且要符合流行病学病因推论的基本原则，难度很大。

国内外学者确定了吸烟与鼻腔鼻窦癌、喉癌、咽癌、口腔癌、食管癌、胃癌、肝癌、胰腺癌、膀胱癌、宫颈癌以及髓系白血病的因果关联。大量的研究证明，控制及消除危险因素是癌症预防最具成本—效益的根本措施，40% 的癌症可以通过戒烟、控制饮食和清除感染因子来预防。

我国第 3 次死因调查结果显示，恶性肿瘤等慢性非传染性疾病已经成为主要公共卫生问题，肺癌是癌症死因的第 1 位并呈持续上升趋势，是癌症防治的重中之重，未来癌症防控形式日益严峻。我国目前相关病因因素的流行现状也不容乐观，目前吸烟人数约为 3.5 亿，居世界各国之首，每年死于烟草相关疾病的人数为 100 万，而控制吸烟可减少约 80% 的肺癌和 30% 的总癌。因此，控烟应是我国癌症预防与控制的主要措施，同时控烟还可减少慢性肺病、脑卒中、缺血性心脏病等，对减轻我国的总疾病负担效果显著。其次，控制和消除 HBV、HPV 及 Hp 的感染也是我国癌症防治的措施之一。未来我国癌症预防应首先从控烟、消除感染因素等病因学预防措施入手，虽然实施难度较大，但长期坚持，定能最终受益。

目前全世界许多国家的吸烟者，开始吸烟年龄都很年轻。一些发达国家青少年的吸烟率一直没有下降。许多国家还没有明确的法律法规禁止出售烟草给 18 岁以下的青少年。我国也缺乏室内公共场所和工作场所吸烟的全国性法规，很多地方的该类法规与《烟草控制框架公约》和实施准则的要求相差很大。法规的执行力度不大，多数地方的法规形同虚设，人群中被动吸烟率依然很高。

（殷洪涛）

第三节　饮食、营养与肿瘤

一、背景

移民流行病学研究佐证了人类肿瘤的发生与人类生活方式、环境密切相关。英国科学家早在 1981 年，基于大量的人群流行病学研究结果，进行人类肿瘤病因的全面分析认为：引起人类恶性肿瘤的主要原因是包括生活、饮食因素在内的各种环境因素，而饮食因素占肿瘤病因的 35%。

膳食和营养因素从 20 世纪 40 年代以来就成为人们密切关注的诱发肿瘤的焦点。最初开展用含有化学致癌物的饲料喂养动物的研究，后又改变为膳食对人类致癌危险的研究，结果不断发现膳食记录资料与肿瘤的发生情况有重要关联。经过 80 年的历程，人类已就膳食和营养因素与肿瘤的关系进行了广泛深入的研究，积累了大量的数据资料并有了较为清晰的认识和科学理念。

许多营养素既是人类生理所需的物质，同时又具有一系列的防癌和抗癌作用。很多证据证明，特殊的膳食模式、食物与膳食成分的确能够预防肿瘤，不仅在肿瘤形成开始之前，而且在其后的进程中也具有这种作用，因而在适当情况下用低剂量的营养素可能阻碍或逆转肿瘤的进展，这也是营养干预研究的生物学基础。

二、与肿瘤相关的饮食、营养因素

饮食、营养与癌症研究由来已久，主要分为：①病例—对照研究或队列研究，证明了剂量—反应关系的，为有合理可信的作用机制预防癌症。②证据充分或证据有限的，为有限的证据能够预防癌症。③只有少量不一致、质量较低的病例—对照研究资料，为证据不足预防癌症。

（一）食管癌

1. 很可能预防食管癌的膳食营养因素

非淀粉类蔬菜，包括根类蔬菜和块茎、十字花科蔬菜、葱属蔬菜、绿叶蔬菜、番茄、水果以及含有 β 胡萝卜素、维生素 C 的食物。生物学上维生素 C 具有预防肿瘤的作用，可以捕获自由基和活性氧分子，阻止脂质过氧化、减少硝酸盐并刺激免疫系统，能使其他抗氧化维生素 E 再生并抑制致癌物形成，防止 DNA 受到诱变剂的攻击。

2. 有限的证据提示能够预防食管癌的膳食营养因素

富含膳食纤维、叶酸、维生素 B_6、维生素 E 的食物。膳食纤维能量密度低。尚无膳食纤维降低食管癌危险性的合理的生物学机制方面的证据。膳食纤维主要存在于谷类、块茎、块根以及蔬菜、水果和豆类中，这些食物的全食物或轻度加工后都含有最丰富的膳食纤维。叶酸能抑制 HPV 在细胞内的增殖。维生素 B_6 和叶酸、维生素 B_{12} 一起参与一碳代谢，对 DNA 的合成、修复和甲基化十分重要。

3. 证据充分或有限的证据提示能够引起食管癌的膳食营养因素

含乙醇饮料，证据充分。经常按照南美的传统方式饮用马黛茶（草药茶）很可能是食管癌的原因之一。

（二）胃癌

1. 很可能预防胃癌的膳食营养因素

（1）蔬菜、水果。目前有大量的证据表明黄绿色蔬菜和水果能预防胃癌的发生。可能水果中含有的生物活性成分能保护胃免受幽门螺杆菌的损伤，尤其是幽门螺杆菌所致的炎症，幽门螺杆菌与胃癌的发生有关。

（2）葱类蔬菜。葱类蔬菜富含异黄酮和有机硫化合物，有杀菌（尤其大蒜）作用，既可能直接杀死幽门螺杆菌，也可能大蒜的杀菌作用抑制了幽门螺杆菌引起的胃萎缩后胃中细菌的继发性定植。至今尚无证据能证明或否定这一机制。动物实验表明，食用大蒜能明显降低幽门螺杆菌相关型胃炎的严重程度。

2. 有限的证据提示能够预防胃癌的膳食营养因素

含有硒的食物及豆类，包括大豆制品。前者大量证据来自膳食问卷法以及对血、指甲和头发中硒的研究。硒蛋白具有强烈的抗氧化作用，可能预防幽门螺杆菌引起的炎症。

3. 很可能引起胃癌的膳食营养因素

盐腌食物和咸食物等。某个人群内部或不同人群之间，食盐摄入量与冰箱的使用状况都呈负相关。常规情况下不使用冰箱的人食用盐腌食物较多。高盐膳食与胃内致癌物之间有协同作用。高盐摄入使幽门螺杆菌感染并暴露于其他化学致癌物的人群更容易发生胃癌。

4. 有限的证据提示能够引起胃癌的膳食营养因素

辣椒与胃癌危险性的升高有关，辣椒有刺激性，可能导致胃炎，辣椒可以用来掩饰食物不好的气味。加工肉类、烟熏食物、烧烤的动物性食物是胃癌发生的原因之一，烟熏食品，尤其是熏肉或在明火上烧烤烹调肉类，能形成致癌作用的杂环胺和多环芳烃。熏肉通常也经过了盐腌和风干，熏肉能增加胃内内源性 N-亚硝基化合物的形成。

（三）肝癌

有限的证据提示水果能够预防肝癌的发生。动物实验表明，葡萄提取物和橙皮油素（来自柑橘类水果）能够预防大鼠肝细胞癌的发生。

黄曲霉毒素和黄曲霉毒素污染的食物导致肝癌发生的证据充分。全球范围内，食品黄曲霉毒素污染严重和原发性肝癌发生率高的地区分布非常相似。玉米、花生最容易受真菌毒素污染。气候潮湿、闷热，贮藏设施差的国家和地区黄曲霉毒素的污染状况很严重。

含乙醇饮料很可能是肝癌的原因之一。乙醇是易于发生肝癌的肝硬化的原因之一，但某些人更易发生肝硬化的原因还不清楚。乙醇的活性代谢产物（乙醛）有致癌作用，乙醇能作为溶剂促进致癌物进入细胞，大量饮酒可能导致膳食中缺乏某些必需营养素，使人体组织对致癌物更敏感。

（四）肺癌

1. 很可能预防肺癌的膳食营养因素

水果和含有类胡萝卜素的食物能够预防肺癌发生的证据很充分。

2. 有限的证据提示能够预防肺癌的膳食营养因素

非淀粉类蔬菜。含硒、槲皮素食物（苹果、茶、洋葱）能够预防肺癌的发生，证据很少。硒对机体的健康效应可能只在缺硒的地区才能显示。水果含有的类黄酮物质（包括槲皮素）有抗氧化作用，能直接抑制参与毒素代谢的细胞色素 P450 的表达，减少 DNA 损伤。细胞色素 P450 的升高与肺癌危险性的升高有关，尤其是吸烟者。类黄酮对机体的保护作用与特定的细胞色素 P450 基因型有关，这一发现支持细胞色素 P450 和类黄酮之间的相互作用。

3. 证据充分引起肺癌的膳食营养因素

水源性污染物砷是肺癌发生的原因之一，证据充分，有合理的作用机制方面的证据。砷是人类致癌物，能导致染色体异常，诱导细胞增殖。饮用水中的可溶性砷可诱导动物模型发生肺癌。

4. 有限的证据提示能够引起肺癌的膳食营养因素

红肉、加工肉类、黄油是肺癌发生的原因之一。

（五）结直肠癌

1. 可能预防结直肠癌的膳食营养因素

膳食纤维很可能预防结直肠癌。队列研究得到一致的结果，存在明显的剂量反应关系，有可靠的机制提供支持，但有混杂因素无法排除。膳食纤维在胃肠道中发挥很多作用，但潜在保护作用的确切机制还不清楚。纤维和叶酸两者摄入量存在很强的相关性。大蒜能够预防结直肠癌的发生。大量的模型致癌物和可移植性肿瘤的临床前证据支持大蒜及其烯丙基硫成分有抗癌作用。动物实验表明烯丙基硫能有效抑制结肠肿瘤的形成。牛奶能够预防结直肠癌。

2. 有限的证据提示能够预防结直肠癌的膳食营养因素

非淀粉类蔬菜、水果。含有叶酸的食物，膳食纤维可能造成混杂效应。在硒的正常摄入水平时，硒蛋白很容易达到最高浓度，补硒也不会使这个浓度再升高。超过生理需要的硒有可能干扰程序性细胞死亡、DNA 修复、致癌物代谢过程、免疫系统以及抗血管生成的作用。从生物学角度讲，鱼的 ω-3 多不饱和脂肪酸能预防肿瘤。鱼类中含有很高的硒和维生素 D。含有维生素 D 的食物或者机体内含有较高水平的维生素 D 能够预防结直肠癌的发生。

3. 证据充分引起结直肠癌的膳食营养因素

红肉、加工肉类是结直肠癌病因的证据充分。大量队列和病例—对照研究的证据都得到剂量反应关系，有合理的作用机制方面的证据。膳食血红铁素对结肠细胞有毒性，能够诱导结肠细胞的过度增殖。每天摄入乙醇大于 30 g 是男性结直肠癌的原因之一，很可能也是女性结直肠癌的原因之一。

4. 有限的证据提示能够引起结直肠癌的膳食营养因素

含铁的食物、乳酪是结直肠癌发生的原因之一。关于乳酪摄入量的流行病学证据与牛奶很可能预防肿瘤的观点完全冲突。含有脂肪（只涉及猪油、牛板油或油滴）的食物是结直肠癌发生的原因之一。

（六）乳腺癌

大豆或含麸的谷类及各种种子中的植物雌激素（异黄酮）、鱼类、蔬菜和水果可降低或抑制乳腺癌的发生。异黄酮具低激素效应特性，在肠道分解为激素类化合物，可与人体的雌激素受体结合，从而阻止人体雌激素作用的发挥。

含乙醇饮料是绝经前、后妇女乳腺癌的原因之一，证据充分。

总脂肪是绝经后妇女乳腺癌的原因之一，不同类型的前瞻性流行病学研究提供的证据不一致，病例—对照研究表明脂肪和乳腺癌显著正相关。可能的机制如下。①绝经后较高的内源性雌激素水平是乳腺癌的已知原因，膳食脂肪是导致内源性雌激素增加的原因之一也很明确。低脂肪膳食通常与高膳食纤维摄入有关，膳食纤维通过减少肠道再吸收而降低雌激素浓度。②血清游离脂肪酸浓度的升高能置换出血清白蛋白中的雌激素，增加游离雌激素的浓度。血清性激素结合球蛋白的浓度是决定进入乳腺内皮细胞的雌激素量的重要因素，性激素结合球蛋白随着体质指数和胰岛素抵抗的增加而降低。能量密度高的膳食降低初潮年龄，初潮时间早是乳腺癌已知的危险因素。

（七）宫颈癌

有限的证据提示胡萝卜能够预防宫颈癌的发生。胡萝卜消费量最高的人发生宫颈癌的危险性较低，没有校正 HPV 感染的因素。某些类胡萝卜素，如在胡萝卜中含量很高的 α、β 胡萝卜素是维生素 A 的前体，有维生素 A 原的活性。类胡萝卜素具有抗氧化的作用，血液中膳食抗氧化剂水平的高低与 HPV 感染的程度有关。

（八）鼻咽癌

非淀粉类蔬菜、水果（不包括腌制水果）能预防鼻咽癌的发生。

广东咸鱼很可能与鼻咽癌危险性的增加有关。病例—对照研究的证据一致，有剂量反应关系及合理的作用机制方面的证据。摄入含亚硝酸盐和亚硝胺的广东类型咸鱼是鼻咽癌危险性增加的原因之一。亚硝胺是已知的致突变物和动物致癌剂，能够诱导基因发生突变。N-亚硝胺是一大类具有致癌作用的化合物。研究表明在鼻咽癌死亡率最高的地区，其咸鱼中的 N-亚硝胺含量也最高。

（九）胰腺癌

水果可能预防胰腺癌的发生，含有叶酸的食物能够预防胰腺癌的发生。红肉是胰腺癌发生的原因之一。胰腺的分泌功能和胰腺内部细胞的更替都受食物类型的影响。氨基酸和脂肪酸比糖类更能刺激胰腺的分泌。

（十）前列腺癌

1. 很可能预防前列腺癌的膳食营养因素

（1）含有番茄红素的食物，认为番茄红素的抗氧化能力最强，具有抗增殖的作用，能够降低血浆低密度脂蛋白胆固醇的水平、改善免疫功能及减少炎症发生。

（2）含硒食物的硒蛋白参与睾酮的合成，睾酮是前列腺正常和异常增生重要的调节因子。

2. 有限的证据提示能够预防前列腺癌的膳食营养因素

（1）含有维生素 E、维生素 B$_6$ 的食物。动物实验表明维生素 E 能抑制小鼠模型中人的前列腺肿瘤生长，能防止 DNA 损伤、增强其修复、阻止脂质过氧化及抑制亚硝胺等致癌物活化。维生素 E 也是一种抗氧化剂，是自由基的清除剂，能增强机体免疫力，能保护机体内的维生素 A 和硒。

（2）豆类及大豆制品。豆类，尤其是大豆，含有多种抗肿瘤作用的成分，如蛋白酶抑制剂、皂苷以及在大豆中含量很高的染料木素、大豆素等植物雌激素，可能影响雌激素的代谢。它们还有抗氧化作用，能抑制血管向肿瘤内生长并可能影响细胞的凋亡和生长。

3. 与前列腺癌有关的危险膳食营养因素

高钙膳食很可能是前列腺癌发生的原因之一。加工肉类是前列腺癌发生的原因之一，硝酸盐可在胃中 pH 较低时生成，也可作为防腐剂添加到加工肉类中，而硝酸盐将导致 N-亚硝基化合物的合成和暴露，后者是可疑的致突变剂和致癌物。牛奶可能通过钙的作用导致前列腺癌的发生。食用牛奶可增加血液中胰岛素样生长因了的水平，有研究表明胰岛素样生长因子与前列腺癌危险性的增加有关。

三、膳食营养与肿瘤预防研究的相关问题

（一）地域与人群差异

在膳食营养与肿瘤预防的研究中，我们要考虑中国人、西方人或其他地区人群以及我国不同地区人群的膳食模式、各种营养素摄入量和代谢指标方面的差异问题。营养状况不但受其他生物学因素和行为因素的影响，也受到社会和环境因素的影响。社会因素包括食物供应的经济和政治因素、食物的可获得性以及传统和文化。

（二）营养素与肿瘤预防

虽然通过动物肿瘤模型和人类流行病学研究对大量的营养素和其他膳食成分对肿瘤的抑制作用已经有过深入的研究，但对于它们的定量作用尚缺乏一致的见解。从制订卫生保健政策的需要出发，必须研究全面的膳食和营养趋势及其干预对策。同时还要特别关注对不同肿瘤膳食营养素建议一致性的重要意义，要比较营养素对各种肿瘤的作用以及在不同摄入条件下的作用，比较单个营养素和一组营养素的作用，还要研究营养素之间重要的相互作用。

面对各种复杂的肿瘤，在观察多种营养素或膳食成分作用的同时必须考虑人群环境中存在的真实情况。对于所取得的资料评价，关注点在于统计学上的显著相关性并符合生物学原理，但又不能囿于只研究单个食物品种、单个营养素和单个肿瘤，而要全面地看问题。研究中不要轻视"生物学意义上仅次于所研究的主要因素，但也是肿瘤病变所需要的因素"在肿瘤发生中的作用，在考虑研究中具有统计学显著性的各种单变量相关时必须把生物学意义放在统计学显著性之上。

植物营养素学说认为，凡是吃多种新鲜植物性食物的人群肿瘤发生的可能性最低，现已得到充分的证据支持。如果出现与事实相悖结果的话，则要考虑是否有非植物性膳食成分和其他非营养因素的影响。要评估营养素对肿瘤的影响在多大程度上受到非营养素因素的干扰，探究这些非营养素是什么及在什么情况下会增强或减弱所研究的营养素的作用，所研究的营养素的适宜摄入量范围及其对肿瘤的作用与对非肿瘤的作用是否相同。

总之，营养状况对肿瘤的影响需要较长时间，而且人类的膳食由许多种食物组成，人体的营养和健康状况也是由多种营养素和其他膳食成分的综合作用所决定。研究个别食物、营养素及其作用机制难以探明营养素对肿瘤发生的影响，因此必须时时强调膳食与肿瘤之间的复杂关系。不能过于强调对营养素的作用机制和单个因素研究的重要性，而要强调多种膳食因素的共同作用。这也是膳食、营养与肿瘤关系研究中必须把握的要素及判断的准则。

四、中国人群营养与肿瘤的相关状况

中国属于中低收入的发展中国家，但随着工业化、城市化的进程，人们的饮食结构、能量来源、生活行为方式发生了极大的变化。

我国人群的膳食正受到西方膳食模式的影响，谷类和低脂肪的蔬菜由动物食品和食用脂肪代替。2002年的"中国居民营养与健康状况调查"结果与1982年相比为城市和农村人群的谷物摄入量明显下降，粗粮消费量的下降幅度比精制的谷类食品更大，最低收入人群的谷物摄入量减少最多。城市人群膳食的谷类供能比远低于平衡膳食的合理比例，为60%～65%，其蔬菜水果摄入量自1989年以来在下降；城、乡居民食用油摄入量均上升（农村人群动物油的摄入量高于城市）；人群脂肪摄入量城市增加25%、农村增加84%。动物源的能量摄入从1982年的8%增加到2002年的25%，城市人群的脂肪供能比从25%增加到35%，大城市人群的脂肪膳食供能比达38.4%，超过了世界卫生组织推荐的30%的上限，而一、二、四类农村居民的脂肪供能比均与30%的高限接近。我国中、高收入家庭的儿童吃零食和在外就餐的次数增加，在外就餐所吃的动物性食物增加了10%。1991～1997年食用家庭外制作的食物占所有中国儿童全部能量摄入的15%。

2004年发表的一项研究发现，中国的疾病谱已经向营养相关性慢性病转变，如2型糖尿病、肿瘤和心血管疾病。有资料显示，我国的慢性非传染性疾病致死占全国死亡总数的80%以上。

不仅如此，我国还面临着发展中国家与发达国家高发肿瘤谱并存的局面。我国原本高发的胃癌仍为最常见肿瘤；肺癌发病稳定上升；肝癌自1990年以来发病上升，目前处于稳定状态；结直肠癌很常见；女性乳腺癌位于女性肿瘤患病的第3位；食管癌患病仍列前5位。

"中国居民营养与健康状况调查"结果还显示：我国人群营养缺乏和营养失衡并存，在一些地区和人群仍然存在着营养缺乏病的同时，城乡人群已经出现营养失衡或过度营养问题，"富裕膳食"对我国肿瘤谱变化的影响已经显现而且越来越明显，将大大加重我国慢性疾病，特别是肿瘤预防的负担。

我国不仅是世界的人口大国，也是烟草的消费大国，人口"未富先老"、提前进入老龄化社会。据联合国估计，到2025年中国人口将增加到15亿。而到2030年，世界的肿瘤新发病例估计将会超过2000万，预计70%的肿瘤死亡人数来自低收入国家。

人们传统的生活行为方式与建立科学健康的生活理念、生活行为方式之间的冲突以致改变还有较长的路要走。

五、在科学理念的指导下各司其职，有所作为

1/3肿瘤的发生与不合理的膳食相关问题是人类面临的挑战。我国的国情，使饮食、营养与肿瘤关系的研究及其研究成果的转化更为迫切。这一切需要人群观念的更新、科学研究

的严格质量控制、政府作为的科学研究数据支持。具体行动在于：①扩大合理平衡膳食、营养与肿瘤预防知识传播的覆盖面，提高人群建立科学健康的生活理念的自觉意识；②食品添加剂使用的准入、规范及有效监督；③科学合理地使用农药、化肥；④水污染的预防和治理；⑤科学家对政府的建言落到实处。

（张铁娃）

第二章

肿瘤的内科治疗

第一节　概述

　　肿瘤内科学（medical oncology）是在肿瘤治疗中逐渐发展起来的较新的学科，是研究用化学药物治疗恶性肿瘤，以达到治愈、好转或延长生存期和提高生存质量的治疗方法的学科。以化疗为主的抗肿瘤药物治疗在肿瘤综合治疗中的地位已被确立，形成了内科学的一个分支，即肿瘤内科学。

　　人类用药物治疗肿瘤的历史已有数千年。在第一次世界大战时，德军曾使用一种毒气——芥子气（硫芥），发现它有骨髓抑制作用。1935 年，为了战争的需要又合成了氮芥，数年后发现它有损伤淋巴组织的作用。之后，耶鲁大学的 Gilman 等研究了它对小鼠淋巴瘤的治疗作用，证明有效。于是，1942 年 10 月他开始第一次临床试用治疗淋巴瘤，结果肿瘤明显缩小，这揭示了化学药物用于治疗恶性肿瘤的可能性。然而，现代肿瘤内科的概念，一般以 1946 年 Gilman 和 Philips 发表氮芥用于治疗淋巴瘤的文章。这篇综述标志着现代肿瘤化疗的开始，即烷化剂的临床应用为开端。

　　1948 年 Farber 应用抗叶酸药——甲氨蝶呤（MTX）治疗急性白血病有效；1950 年 MTX 成功的治疗绒癌；1952 年又合成了嘌呤拮抗剂 6-巯基嘌呤（6-MP），开始了抗代谢药物治疗恶性肿瘤的历史。1955 年长春碱类药物用于临床，开创了植物类药物。

　　1956 年放线菌素 D（ACTD）治疗肾母细胞瘤和绒毛膜癌取得疗效，开创了抗生素治疗恶性肿瘤的历史。1957 年按设想合成了环磷酰胺（CTX）和 5 氟尿嘧啶（5-Fu），直至目前仍为临床常用的抗癌药。20 世纪 60 年代以后，逐步建立和完善抗癌药物研究的发展体系，从而使新的、有效的抗癌药物不断涌现。

　　1967 年分离出阿霉素（ADM），扩大了抗肿瘤的适应证。1971 年顺铂（DDP）进入临床后逐渐扩展其使用范围，对多种肿瘤取得了较好疗效。而且，开始注意到正确使用抗癌药物的临床研究，包括合理地确定剂量、用药时间，毒副反应的监测及防治，抗癌药物的联合使用等。人们开始认识肿瘤细胞动力学及抗癌药物药代动力学，这就促进了临床肿瘤化疗学科的发展，并已有少数恶性肿瘤可经化疗治愈，如急性淋巴细胞白血病、霍奇金病（Hodgkin disease）、睾丸肿瘤等。Elion 和 Hitchings 因研究核酸合成对细胞生长的重要性，以及研制抗嘌呤类抗癌药的贡献，于 1988 年获得了诺贝尔奖。

　　20 世纪 70 年代从植物中提取并半合成的长春瑞滨（NVB）和紫杉醇（PTX），在 20 世纪 80

年代后期用于临床，并对乳腺癌和卵巢癌取得了较突出的疗效，成为当前最受关注的抗癌药物。

20 世纪 80 年代后期在肿瘤化疗不良反应方面，即针对化疗引起患者严重呕吐及骨髓抑制的对策方面取得了突破性进展，开发出新型的止吐药物 5-HT₃ 受体拮抗剂（如昂丹司琼、格雷司琼等）、化疗保护剂（美司钠、氨磷汀等）、粒细胞集落刺激因子（G-CSF）和白介素 2（IL－2）等。在止吐及升白细胞和血小板方面发挥其独特的疗效，为解决这些不良反应及推动肿瘤内科治疗的进步起了重要作用。随着临床药理学、细胞增殖动力学、分子生物学和免疫学的发展，临床肿瘤化疗学科也获得进一步发展。1968 年 Karnofsky 正式提出的肿瘤内科学这一名称，逐步形成了内科学分支的专门学科，确立了肿瘤内科治疗在肿瘤治疗中的地位。

近年来，新型抗癌药物如抑制微管蛋白解聚的紫杉醇类、拓扑异构酶抑制剂喜树碱衍生物、抗肿瘤单抗（如 Rituximab 和 Herceptin 等）和诱导分化药物（维 A 酸类）相继用于临床，而且分子靶向性药物、肿瘤基因治疗、抗肿瘤转移、抗血管生成等方面也已取得了一些进展，成为医学界最为活跃的一个研究领域。

（张铁娃）

第二节　肿瘤化疗的基础理论

一、肿瘤细胞增殖动力学

肿瘤细胞增殖动力学是研究肿瘤细胞群体生长、增殖、分化、丢失和死亡变化规律的学科。和正常体细胞相同，肿瘤细胞由 1 个细胞分裂成 2 个子代细胞所经历的规律性过程称为细胞增殖周期，简称细胞周期，这一过程始于一次有丝分裂结束时，直至下一次有丝分裂结束。经历一个细胞周期所需的时间称为细胞周期时间。细胞周期时间短的肿瘤，单位时间内肿瘤细胞分裂的次数更多。处在细胞周期中的肿瘤细胞依次经历 4 个时相，即 G_1 期、S 期、G_2 期和 M 期。部分细胞有增殖能力而暂不进行分裂，称为静止期（G_0 期）细胞。G_0 期的细胞并不是死细胞，它们不但可以继续合成 DNA 和蛋白质，完成某一特殊细胞类型的分化功能，还可以作为储备细胞，一旦有合适的条件，即可重新进入细胞周期。这一期的细胞对正常启动 DNA 合成的信号无反应，对化放疗的反应性也差。G_0 期细胞的存在是肿瘤耐药的原因之一。

处于细胞增殖周期的肿瘤细胞占整个肿瘤组织恶性细胞的比值称为肿瘤的生长分数。恶性程度高，生长较快的肿瘤一般生长分数较高，对化放疗的反应较好；而恶性程度低，生长缓慢的肿瘤的生长分数较低，对化疗不敏感，反应性差。

二、肿瘤细胞生长曲线分析

细胞增殖是肿瘤生长的主要因素，内科治疗通过杀灭肿瘤细胞或延缓其生长而发挥作用。生长曲线分析通过数学模型描述肿瘤细胞在自然生长或接受治疗时数量随时间变化的规律。

1. Skipper-Schabel-Wilcox 生长模型

20 世纪 60 年代，Skipper 等为肿瘤细胞增殖动力学做出了影响深远的开创性工作，建立了肿瘤细胞的指数生长模型和 Log-kill 模型（对数杀伤模型）。他们对小鼠 L1210 白血病移植瘤进行研究，观察到几乎所有肿瘤细胞都在进行有丝分裂，并且细胞周期时间是恒定的，细胞数目以指数形式增长，直至 10^9（体积约为 $1\ cm^3$）时引起小鼠死亡。在 L1210 白血病细胞的生长过程中，无论其大小如何，倍增时间是不变的。假设 L1210 白血病细胞的细胞周期时间为 11 小时，则 100 个细胞变为 200 个细胞大约需要 11 小时，同样用 11 小时，10^5 个细胞可以增长至 2×10^5 个，而 10^7 个细胞可以增长至 2×10^7 个。类似地，如果 10^3 个细胞用 40 小时增长到 10^4 个细胞，则用同样的时间 10^7 个细胞可以增长为 10^8 个细胞。

在 Skipper-Schabel-Wilcox 模型中，肿瘤细胞数目呈指数增长，其生长分数和倍增时间恒定，不受细胞绝对数和肿瘤体积大小的影响。如果用图形表示肿瘤细胞数目随时间的变化，在半对数图上是一条直线［图 2-1（a）］；而纵坐标取肿瘤细胞绝对数时，得到的是一条对数曲线［图 2-1（b）］。这条对数曲线形象地说明了恶性肿瘤细胞在相对短的时间内迅速增殖的巨大潜力。

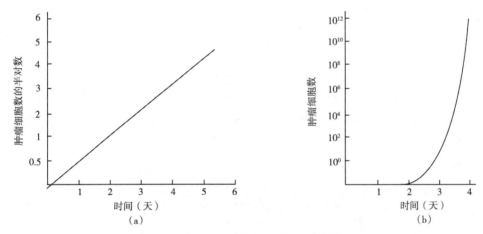

图 2-1　Skipper-Schabel-Wilcox 模型

Log-kill 模型提示，对于呈指数生长的肿瘤，细胞毒类药物的细胞杀伤是按照一级动力学进行的，即对于特定的肿瘤，一定的药物剂量能够杀死细胞的比例是个常数，而无论肿瘤负荷大小如何。如果一周期药物治疗能将肿瘤细胞数目由 10^6 减少至 10^4，则同样的治疗能够使肿瘤负荷从 10^5 变成 10^3。研究还表明，对数杀伤的比例与药物的剂量相关（图 2-2）。

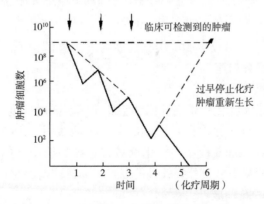

图 2-2　Log-kill 模型，化疗杀伤恒定比例的肿瘤细胞
图中每周期化疗细胞杀伤 3 个对数级细胞，化疗间期肿瘤细胞增殖 1 个对数级。虚线表示每周期化疗净杀伤 2 个对数级细胞。

2. Goldie-Coldman 模型

Log-kill 模型提示，只要给予足够周期的化疗，肿瘤细胞的数目终将降到 1 个以下，而治愈肿瘤。但实际上，很多肿瘤不能治愈。这是由于肿瘤细胞存在异质性，部分细胞对化疗耐药。

肿瘤细胞具有遗传不稳定性，在增殖过程中可以自发突变，由对特定剂量的某种药物敏感变为不敏感。Goldie 和 Coldman 对基因突变和耐药发生之间的关系做出了定量的阐释，提出耐药发生率与肿瘤大小（或肿瘤细胞数）以及肿瘤细胞自发突变率呈一定的函数关系。Goldie-Coldman 模型指出了肿瘤负荷对于疗效的重要性，为体积大的肿瘤难以治愈提供了生物学解释。

3. Gompertzian 生长模型

实验数据和临床观察表明，多数人类肿瘤的生长并不符合指数生长模型，而符合 Gompertzian 生长曲线（图 2-3）。这一曲线的起始端近于指数增长，但随着时间的推移和细胞数量的增加，其生长分数减小，倍增时间变长，最终细胞数量达到平台。在 Gompertzian 的起始端，肿瘤体积小，虽然生长分数高，肿瘤倍增时间短，但肿瘤细胞绝对数量增加较少；在曲线的中部，尽管总的细胞数和生长分数都不是最大的，但是它们的乘积达到最大，因此肿瘤数量增长的绝对值最大；在曲线的末端，肿瘤细胞数量很大，但是生长分数很小。

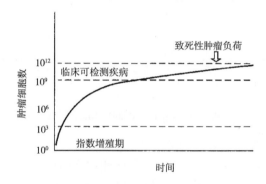

图 2-3　Gompertzian 生长曲线

Gompertzian 生长曲线显示当早期肿瘤数量少的情况下肿瘤细胞呈指数性快
速生长，随着肿瘤体积的增大，生长速度相对变慢，出现相对的平台期。

在 Gompertzian 模型中，肿瘤细胞的生长速度与肿瘤负荷相关。当有效治疗使肿瘤负荷减小后，肿瘤细胞的生长会加速。

4. Norton-Simon 模型

根据 Norton-Simon 模型，化疗杀伤肿瘤细胞的比例是随时间变化的，与此时 Gompertzian 生长曲线上的生长速率成正比。在 Gompertzian 生长曲线中，生长速率随着肿瘤的长大而逐渐变小，因此在 Norton-Simon 模型中，化疗对大肿瘤的杀伤比例低于小肿瘤，大肿瘤的缓解率较低。当肿瘤负荷减小后，分裂较慢的细胞将加速增殖，对化疗将更加敏感。

5. 动力学模型研究的新领域

上述动力学模型对于理解肿瘤生长规律和探索有效治疗方案具有重要意义，但并未涵盖所有肿瘤的生长特性，也不能指导所有药物的使用。例如，生物治疗不是成比例杀伤肿瘤细胞，而是定量杀伤，这样，如果残留的细胞数量较少，则可以通过免疫治疗提高抗肿瘤效应，达到治愈。

前述模型都是在研究细胞毒类药物的过程中建立起来的。细胞毒类药物对肿瘤细胞有一定的杀伤作用，并且对处于有丝分裂中的细胞效果更好。而分子靶向药物可以通过信号调控和使细胞稳定发挥作用，不一定需要杀灭肿瘤细胞，这为肿瘤细胞增殖动力学研究提出了新的课题。

三、肿瘤内科治疗的原则和策略

1. 联合化疗

联合化疗是肿瘤内科治疗最重要的原则之一。目前大多数肿瘤的标准化疗方案中都包括两种或多种抗肿瘤药。

联合化疗的依据在于：①由于肿瘤细胞的异质性，在治疗开始前就存在对某种化疗药物耐药的细胞，单一药物对这些耐药细胞是无效的，这些细胞会继续生长，成为肿瘤进展的根源；②根据 Goldie-Coldman 模型，随着肿瘤细胞的增殖，由于基因的不稳定性，会产生随机突变，使得原来对某种药物敏感的肿瘤细胞产生耐药，并且肿瘤负荷越大，耐药的发生率越高。因此当治疗时应及早应用多种有效药物，尽快减少肿瘤负荷，降低或延缓对一种药物耐药的肿瘤发展为对其他药物耐药，以提高治愈率，延长生存期。

设计多药联合方案时，需要遵循一定的原则。这些原则包括：①选择的药物已证实在单独使用时确实有效；②联合使用的药物具有不同的作用机制；③联合使用的药物之间毒性尽量不相重叠；④联合使用的药物疗效具有协同或相加效应，而不能相互拮抗；⑤联合化疗方案经临床试验证实有效。

2. 多周期治疗

根据对数杀伤理论，化疗按比例杀灭肿瘤细胞，鉴于目前化疗药物的有效率，即使对于较小的肿瘤，单个周期的化疗也很难将肿瘤细胞数目减少到可治愈的数量级，并且化疗后残存的细胞将继续增殖。通过定期给予的多次用药，实现肿瘤细胞数目的持续逐级递减，可以提高疗效。

3. 合适的剂量、时程和给药途径

化疗药物的毒性明显，多数情况下治疗窗狭窄，因此必须十分注意剂量的确定。临床研究确定了化疗方案中各种药物推荐的标准剂量，在治疗前和治疗过程中还需要根据患者的耐受性进行调整。在患者能耐受的前提下，应给予充足剂量的治疗，随意减少剂量会降低疗效。

在应用药物时，需要注意药物给药的持续时间、间隔时间和不同药物的先后顺序。细胞周期非特异性药物的剂量反应曲线接近直线，药物峰浓度是决定疗效的关键因素；对于细胞周期特异性药物，其剂量反应曲线是一条渐近线，达到一定剂量后，疗效不再提高，而延长药物作用时间，可以让更大比例的细胞进入细胞周期中对药物敏感的时相，提高疗效。因此，细胞周期非特异性药物常常一次性静脉推注，在短时间内一次给予本周期内全部剂量；而细胞周期特异性药物则通过缓慢滴注、肌内注射或口服来延长药物的作用时间。

4. 不同化疗周期的合理安排

序贯、交替、维持和巩固治疗，如前所述，根据 Goldie-Coldman 模型，避免肿瘤细胞发生耐药的最佳策略是尽早给予足够强度的多药联合治疗，最大程度地杀灭肿瘤细胞。交替化疗是将非交叉耐药的药物或联合化疗方案交替使用。序贯化疗指先后给予一定周期数的非交叉耐药的药物或化疗方案。维持治疗和巩固治疗都是在完成初始化疗既定的周期数并达到最大的肿瘤缓解疗效后，继续进行的延续性治疗，其中维持治疗采用初始治疗中包括的药物，而巩固治疗采用与初始治疗不同的药物。

（吴　静）

第三节　抗肿瘤药物

一、药物分类及作用机制

（一）根据药物的化学结构、来源及作用机制分类

依此将抗肿瘤药物分为 6 大类。

1. 烷化剂

主要有氮芥（HN_2），环磷酰胺（CTX），异环磷酰胺（IFO），硝卡芥（AT-1258），苯丁酸氮芥（CB-1348），美法仑（LPAM），N-氮甲（N-甲），卡莫司汀（BCNU），洛莫司汀（CCNU），司莫司汀（Me-CCNU），白消安（BUS），噻替派（TSPA），二溴甘露醇（DBM）等。

作用机制：这类化合物具有活泼的烷化基因，能与生物细胞中的核酸、蛋白质及肽的亲核基团作用（如羧基、氨基、巯基、羟基、磷酸基团的氢原子等），以烷基取代亲核基团的氢原子。烷化剂的主要作用部位在 DNA，使 DNA 分子的双螺旋链发生交叉联结反应，还可形成异常的碱基配对，导致细胞的变异；也可引起核酸脱失或 DNA 断裂，从而造成细胞的严重损伤，导致细胞的死亡。

2. 抗代谢类

叶酸拮抗剂类，主要有 MTX；嘧啶拮抗剂类，有 5-Fu、替加氟（FT207）、阿糖胞苷（Ara-C）、羟基脲（HU）、卡莫氟（HCFU）、优氟啶（UFT）。嘌呤拮抗剂类，主要有 6-巯基嘌呤（6-MP）、6-硫鸟嘌呤（6-TG）等。

作用机制：此类药物为细胞生理代谢药物的结构类似物，能干扰细胞正常代谢物的生成和作用发挥，抑制细胞增殖，进而导致细胞死亡。抗代谢物的作用机制各不相同，但均作用于细胞增殖周期中的某一特定的时相，故属于细胞周期特异性药物。

3. 抗生素类

醌类（蒽环类），主要有阿霉素（ADM）、柔红霉素（DNR）、表柔比星（EPI）、吡柔比星（THP-ADM）、米托蒽醌（MTT）；糖肽类，如博来霉素（BLM）、平阳霉素（PYM）；放线菌素类，如放线菌素 D（ACTD）；丝裂霉素类，如丝裂霉素 C（MMC）；糖苷类，如普卡霉素（MTM）；亚硝脲类，如链佐星（STZ）。

作用机制：抗肿瘤抗生素主要抑制 DNA、RNA 及蛋白质的合成。直接作用于 DNA，如丝裂霉素、博来霉素、链佐星，它们可直接与 DNA 结合而干扰 DNA 的复制；抑制 RNA 的合成为如放线菌素 D，柔红霉素、阿霉素、普卡霉素等，这些化合物可与 DNA 发生嵌入作用，阻断依赖 DNA 的 RNA 产生，抑制转录过程，从而抑制蛋白质的合成；嘌呤霉素类，它们作用于核糖体水平，干扰遗传信息的翻译，从而抑制蛋白质的合成。

4. 植物类

（1）生物碱类，长春新碱（VCR）、长春碱（VLB）、长春地辛（长春碱酰胺，VDS）、长春瑞滨（去甲长春碱，NVB）、秋水仙碱（COLC）、羟喜树碱（HCPT）、三尖杉碱（HRT）。

（2）木脂体类，依托泊苷（鬼臼乙叉苷，VP-16）、替尼泊苷（VM-26）。

（3）紫杉醇类，紫杉醇（PTX）、紫杉特尔（Taxotere）。

作用机制：植物类药物可抑制 RNA 合成，与细胞微管蛋白结合，阻止微小管的蛋白装配，干扰增殖细胞纺锤体的生成，从而抑制有丝分裂，导致细胞死亡。

5. 激素类

（1）雌激素类，己烯雌酚（DES）、溴醋己烷雌酚（HL-286）。

（2）雌激素受体阻断剂及抑制雌激素合成药物，三苯氧胺（TMX）、托瑞米芬。

（3）雄激素类，苯丙酸睾酮、甲基酮、氟羟甲睾酮。

（4）抗雄激素类，氟他胺。

（5）孕酮类，甲羟孕酮（MPA）、甲地孕酮（MA）。

（6）芳香化酶抑制剂，氨鲁米特（AG）、福美坦（FMT）、瑞宁得。

（7）肾上腺皮质激素，泼尼松、地塞米松。

（8）甲状腺素类，甲状腺素。

作用机制：肿瘤的生长与某种激素水平相关，通过应用某种激素或抗激素与某一受体竞争性结合，从而阻断激素作用；另一作用通过抑制激素的合成来改变肿瘤生长所依赖的内分泌环境，从而达到抑制肿瘤生长之目的。

6. 杂类

（1）金属类，抗癌锑（sb-71）、顺铂（顺氯氨铂，DDP）、卡铂（CBP）。

（2）酶类，L-门冬酰胺酶（L-ASP）。

（3）抗转移类，雷佐生（ICRF-159）。

（4）其他，丙卡巴肼（甲基苄肼，PCZ）、达卡巴嗪（氮烯咪胺，DTIC）、羟基脲（HU）、去甲斑蝥素等。

作用机制：这类药物来源、化学结构及作用机制均不相同。①铂类，主要具有烷化剂样作用，与细胞亲核基因结合，引起 DNA 的交叉联结，导致 DNA 复制障碍，从而抑制癌细胞的分裂，为细胞周期非特异性药物。②酶类，L-门冬酰胺酶，能将肿瘤组织周围的门冬酰胺水解为门冬氨酸及氨，造成门冬酰胺减少，而肿瘤组织中无门冬酰胺合成酶，完全依赖外源性门冬酰胺供应，干扰了肿瘤细胞蛋白质的合成，肿瘤细胞生长受到抑制，导致肿瘤死亡。③雷佐生，其双内酰亚胺键在体内可解开与核酸、蛋白质中的氨基、巯基等发生酰化反应，从而抑制 DNA、RNA 和蛋白质合成。

（二）按抗肿瘤药物对各期肿瘤细胞的敏感性不同分类

依此分为两大类。

1. 细胞周期非特异性药物（CCNSA）

CCNSA 能杀死增殖周期中各时相的肿瘤细胞甚至包括 G_0 期细胞，这类药物可直接作用 DNA，或与 DNA 形成复合物，影响 DNA 的功能，从而杀死癌细胞。这类药物包括全部的烷化剂、大部分抗癌抗生素及铂类药物。

2. 细胞周期特异性药物（CCSA）

CCSA 主要杀伤处于增殖周期的某一时相细胞，G_0 期细胞对其不敏感，S 期和 M 期细胞对其敏感。这类药物包括抗代谢药（S 期）和植物药（M 期）。

抗代谢药中的阿糖胞苷（Ara-C）和羟基脲（HU），主要干扰 DNA 的合成，而不抑制 RNA 和蛋白质的合成，因此是典型的 S 期药物，有的称为 S 期时相特异性药物。抗代谢药中的 6-巯基嘌呤、5-Fu 和 MTX 在干扰生物大分子 DNA 合成的同时，也抑制 RNA 和蛋白质的合成，使细胞分裂速度减慢，因而使处于 S 期的细胞减少，故不是典型的 S 期药物。

植物药中的 VCR、VLB 等能干扰微管蛋白的装配，从而阻断纺锤丝的形成，使恶性细胞处于中期而不继续增殖，称为 M 期时相特异性药物。

二、细胞周期非特异性药物和周期特异性药物与疗效的关系

1. CCNSA

对肿瘤细胞的作用较强而快，能迅速杀灭癌细胞，其作用特点呈剂量依赖性。其杀伤肿瘤细胞的疗效和剂量成正比，即增加剂量，疗效也增强，其剂量—反应曲线接近直线。这提示，在使用 CCNSA 时，只要机体能耐受，应大剂量给药，但考虑大剂量给药时毒性也增加，因此大剂量间歇给药是最佳选择。

2. CCSA

药效作用缓慢且较弱，其剂量—反应曲线是一条渐近线，即在开始小剂量类似于直线，达到一定剂量后不再升高，而形成一个坪，即使再增加剂量也无济于事，除 S 期或 M 期细胞外，其他细胞时相对其不敏感，在治疗策略上应小剂量持续给药。

（吴　静）

第四节　常见的抗肿瘤药物相关毒性

随着抗肿瘤药物种类的迅速增多以及作用靶点的日益丰富，其相关的毒性反应正变得越来越复杂。充分地了解、监控和预防毒性反应的发生，不仅可以更加有效地利用药物的治疗作用，减少或避免药物毒性造成的损害，还有助于更好地理解药物的药理学作用。

一、消化系统毒性

1. 恶心和呕吐

恶心和呕吐是常见的化疗相关不良反应。化疗药物诱发呕吐的机制包括：①直接作用于呕吐中枢；②刺激消化道黏膜内的嗜铬细胞释放大量的 5-羟色胺和多巴胺等神经递质，激活中枢的化学感受器，并进一步将信号传导至呕吐中枢引起呕吐。已知参与恶心、呕吐反射的神经递质有 5-羟色胺、多巴胺、组胺、阿片类物质、P 物质和乙酰胆碱等。化疗引起的恶心、呕吐可分为 3 种形式：急性、迟发性和预期性。急性是指恶心、呕吐发生于给药后的 24 小时以内，高峰期在 5~6 小时；迟发性指给药 24 小时后发生的呕吐；预期性呕吐指未经历用药或发生于给药前的呕吐，与心理作用有关。

2. 口腔黏膜炎

口腔黏膜炎与细胞毒性药物对细胞分裂旺盛的口腔黏膜细胞的直接损伤和继发性感染等

因素有关。典型的临床表现是在化疗后 1 ~ 2 周，口腔内出现伴有烧灼样疼痛的黏膜萎缩、红肿，甚至深浅不一的溃疡，严重者可形成大片的白色伪膜。黏膜炎可因感染或其他损伤加重，也可随着化疗药物的停止应用而逐渐修复。

3. 腹泻

化疗相关性腹泻的主要原因是药物对肠道黏膜的急性损伤所导致的肠道吸收和分泌失衡。腹泻的程度可以从轻度到生命威胁，并可严重影响患者的生活质量和对治疗的依从性。

二、骨髓抑制

化疗药物可以诱导骨髓中分裂旺盛的造血细胞凋亡，并导致不同功能分化阶段的血细胞，主要包括白细胞、血小板和红细胞数量的减少。除博来霉素和门冬酰胺酶外，大多数细胞毒性药物均有不同程度的骨髓抑制。不同药物对白细胞、血小板和红细胞的影响程度有所不同。粒细胞单核细胞集落刺激因子、粒细胞集落刺激因子、促血小板生成因子和促红细胞生成素等可以通过诱导造血干祖细胞向不同血细胞的分化和增殖，一定程度上降低药物对骨髓抑制的程度和持续时间。

三、肺毒性

多种化疗药物可以导致肺、气道、胸膜和肺循环系统的损伤。导致药物性肺损伤的机制目前认为主要有以下 3 种：①药物或其在肺内的代谢产物对肺的直接损伤；②超敏反应；③药物代谢的个体差异，某些个体可表现为对药物的高吸收、低代谢和高蓄积。最常见的药物性肺损伤为间质性肺病和肺纤维化。临床症状主要为隐匿性发病的呼吸困难和咳嗽，可伴有发热。在病变初期，X 线胸片检查可无异常征象，以后逐渐出现典型的弥漫性肺间质浸润的表现。

四、心脏毒性

心肌细胞属于有限再生细胞，因此心脏的毒性可表现为慢性和长期性，临床表现可包括充血性心力衰竭、心肌缺血、心律失常和心包炎等。心脏毒性的发生，可与药物的累积剂量有关。

五、神经毒性

化疗药物可以造成中枢和外周神经毒性。中枢神经毒性可表现为急性的非细菌性脑膜炎以及慢性进展的偏瘫、失语、认知功能障碍和痴呆。外周神经毒性是因药物对缺少血脑屏障保护的外周神经细胞的损伤，包括感觉和运动神经损伤。感觉神经损伤可表现为四肢末端的感觉异常、感觉迟钝、烧灼感、疼痛和麻木，运动神经损伤可表现为肌无力和肌萎缩。

六、皮肤毒性

化疗药物所致的皮肤损伤多种多样，随着药物种类的迅速增多，皮肤损伤的临床表现越来越复杂和多样。主要的皮肤毒性包括手足综合征、放射回忆反应、痤疮样皮疹、色素沉着、甲沟炎和指甲改变等。

七、脱发

正常人体的毛囊生发过程十分旺盛，化疗药物或放疗可以使毛囊的生发功能受到抑制甚至破坏，可以导致暂时性或永久性脱发。脱发可发生于化疗后的数天至数周内，其程度与化疗药物的种类、剂量、化疗间期长短和给药途径等相关。脱发主要表现为头发脱落，也可有眉毛、睫毛、阴毛等其他部位毛发的脱落。因多数化疗药物对毛囊干细胞没有损伤，脱发通常是暂时性，但如果毛囊干细胞损伤，则可能导致永久性脱发。

八、肾和膀胱毒性

化疗药物可以直接损伤肾小球、肾小管、肾间质或肾的微循环系统，导致无症状的血清尿素氮、肌酐升高，甚至急性肾衰竭，也可因药物在肾小管液中的溶解度饱和导致的排泄障碍和肿瘤溶解综合征等间接因素导致损伤。预防和治疗肾脏毒性的方法主要有根据肾小球滤过率调整药物剂量、水化利尿以及碱化尿液等。

大剂量环磷酰胺和异环磷酰胺可引起出血性膀胱炎，主要与其代谢产物对膀胱黏膜的损伤有关，同时应用美司钠可预防出血性膀胱炎的发生。

九、肝脏毒性

化疗药物引起的肝脏毒性可以是急性肝损害，包括药物性肝炎、静脉闭塞性肝病，也可以因长期用药引起肝慢性损伤，如纤维化、脂肪变性、肉芽肿形成和嗜酸性粒细胞浸润等。药物性肝炎通常与个体特异性的超敏反应和代谢特点相关。化疗药物也因可对免疫系统的抑制作用，激活潜伏的乙型和丙型肝炎病毒，导致肝损伤。

十、其他

一些抗癌药物也可以引起过敏反应、不同程度的血栓性静脉炎，有些药物一旦外渗，可导致局部组织坏死。

十一、远期毒性

化疗药物的远期毒性主要包括生殖毒性和第二肿瘤的发生。前者包括致畸和不育等。化疗可引发第二肿瘤，主要为非淋巴细胞性白血病，烷化剂类药物引起的白血病通常发生于初次治疗的两年以后，5～10年是高峰期。

（夏铀铀）

第三章

肿瘤的外科治疗

第一节　概述

一个多世纪以来，肿瘤外科在历经了单纯肿瘤切除阶段及广泛切除阶段后迈向了功能保全型肿瘤外科阶段。尤其在近年来，随着对肿瘤本质及生物学特性认识的不断深入，以及肿瘤治疗技术和设备的不断创新与完善，肿瘤外科的基本概念也随之发生了巨大的变化。目前，建立在以解剖学、病理生物学和免疫学基础上的现代肿瘤外科学，已经替代了以解剖学为基础的传统肿瘤外科学概念。

一、掌握肿瘤外科解剖学知识，是科学实施肿瘤手术治疗的基础

由于实体肿瘤是以局部病变表现为主的全身性疾病，因此，目前在实体肿瘤的治疗上外科手术仍然为首选治疗方法，在大多数情况下只有外科手术才能比较彻底地根除局部的病灶，而局部病灶的根治或者良好的控制是减少全身转移、达到治愈目的的最首要措施。而放疗和化疗在理论上尚达不到这一个水平，这是外科最具特色之处，也是其总的治愈率最高的原因所在，因而外科手术仍然是治疗肿瘤的重要手段。那么，作为一名肿瘤外科医师，首先应明确肿瘤的外科治疗是一种局部治疗，是使用手术刀在尽可能完整切除肿瘤组织的同时，尽量保护正常组织不受到损伤；同时，还应明确癌肿和正常组织共存于同一机体中，它们之间的关系不是简单的机械组合，而是通过血管、淋巴、神经密切结合，各自按照其本身的生物学规律生长、增殖，同时又在同一机体中互相依存、互相斗争。因此，肿瘤外科医师不仅要将正常人体解剖学知识烂熟于心，还必须对癌浸润后引起的解剖学变异及淋巴结转移的特点及规律有深刻的了解。譬如，在胃癌手术时要掌握胃动脉、静脉血管的正常位置与异常走行，胃周围淋巴结的分组分站及其准确的范围界限，胃周围脏器受癌浸润后的位置变异等。又如，在直肠癌手术时要了解淋巴结转移的三条途径及各组淋巴结与血管的关系；直肠与膀胱、子宫、输尿管之间的位置关系及受癌浸润时的异常变化。只有这样才能将肿瘤的根治性手术建立在合理的解剖学基础上，达到整块切除肿瘤并避免手术并发症的目的。

二、明确肿瘤外科的病理生物学知识、掌握肿瘤的生物学特性和扩散规律，是改善肿瘤预后和治疗效果的必要条件

虽然外科手术是治疗肿瘤的重要手段，但是外科手术仅可用于肿瘤发展过程中的某些阶段，如在癌前期（诱发期）及时行癌前期病变切除术，可防止肿瘤的发生；又如在原位癌时期，若处理及时肿瘤也将得到治愈。然而事实上，在临床治疗中肿瘤一旦确诊，大多数已进入浸润期和播散期，此时癌细胞可以蔓延到区域淋巴结，也可以有血源性转移。因此，手术治疗肿瘤的自然病程中可能出现两种结局：①治疗后可获得长期生存，最终可死于非肿瘤性疾病；②在一个明显缓解期后出现新的病灶，即出现复发或转移。因此，随着对肿瘤生物学特性研究的深入，越来越多的肿瘤医师认识到：肿瘤外科作为一种治疗方法既有它解剖上的局限性，又有肿瘤发展上的时限性。因而作为肿瘤外科医师，应明确肿瘤外科的生物学概念、掌握肿瘤生物学特性和扩散规律，才是确保肿瘤治疗效果及改善预后的必要条件。

恶性肿瘤本身的病理生物学表现，包括肿瘤的大体类型、组织学类型、分化程度、浸润深度、生长方式、转移规律等。这是决定肿瘤发生、发展规律和临床病理特点的重要依据。生长在不同器官上的肿瘤，有不同的生物学特征，例如：胃癌与直肠癌虽然同属消化道肿瘤，但胃癌以浸润型、低分化及未分化型为主，恶性程度高；而直肠癌以局限型、高分化型为主，恶性程度低。所以，直肠癌的预后较胃癌好。生长在同一器官的肿瘤，其恶性程度也不尽相同，例如：甲状腺癌分为乳头状腺癌、滤泡状腺癌、髓样癌及未分化癌四种，其中未分化癌恶性程度极高，很快发生血行转移，预后极差。而乳头状腺癌恶性程度低，即使出现了颈部淋巴结的明显转移，手术效果也是很满意的。绝大多数的癌肿都是以淋巴结为主要转移途径的，但转移的淋巴结大小与预后好坏并不是呈平行关系，即不是转移淋巴结越大，预后越差，在临床实际工作中可见，大结节融合型转移的淋巴结，多为局限型，手术后的效果较好。而小结节孤立型转移的淋巴结，多为广泛型，预后较差。外科医师决不能因转移淋巴结较大而放弃根治手术的机会。因此，掌握肿瘤的病理生物学特征是决定治疗方针的一个重要依据。

另外，肿瘤的发生是一个多阶段发展过程，大致可分为4个阶段：诱发期、原位癌、侵袭期和播散期。在诱发期和原位癌期，单纯外科手术治疗不仅可以预防肿瘤的发生，还有可能达到治愈肿瘤的可能。但是随着肿瘤进入侵袭期，其淋巴结和血道转移增多，并进一步进展至失去手术根治可能的播散期。一般在手术时发现肿瘤侵袭组织周围，即意味着术后有很大可能发生远处转移。此时，若只是一味地扩大手术范围，不仅不能够获得满意的治疗效果，甚至可能使患者的预后更为恶化，加速患者的死亡。这就是为什么肿瘤的外科治疗要遵循多学科综合治疗这一理念，在手术尽可能完整切除肿瘤的基础上，配合化疗、放疗、生物治疗等多种手段，控制肿瘤的局部复发和远处转移。

三、注重肿瘤外科的免疫学知识，使肿瘤的外科治疗具有更强的目的性和准确性

免疫力是人体对外来刺激的抵抗能力。在肿瘤的发生发展过程中，机体的免疫反应具有重要的作用，正常的免疫组织被破坏，可能是肿瘤发生的重要因素。机体的免疫功能一方面能抵御病原的侵袭，另一方面可防止体细胞由于基因突变向恶性转化。在肿瘤的发生、发展过程中，机体的免疫反应也经历了非常复杂的变化。机体免疫功能正常时，即使存在致癌因子，也未必一定发生恶性肿瘤；即便是已经发生了肿瘤，免疫功能也能够限制其生长，不至于短期内发生侵袭和转移。而当机体免疫功能有缺陷或减弱时，肿瘤的生长和转移则难以受到有效抑制，癌肿迅速变大并扩散，进一步打击机体的免疫系统。因此，肿瘤的逐步发展可以使机体的免疫功能降低，而手术切除肿瘤和有效的放疗、化疗可使病情得到缓解，免疫功能则获得不同程度的改善和恢复。Fisher 等认为手术切除肿瘤的目的是提高机体的免疫功能。这与我国金元时期张从正"祛邪即是扶正"的观点吻合。

另外，有学者曾做过这样的研究：将恶性肿瘤手术切除的淋巴结分别做免疫学测定，结果证明有癌转移的淋巴结或靠近肿瘤的淋巴结免疫功能是低下的，而远离肿瘤的没有癌转移的淋巴结免疫功能是正常的。根据淋巴结距离肿瘤的远近及转移的难易，将肿瘤周围淋巴结分为第1、第2、第3站，第1、第2站淋巴结靠近瘤，免疫功能低下，应随同肿瘤整块切除。第3站及其以远的淋巴结，如果手术中发现有癌转移，应该切除。外科手术对淋巴结广泛的切除，虽然能够防止肿瘤的淋巴结转移，但对免疫系统造成的损伤使肿瘤很容易复发和转移，并不能取得很好的远期手术效果。同时，外科手术也不可能完全清除体内所有癌细胞，少量的癌细胞最终还是靠机体的免疫功能来杀伤。在切除肿瘤后，改变了机体与肿瘤的比势，只有在免疫功能恢复的情况下，才能将残留的癌细胞杀灭。因此，手术时必须权衡肿瘤的进展程度、手术侵袭范围及机体免疫状态三者间的关系，以达到最大限度地切除肿瘤的同时保护机体免疫状态的目的。

综上所述，肿瘤外科治疗已从单纯解剖学模式，逐步转变为与生物学、免疫学相结合的观念。设计合理的手术不单切除肿瘤，同时还是提高机体免疫力的一种手段；在决定手术治疗时，不仅要依据肿瘤的期别和不同肿瘤的生物学特性，还要符合根治性、安全性、功能性的三条基本原则，注重综合治疗，保护机体的免疫功能，以达到防止肿瘤发生、转移、复发的目的，最终才能取得理想的效果。

（夏铀铀）

第二节 外科手术治疗的原则

实施肿瘤外科手术除遵循外科学一般原则（如无菌原则等）外，还应遵循肿瘤外科的基本原则。肿瘤手术必须遵循无瘤原则，采用无瘤技术。恶性肿瘤的生物学特性决定了肿瘤手术不同于一般外科手术，任何检查或不当的操作都有可能造成肿瘤的扩散。医源性肿瘤扩散和转移是造成手术失败的一个重要环节，如术前皮肤准备时的摩擦、手术时的挤压、触摸肿瘤均可以使肿瘤细胞转移和污染手术创面。因此，人们提出了无瘤技术的观念，自1894年 Halsted 发明经典的乳腺癌根治术以来就已奠定，逐渐发展为"无瘤原则"和"无瘤技

术"。肿瘤外科手术的基本原则如下。

一、不切割原则

手术中不直接切割癌肿组织，由四周向中央解剖，一切操作均应在远离肿瘤的正常组织中进行，同时尽可能先结扎进出肿瘤组织的血管。

二、整块切除原则

将原发病灶和所属区域淋巴结作连续性的整块切除，而不应将其分别切除。

三、无瘤技术原则

目的是防止术前和术中肿瘤细胞的种植或转移，包括防止肿瘤细胞扩散和防止肿瘤细胞种植两个方面。

防止肿瘤细胞扩散的措施有：①术前检查应轻柔，尽量减少检查次数；②尽量缩短活检手术与根治手术之间的时间间隔；若能通过术中快速病理切片检查，将两次手术合并一次完成则更为理想；③术前皮肤准备应轻柔，尽量减少局部摩擦，以防止癌细胞的扩散；④尽量不用局部麻醉药，因为局部麻醉药注射后导致组织水肿，造成解剖困难，局部麻醉药还可使局部压力增高，容易造成肿瘤细胞的扩散，如乳房肿块的活检可以在肋间神经阻滞麻醉下进行；此外，除了抗癌药物外，不应在肿瘤内注射任何药物；⑤手术切口要充分，暴露要清楚，以利于手术操作；⑥手术时应尽量采用锐性分离，少用钝性分离，用电刀切割不仅可以减少出血，还可以封闭小血管及淋巴管，而且高频电刀也有杀灭癌细胞的作用，所以可以减少血行和淋巴途径的播散与局部种植；⑦手术时先结扎静脉，再结扎动脉，可能减少癌细胞的扩散；⑧先处理区域引流淋巴结，再处理邻近淋巴结；先处理手术切除的周围部分，再处理肿瘤的邻近部分，一般与原发灶一齐作整体切除；⑨手术操作要稳、准、轻、巧，避免挤、压、轧、损坏；⑩需要截肢者不采用抬高患肢以减少出血的办法。

防止肿瘤细胞种植的措施有：①活检后要重新消毒铺巾，更换手套和手术器械；②应用纱布垫保护创面、切缘及正常脏器；③肿瘤如果有溃疡和菜花样外翻时，可用手术巾保护，或者用塑料布、纱布将其包扎，使其与正常组织及创面隔离；④切除的范围要充分，包括病变周围一定的正常组织；⑤勤更换手术器械，用过的器械应用蒸馏水或 1：1000 的氯化汞液冲洗后再用；⑥手术者手套不直接接触肿瘤，术中遇到肿瘤破裂或切开时，须彻底吸除干净，用纱布垫紧密遮盖或包裹，并更换手套和手术器械；⑦探查胸腔、腹腔、盆腔时，应以癌肿为中心，先远后近地探查；⑧结肠癌、直肠癌术后局部复发，常常发生在吻合口及切口附近，因此手术时在搬动肿瘤前先用纱布条结扎肿瘤的上、下端肠管，可于结扎间肠管内注入 5-Fu 等抗癌药，防止癌细胞种植于创面及沿肠管播散；在吻合肠管前，先用 1：500 的氯化汞或 5-Fu 液冲洗两端肠管；⑨手术结束时，可以用抗癌药物如氮芥、噻替派、顺铂等冲洗创面，然后依次缝合；⑩结直肠癌手术前用泻药准备肠道而不用灌肠。

尽管严格遵循无瘤原则，仍然有肿瘤的转移，这主要决定于肿瘤的扩散途径和生物学特性，也与机体的免疫状况有关。

（王　薇）

第三节　外科手术治疗的方式

外科手术是治疗实体肿瘤最有效的方法，也是癌症治愈的唯一可能方法。但肿瘤外科医生在进行肿瘤手术前应考虑到许多因素的影响：①正确选择单纯手术治疗的患者；②正确判断患者的疗效、预后；③考虑手术后局部控制与功能损伤间的关系，最大限度地保留器官功能；④具体情况具体分析，选择最佳的综合治疗方案。肿瘤外科手术按其目的可以分为预防性手术、诊断性手术、探查性手术、根治性手术、姑息性手术、减瘤手术、远处转移癌和复发性癌瘤切除术、辅助性手术、重建与康复手术、介入治疗等。术前要做好整体评估，根据不同的情况，考虑患者的生理状况、肿瘤的位置和分级、肿瘤治愈和缓解的可能性以及肿瘤的病理组织学特征和分期，采取相应的手术方式，并且一定要和家属沟通好，说明病情、手术目的、手术方式、手术效果、术前术后所需的综合治疗、可能的并发症、费用及预后等，取得家属的理解和同意后再作手术，以避免误解和不必要的医疗纠纷。

一、预防性手术

有些疾病或先天性病变在发展到一定程度时，可以引起恶变（表3-1）。

表3-1　可能引起恶变的常见疾病

症状	可能发生的恶性病变
睾丸未降	睾丸癌
溃疡性结肠炎	结肠癌
家族性多发性结肠息肉病	结肠癌
大肠腺瘤	大肠癌
多发性内分泌增生症	甲状腺髓样癌
白斑	鳞状细胞癌
小叶增生（有上皮高度或不典型增生）	乳腺癌
黑痣	恶性黑色素瘤
胃溃疡	胃癌
胃息肉	胃癌
胃上皮化生	胃癌
胆囊腺瘤性息肉	胆囊癌
胆总管囊状扩张	胆管癌
宫颈上皮不典型增生	宫颈癌
乳头状瘤	乳头状癌
甲状腺瘤	甲状腺癌
骨软骨瘤	软骨肉瘤、骨肉瘤或恶性组织细胞瘤

肿瘤外科医生有义务向患者说明其疾病发展规律，及时治疗一些有恶变可能的病变，以

防止恶性肿瘤的发生。

临床常采用的预防性手术有：先天性多发性结肠息肉瘤做全结肠切除术，因为到 40 岁时约有一半发展成结肠癌，70 岁以后几乎 100% 发展成结肠癌；溃疡性结肠炎患者作结肠切除术；隐睾或睾丸下降不良作睾丸复位术或睾丸切除术，在幼年行睾丸复位术可使睾丸癌发生的可能性减少；口腔、外阴白斑患者作白斑切除术；易摩擦部位的黑痣作黑痣切除术；重度乳腺小叶增生伴有乳腺癌高危患者作乳房病灶切除术等。

二、诊断性手术

正确的诊断是治疗肿瘤的基础，而正确诊断必须依据组织学检查，需要有代表性的组织标本。诊断性手术能为正确的诊断、精确的分期，进而采取合理的治疗提供可靠的依据。获取组织标本的外科技术如下。

1. 细针吸取

通过用细针头对可疑肿块进行穿刺做细胞学检查。方法简单易行，诊断准确率因操作技术、病理科医生经验和肿块所在部位而异，一般在 80% 以上。本方法存在一定的假阴性和假阳性，偶见有针道转移的病例。

2. 针穿活检

一般在局部麻醉下应用较粗针头或特殊的穿刺针头（如 True-Cut，Core Cut），对可疑肿块进行穿刺并获得少许组织做病理检查。如果取得足够组织，诊断准确率高，如果取得组织太少，诊断较困难。同时，由于针穿活检亦可造成创伤出血，甚或引起癌细胞播散、针道转移等，因此务必严格掌握适应证。

3. 咬取活检

一般用于表浅的溃疡型肿块，用活检钳咬取组织做病理检查。诊断准确率高，但咬取时应注意咬取部位和防止咬取后大出血。

4. 切取活检

常在局部麻醉下，切取一小块肿瘤组织做病理检查以明确诊断。有时在探查术中，因肿块巨大或侵及周围器官无法切除，为了明确其病理性质，也常作切取活检。施行切取活检时必须注意手术切口及进入途径，要考虑到活检切口及进入间隙必须在以后手术切除时能一并切除，不要造成癌瘤的播散。切取活检与第二次手术切除间隔的时间应越短越好，最好是在准备彻底切除情况下行冰冻切片检查。

5. 切除活检

在可能的情况下，可以切除整个肿瘤送病理检查以明确诊断。这样诊断准确率最高，如果是良性肿瘤也就不必再作第二次手术，如果是恶性肿瘤也不至于引起太多播散。但是，切除活检常在麻醉下进行，切口较大，所以活检手术切口选择必须考虑到第二次手术能否将其切除，同时也需要十分注意不要污染手术创面，以免造成肿瘤接种。

如果临床上拟诊为恶性黑色素瘤时，则不应作针穿、咬取或切取活检，应该在准备彻底切除时作切除活检。

三、探查性手术

手术目的：一是明确诊断；二是了解肿瘤范围并争取肿瘤切除；三是早期发现复发以便

及时作切除术，即所谓二次探查术。它不同于上述的诊断性手术，探查性手术往往需做好大手术的准备，一旦探查明确诊断而又能彻底切除时，及时作肿瘤的根治性手术，所以术前准备要充分，备有术中冰冻切片检查。探查时动作轻柔，细致解剖。也应遵循由远及近和不接触隔离技术的原则。

四、根治性手术

根治性手术指手术切除了全部肿瘤组织及肿瘤可能累及的周围组织和区域淋巴结，以求达到彻底治愈的目的，是实体肿瘤治疗的关键。凡肿瘤局限于原发部位和邻近区域淋巴结，或肿瘤虽已侵犯邻近脏器但尚能与原发灶整块切除者皆应施行根治性手术。根治性手术最低要求是切缘在肉眼和显微镜下未见肿瘤，切除范围视肿瘤类型不同和具体侵犯情况而定，对恶性肿瘤而言，一般要求切除范围应尽可能大，在达到根治的前提下才考虑尽可能多地保留功能（表3-2）。

表3-2　常见根治手术治疗最少切缘

原发肿瘤	切缘	原发肿瘤	切缘
基底细胞癌	2~5 mm	甲状腺癌	全腺叶
恶性黑色素瘤		乳腺癌	3 cm
厚度<0.75 mm	1 cm	软组织肉瘤	全部肌肉
>1.0 mm	3 cm	下咽及食管癌	3~5 cm
舌癌	1~2 cm	胃癌	6 cm
喉癌	2~5 mm	结肠、直肠癌	3~5 cm

根治性手术对上皮癌瘤而言为根治术，根治性手术对肉瘤而言为广泛切除术。根治术是指肿瘤所在器官的大部分或全部连同区域淋巴结作整块切除，如癌瘤侵犯其他脏器，则被侵犯的器官也做部分或全部切除，例如胃癌侵及胰腺尾部，除作胃次全或全胃切除及胃周围区域淋巴结清除外，尚须切除胰尾及脾脏。若切除的淋巴结扩大到习惯范围以外，则称为扩大根治术，如乳腺癌扩大根治术除根治术切除范围外，还包括胸骨旁淋巴结清扫。所谓广泛切除术是指广泛整块切除肉瘤所在组织的全部或大部分以及部分邻近深层软组织，例如肢体的横纹肌肉瘤应将受累肌肉的起止点及其深层筋膜一起切除，有时需将一组肌肉全部切除，因肉瘤易于沿肌间隙扩散，若为骨肉瘤常需超关节截肢。

五、姑息性手术

姑息性手术是相对于根治性手术而言的，适用于恶性肿瘤已超越根治性手术切除的范围，无法彻底清除体内全部病灶的患者。因此，姑息性手术的目的是缓解症状、减轻痛苦、改善生存质量、延长生存期、减少和防止并发症。适用于晚期恶性癌瘤已失去手术治愈的机会或由于其他原因不宜行根治性手术者。姑息性手术包括姑息性肿瘤切除术和减瘤手术。前者是指对原发灶或其转移灶部分或大部分切除，肉眼尚可见肿瘤残留；后者则根本未切除肿瘤而仅仅解除肿瘤引起的症状。常用的姑息性手术如下。

1. 癌姑息切除术

如晚期乳腺癌溃烂出血，行单纯乳房切除术以解除症状。胃大部分切除或肠段切除术以解除晚期胃肠道癌瘤梗阻，防止出血、穿孔等，术后再配合其他治疗。肺癌、食管癌、上颌窦癌有时也作姑息性切除手术，术后再添加放疗或化疗。当转移瘤引起致命的并发症时，可行转移瘤切除以缓解症状。

2. 空腔脏器梗阻时行捷径转流或造口术

为了解除消化道梗阻、胆管梗阻，临床上常需作食管胃吻合、胃空肠吻合、胆囊空肠吻合、小肠结肠侧侧吻合等内吻合转流术。有时为了解除食管梗阻、肠梗阻、尿道梗阻、喉梗阻须作胃造口、肠造口、膀胱造口、气管造口等。利用手术或内镜在因肿瘤而发生梗阻的生理腔道内置入内支架也可解除梗阻。

3. 供应血管结扎或栓塞术

晚期肿瘤可引起大出血，临床常须结扎或栓塞供应肿瘤部位的动脉以达到止血目的，例如鼻咽癌、口腔癌并发大出血，若填塞无效，则须结扎或栓塞颈外动脉；恶性葡萄胎、绒毛膜上皮癌、宫体癌、直肠癌并发大出血而肿瘤难以切除，常须作髂内动脉结扎或栓塞。

4. 内分泌腺切除术

对激素依赖性肿瘤通过切除内分泌腺体，使肿瘤退缩缓解，如卵巢切除治疗绝经前晚期乳腺癌或复发病例，尤其是雌激素受体阳性者；晚期男性乳腺癌、前列腺癌行双侧睾丸切除等。

六、减瘤手术

当肿瘤体积较大，或累及邻近重要器官、结构，手术无法将其完全切除，可作肿瘤大部切除，术后进行化疗、放疗、免疫治疗、激素治疗、中医中药治疗、逆转录治疗等综合治疗，以控制残留的癌细胞，争取较好的姑息性治疗效果，称为减瘤手术或减量手术。但减瘤手术仅适用于原发病灶大部切除后，残余肿瘤能用其他治疗方法有效控制者，否则单用减瘤手术对延长患者生命的作用不大，相反增加患者的创伤和痛苦，加重患者及家属的负担，浪费医疗资源。

不过应该指出的是，经减瘤手术后，体内瘤负荷减少，大量 G_0 期细胞进入增殖期，有利于采用化疗或放疗等综合治疗措施杀伤残余的肿瘤细胞，这与常规的辅助性化疗或放疗有本质上的区别。

七、远处转移癌和复发性癌瘤切除术

转移瘤则指原发瘤以外的部位出现的与其生物学类型相同的肿瘤。肿瘤术后复发是指根治性手术后获临床治愈，经一段时间后又发生与原切除肿瘤生物学类型相同的肿瘤。临床所指的肿瘤复发多指局部复发，如残余器官、手术野、受累毗邻器官的复发。肿瘤术后复发的诊断需排除多中心起源和多原发恶性肿瘤。

转移和复发肿瘤的治疗比原发肿瘤更为困难，疗效也较差。但近年来对复发和转移肿瘤的手术治疗已受到重视。不过，转移癌瘤和复发癌瘤手术效果总的来说较差，必须与其他治疗配合进行。

远处转移癌属于晚期癌瘤，难以手术治愈，但临床上确有部分转移癌患者手术后获得长期生存，故此对转移癌手术不能一概否定。转移癌手术适合于原发灶已得到较好的控制，而仅有单个转移性病灶者，如孤立性肺、脑、骨转移，施行切除术后再配合其他综合治疗可获得良好效果。肺转移癌术后 5 年生存率为 15%~44%；肝转移癌术后 5 年生存率为 20%~30%；肺癌脑转移术后 5 年生存率为 13%。有时多达 3 个转移灶，但局限于肺叶或肝叶，仍可施行切除术。若为皮下多个转移，则无手术指征。

复发性癌瘤应根据具体情况及手术、化疗、放疗对其疗效而定，凡能手术者应考虑再行手术，配合其他综合治疗，仍可获得一定疗效。例如皮肤隆突性纤维肉瘤，术后反复复发，但反复切除，也获得延长寿命的效果；乳腺癌术后复发可再行局部切除术；软组织肉瘤术后复发可再行扩大切除乃至关节离断术、截肢术；肢体黑色素瘤术后复发可以截肢，以挽救部分患者生命；直肠癌保肛手术后复发可以再作 Miles 手术。

部分肿瘤在少数情况下切除原发瘤后转移瘤会自动消失，如切除原发性甲状腺腺癌或子宫绒毛膜细胞癌可导致肺部广泛血行转移的癌结节消退。临床医生应有这样的认知并努力争取这样的治疗。

八、辅助性手术

为了配合其他治疗，需要做辅助性手术，例如喉癌放疗，为了防止放疗中呼吸困难，有时需作放疗前气管切开术；直肠癌放疗有时也需先做人工肛门术，以免放疗中肠梗阻；乳腺癌和前列腺癌内分泌治疗常需作去势手术。此外，各部位晚期癌瘤局部灌注化疗时常需作动脉插管术等。

九、重建与康复手术

为了提高肿瘤患者的生存质量，重建和康复手术越来越受到重视。由于外科技术，特别是显微外科技术的进步，使肿瘤切除术后的器官重建有很大的进展。头面部肿瘤切除术后常用带血管皮瓣进行修复取得成功。舌再造术、口颊和口底重建使患者生活质量大大提高。乳腺癌根治术后乳房重建、巨大肿瘤切除后胸壁重建、腹壁重建等已广泛开展。

十、介入治疗

介入治疗是指在 X 线等设备的监视下将肿瘤药物和（或）栓塞剂经动脉导管或直接注入肿瘤组织，对肿瘤进行治疗。常用的有：肿瘤的介入放射学治疗和超声波导向的介入治疗。由于介入设备的不断完善，技术不断提高，各类栓塞剂的广泛应用，进一步提高了此疗法的有效率和患者生活质量。

（王　薇）

第四节　外科手术治疗的优缺点与注意事项

外科治疗有很多优点：肿瘤对外科切除没有生物抵抗性，外科手术没有潜在致癌作用，其治疗效果也不受肿瘤异质性的影响；大多数尚未扩散的实体瘤均可行外科治疗，而且手术可为肿瘤组织学检查和病理分期提供组织来源。外科治疗也有其缺点：切除术对肿瘤组织并无特异性，即正常组织和肿瘤组织同样受到破坏；外科治疗可能出现危及生命的并发症，并可造成畸形和功能丧失；如果肿瘤已超越局部及区域淋巴结时则不能用手术治愈。

肿瘤外科是外科学的一个分支，既具有外科学的共同特点，如无菌操作、选择适应证、尽量少损伤正常组织等，也具有其特殊性，还要注意以下几点。

一、准确性

正确的诊断对正确的治疗是非常必要的，对肿瘤患者获得有关病理组织并进行病理学检查，了解相关疾病信息（包括诊断、分期、病理类型、预后判断）是肿瘤外科医生的基本任务之一。肿瘤外科手术不同于一般手术，其手术范围广、创伤大、组织器官损伤多，不少情况下甚至终身残疾。假若不以准确的诊断为依据而草率地贸然实施肿瘤根治切除术，有时会丧失患者的劳动能力、终身幸福甚至造成残疾，例如不该截肢的截了肢，不该肛门改道的作了肛门改道等。更多的情况则是实为肿瘤而未能正确确定，未能获得正确恰当的外科手术治疗或其他治疗，给患者造成不应有的损失而过早地失去生命。术前要尽可能做出准确的诊断和正确的分期，选择恰当的治疗方法，要充分估计手术切除的可能性，是根治性切除还是姑息性切除，手术与其他治疗方法的配合等，注意手术后肿瘤的控制与功能损伤的关系。为了保证肿瘤诊治工作的准确性，肿瘤外科医生不仅要有丰富的病理学知识，尤其是肿瘤病理学知识，而且要与病理学医师保持密切联系，反复进行磋商，深入了解肿瘤性质、癌细胞的生物学特性，联合有关科室会诊，共同制订合理治疗方案，以便更好地发挥外科手术在综合治疗中的重要作用，为患者实施合理治疗。

二、及时性

恶性肿瘤一旦进入进展期，发展往往很快，常在数月或一两年之内即可致患者死亡。所以要坚持早期发现、早期诊断、早期治疗的原则，对适合外科手术的癌症患者抓紧时机，赶在癌肿尚未蔓延播散或尚未明显蔓延播散之前，及时进行外科手术，多能收到良好的效果。反之，如果错过良机，让癌瘤病灶超越了手术能够肃清的范围，手术治疗的效果就会大大降低。不少患者由于就诊不及时、延误诊断或其他原因，使手术不及时，造成本来能够外科治疗的病变失去手术治疗机会，是十分令人惋惜的。

三、彻底性与功能性

由于癌肿切除手术易有残留，肿瘤细胞易发生种植和播散，而一旦有残留、种植或播散，就极易发生复发和转移，其后果不堪设想。所以外科手术治疗肿瘤一定要坚持完全、彻底、全部、干净消灭之。除非某种肿瘤对放疗或化疗特别敏感且手术后有条件辅助进行放疗或化疗，不要实行"削切"手术。当然，彻底干净切除也是相对而言，不能要求外科医生的手术刀切净最后一个肿瘤细胞，也不能为了彻底干净切除而超越限制地扩大手术切除范围，造成组织器官和功能的过分损失。另外，不同期别的癌肿对手术切除彻底性的要求也不尽相同。对早期和病变局限的肿瘤应特别强调手术切除的彻底性，同时最大限度地保留组织器官功能，尽量做到器官功能保全性根治术；对较晚期的肿瘤，则不宜过分强调彻底性而片面扩大切除范围，而应把着眼点放在综合治疗上。此外，由于肿瘤的恶性程度不同和瘤细胞的生物学特性不同，对手术切除彻底性和切除的范围也不尽相同，应根据不同情况制定实施个体化的手术治疗方案。

四、综合性

由于目前已认识到恶性肿瘤是全身性疾病，外科手术属局部治疗，而局部治疗难以完全解决全身性问题，所以应重视和强调多学科治疗，恰当、合理、有计划地实施综合治疗已成为肿瘤学工作者的共识。肿瘤外科医生要正确认识肿瘤外科在综合治疗中的地位和作用，恰当运用外科手术这一重要而锐利的武器，发挥其优势与特点，辨清其局限与不足，积极参与肿瘤诊断、分期、制订治疗方案等工作，搞好外科手术与放疗、化疗、新辅助放疗、新辅助化疗、生物治疗及其他治疗的衔接与联合，多科协作、联合作战，共同为恶性肿瘤患者提供最佳治疗，争取最佳治疗效果。其综合治疗的最终目的是：使原本不能手术的患者能接受手术，降低复发和播散，提高治愈率，提高疗效和生活质量。

五、关于前哨淋巴结和前哨淋巴结活检的采用

在长期随访结果出来之前，前哨淋巴结活检尚不能成为标准的治疗措施。前哨淋巴结和前哨淋巴结活检的概念必须符合以下条件：①淋巴流向是有序和可预测的；②癌细胞的淋巴结播散是渐进的；③前哨淋巴结是最先遭受肿瘤细胞侵犯的淋巴结；④前哨淋巴结活检的组织学检查结果应代表整个区域淋巴结的组织学状态。很显然，要全部满足这些条件是很难的，甚至是不可能的，所以要谨慎采用之。

六、心理因素

随着心身医学研究的进展，肿瘤患者心理状况已备受关注。人的精神因素与全身功能活动有密切关系。心理状况能影响免疫功能，如恐惧、悲观、失望、紧张可使机体免疫监视作用减轻，相反医务人员的鼓励、关心、尊重、信心有利于患者免疫功能的稳定，增强抗病能力，调动内在积极因素，配合治疗，提高生活质量。因此，科学地掌握癌症患者的心理状况，及时有效地给予心理照顾，对患者的治疗、康复、预后能起积极作用。

（王　振）

第四章

肿瘤的放疗

第一节　放疗的基础

一、概述

如前所述，放射肿瘤科是一个临床学科，放射肿瘤医师是临床医师，他直接接受患者，进行诊断及治疗，因此必须具有一般的临床知识及经验，并能处理放疗前、中、后的临床问题。

二、肿瘤学

放疗主要用于治疗恶性肿瘤，所以必须具有一般的肿瘤学知识，如肿瘤流行病学、病因、发病机制以及肿瘤分子生物学等，特别是应熟悉临床肿瘤学，要了解不同肿瘤的生物学行为、转归，每一个肿瘤的分期以及不同期别的治疗，放疗在各种肿瘤不同期别治疗中的作用等。

三、临床放射物理学

放疗是用射线治疗肿瘤，因此必须具有射线的物理知识，如熟悉各种设备的性能、各种射线的特点及其应用、剂量及临床剂量学，了解剂量计算等，这是每天都要用的，对放射肿瘤医师来讲是十分重要的。

四、肿瘤放射生物学

肿瘤放射生物学的最基本目的是解释照射以后所产生的现象并建议改善现在治疗的战略，也就是从 3 个方面为放疗提供了发展，即提供概念、治疗战略以及研究方案（protocol）。概念：首先是放疗基本知识，照射后正常组织及肿瘤效应的过程及机制，它将有助于我们了解照射后发生的现象，如有关乏氧，再氧合，肿瘤细胞再增殖以及 DNA 损伤后的修复。治疗战略：协助我们研究放疗的新方法，如乏氧细胞增敏剂，高线性能量传递（LET）放疗，加速分割及超分割放疗。研究方案：可为临床放疗研究方案提供意见，如为不同的分次治疗及剂量率提供转换因子，在治疗过程中何时应用增敏剂，将来进一步建议个体化治疗方案。综上所述，放射肿瘤医师必须具备肿瘤放射生物知识。吴桓兴教授曾生动地形容说，肿瘤放射生物就是肿瘤放疗的药理学。

五、放疗过程

放射肿瘤医师、放射物理师、放射技师等，在放疗过程中各有不同的任务，如表4-1所示。

表4-1 放疗过程

临床检查及诊断 （明确诊断，判定肿瘤范围，做出临床分期，了解病理特征）	放射肿瘤医师
确定治疗目的 根治、姑息、综合治疗（与手术综合，术前，术中或术后放疗，与化疗综合） 或单一放疗	放射肿瘤医师
确定放射源 （体外照射——常规照射、三维适形照射、调强放疗等，近距离照射）	放射肿瘤医师
制作患者固定装置与身体轮廓	模拟机技师
模拟机下摄片或CT模拟	模拟机技师
确定靶区体积	放射肿瘤医师
确定肿瘤体积及剂量	
确定危险器官及剂量	
制订治疗计划	放射物理师
设计照射野并计算选择最佳方案	
制作铅挡块	模室技师
确定治疗计划	放射肿瘤医师 放射物理师
验证治疗计划	放射肿瘤医师 模拟机技师
签字	放射肿瘤医师 放射物理师
第一次治疗摆位	放射肿瘤医师 放射物理师 放疗技师
摄验证片	放疗技师 放射肿瘤医师
每周摄验证片	放疗技师 放射肿瘤医师
每周核对治疗单	放射肿瘤医师 放射物理师
每周检查患者（必要时更改治疗计划）	放射肿瘤医师
治疗结束时进行总结	放射肿瘤医师
随诊	放射肿瘤医师

六、放疗前的准备工作

1. 患者及患者亲友的思想准备

包括病情、治疗方案、预后、治疗中及治疗后可能发生的反应及晚期反应等，并取得同意，签订知情同意书。

2. 医疗上的准备

如纠正贫血、脱水、控制感染等；头颈部照射时保持口腔清洁、洁牙，拔除照射野内残牙等。

（王　振）

第二节　放疗技术

一、临床剂量学原则

（1）肿瘤剂量要准确，放疗时，照射野一定要对准肿瘤组织，同时给以足够的剂量，使肿瘤组织受到最大的杀伤。

（2）治疗的肿瘤区域内剂量分布要均匀，剂量梯度变化不能超过 ±5%，即 90% 的等剂量曲线要包括整个靶区。

（3）照射野设计应尽量提高肿瘤治疗区域内剂量，同时，降低周围正常组织受量。

（4）保护肿瘤周围重要器官，如食管癌治疗时保护脊髓免于照射，至少不能使其接受超过其耐受剂量的范围。

治疗比（therapeutic ratio，TR）为正常组织的耐受剂量与肿瘤致死剂量之比。TR > 1 有可能治愈肿瘤；TR < 1，放疗治愈肿瘤的可能性很小。

二、分次放疗的类型

1. 常规分割治疗（conventional fractionation）

每周 5 次照射，每次 2 Gy。此为目前最常用的放疗方案。

2. 超分割治疗

每日照射次数较常规分割多，超过 1 次，每次剂量较常规剂量少。如每周 5 日，每日 2 次，两次间隔 6 小时以上，日剂量超过常规分割 15%～20%，疗程与常规放疗相似。

3. 加速治疗（accelerated fractionation）

通过增加每周照射次数或每次剂量使整个疗程缩短，总剂量不增加。

4. 加速超分割治疗（accelerated hyper fractionation）

每天照射次数超过 1 次，次剂量和日剂量高于超分割治疗，总疗程缩短。

5. 减少分割治疗

减少每周照射次数，每次剂量相应增加。

6. 分程间歇治疗（split-course fractionated radiation therapy）

分割方法同常规治疗，疗程中间有休息，总疗程延长。

三、立体定向适形放疗的基本概念

（一）立体定向（位）

立体定向（stereotaxy）是利用现有的影像技术，如 CT、MRI、DSA、血管造影、X 线等，借助计算机的特殊软件得到病变在体内精确三维空间位置的一种技术。

（二）立体定向放射外科（SRS）

1. 定义

立体定向放射外科是借助于立体定向装置和影像设备准确定出靶区的空间位置，经计算机优化处理后通过 γ 线（γ 刀）或 X 线（X 刀）聚焦照射，使靶区接受高剂量照射而周围组织受量很低，达到控制或根除病变的目的。由于高剂量集束在靶，周围正常组织剂量很小，形成了像刀割一样的效应边界故称放射手术。

2. SRS 特点

小野、集束、大剂量照射。

3. 立体定向放射外科照射后病理过程的特点分为 3 期

（1）坏死期：一次性接受 200 Gy 剂量照射后 3～4 周。

（2）吸收期：病灶边缘还可见到慢性炎性反应、新生毛细血管形成和血管内充血、细胞增生。此期大约持续 1 年以上。

（3）晚期：此期的特点是永久性瘢痕形成，病灶处于稳定状态，炎性反应消退。

（三）立体定向放疗（SRT）

立体定向放疗是利用立体定向技术进行病变定位，用小野分次照射靶区的放疗技术。

SRT 分次放疗基本原理：①恶性肿瘤内部分细胞乏氧，有氧细胞和乏氧细胞的放射敏感性差别很大，即使单次剂量很高（大于 25 Gy），也不能将含有 1%～2% 乏氧细胞的肿瘤全部控制，因而只能用分次放疗的方法，使其乏氧细胞不断再氧化，逐步灭之；②早期和晚期反应组织的 X（γ）线的剂量反应曲线存在较大的差别。小剂量分次有利于避免晚期组织的损伤，而加大单次剂量对控制肿瘤有利。

由此得出结论：即使肿瘤的体积很小，分次放疗也能得到较好的治疗增益比。立体定向放疗的分次剂量一般在 2～5 Gy 的范围。

（四）立体适型放疗

立体适型放疗（3 dimensional conformal radiation therapy，3DCRT）是在立体定向照射技术的基础上，通过对照射野的控制，使高剂量分布的形状在三维（立体）方向与被照病变的形状一致，靶区获得高剂量，而靶区周围的正常组织和重要器官也得到保护。

3DCRT 使用多野同中心照射，放射野设置在同一平面或多个平面，各个放射野的几何形态必须和肿瘤在该射野视观的形状一致，在和射野线束垂直的平面上，放射的强度是均匀的。

（五）束流调强立体适形放疗

所谓束流调强立体适形放疗（intensity modulated radiation therpy，IMRT）就是把一个射野分割成若干个小射野，每个小射野的照射强度，应根据需要实施调节，即在一个射野内的照射剂量是不均匀的。

IMRT 是 3DCRT 的高级阶段，从 3DCRT 到 IMRT 的过程中，一个重要的发明是动态楔形滤片技术。该技术在放疗进程中通过动态移动直线加速准直器中的一个铅门，控制其移动速度来调节所给予的剂量，最终形成与楔形滤片一样的等剂量分布。根据治疗的需要可形成任何角度楔形滤片所产生的等剂量分布。这种动态移动铅门的方法是现代动态 IMRT 技术的基础，即在计算机控制下用固定野或旋转野放疗的过程中动态移动 MLC 的一对叶片，从而进行束流调强。

四、计划设计中的有关概念

1. 巨检肿瘤体积（gross tumor volume，GTV）

又称为肿瘤区，指肿瘤的临床灶，为一般的诊断手段能够诊断出的可见的具有一定形状和大小的恶性病变的范围，包括原发肿瘤、淋巴结的转移和其他转移。

2. 临床靶体积（clinical target volume，CTV）

指按一定的时间剂量模式给予一定剂量的肿瘤的临床灶（肿瘤区）、亚临床灶以及肿瘤可能侵犯的范围（淋巴引流区）。

3. 内靶区（internal target volume，ITV）

在患者坐标系中，由于呼吸或器官运动引起的 CTV 外边界运动的范围。

4. 计划靶体积（planning target volume，PTV）

计划靶区指包括临床靶区 CTV 本身、照射中患者器官运动和由于日常摆位、治疗中靶位置和靶体积变化等因素，需扩大照射的组织范围，以确保临床靶区 CTV 得到规定的治疗剂量。由 CTV 及外面的安全边界所组成的体积被定义为计划靶体积。

5. 治疗体积（treatment volume，TV）

对一定的照射技术及射野安排，某一条等剂量线面所包括的范围。通常选择 90% 等剂量线包括的范围作为治疗区的下限。一个好的治疗计划，应该使其剂量分布的形状与计划靶区的形状相一致。

6. 照射体积（irradiation volume，IV）

对一定的照射技术及射野安排，50% 等剂量线面所包括的范围。照射区的大小，直接反映了治疗方案设计引起的体积积分剂量即正常组织剂量的大小。

7. 靶区最大剂量

计划靶区内最高剂量值。当面积大于或等于 2 cm^2 时，临床上才认为有意义；面积小于 2 cm^2 时，临床上不考虑其影响。

8. 剂量热点

指内靶区 ITV 外大于规定的靶剂量的热剂量区。与靶区最大剂量一样，当剂量热点的面积大于或等于 2 cm^2 时临床上才考虑，但对较小器官，如眼、视神经、喉等，小面积也必须给予注意。

五、放疗的质量保证（QA）

放疗的 QA 是指经过周密计划而采取的一系列必要措施，保证整个放疗过程中的各个环节按国际标准，准确安全地执行。

1. 质量保证组织

从放疗的全过程看，执行 QA 是一个组织问题。放疗医生负有治疗方针的制订、治疗计划的评定、监督治疗计划执行等责任。物理师主要任务是进行治疗机和其他辅助设备特性的确定及定期检查，射线剂量的定期校对，参与治疗计划的设计等。放疗技师是放疗计划的主要执行者，治疗计划能否被忠实执行的关键决定于放疗技师对具体治疗计划的理解程度、对机器性能的掌握。

2. 靶区剂量的确定

靶区剂量定义为得到最大的肿瘤局部控制率而无并发症所需要的剂量。该剂量一般通过临床经验的积累和比较分析后得到。对不同类型和期别的肿瘤，应该有一个最佳的靶区剂量。ICRU 第 24 号报告总结了以往的分析和研究后指出"已有的证据证明，对一些类型的肿瘤，原发灶的根治剂量的精确性应好于 ±5%"。

3. 放疗过程及其对剂量准确性的影响

放疗主要分为治疗计划的设计和治疗计划的执行。目标是在患者体内得到较好的或较佳的靶区及其照射周围的剂量分布。

(1) 在靶区剂量的总不确定度为 ±5% 中，计划设计模体中处方剂量不确定度为 2.5%；剂量计算（包括使用的数学模型）为 3.0%；靶区范围的确定为 2%。

(2) 在治疗摆位过程中，可能产生两类误差：随机误差和系统误差。随机误差会导致剂量分布的变化，进而导致肿瘤局部控制率减少或正常组织并发症的增加。

(3) 物理技术方面的质量保证。主要包括 4 个方面的内容：①治疗机和模拟机的机械几何参数的检测与调整；②加速器剂量监测系统和 ^{60} 钴计时系统的检测与校对；③治疗计划系统；④腔内组织间治疗和治疗安全。各项内容的 QA 必须包括建立定期检查常规，使其各项技术指标达到机器安装验收时的标准值。定期和常规检查的所有数据必须记录，并留意观察机器运行状态的变化情况，即时分析比较。

4. 照射野特性的检查

(1) 灯光野与射野的一致性：灯光源或其虚光源的位置，应位于准直器的旋转轴上与放射源相同的位置。灯光野大小对应于实际射野的 50% 等剂量线的范围，两者的符合性应小于 ±2 mm。通常用胶片法通过剂量仪检查两者的符合性。

(2) 射野平坦度和对称性：射野均匀性、平坦度和对称性是射野剂量分布特性的重要指标。射野的对称性和平坦度的变化不应超过 ±3%，^{60} 钴机应每月检查 1 次，加速器（X 射线和电子束）应每月检查 2 次。

(3) 射野输出剂量的检测：模体内射野中心轴上参考点（一般在最大剂量点）处的输出剂量的准确性应不大于 ±2%，加速器每天或至少每周 2 次，并对所有能量进行校对；而 ^{60} 钴治疗机，应每月测量一次，并与衰变计算的结果进行比较。如果两者之差超过 ±2% 时，应该找出原因，首先应检查使用的剂量仪，确认剂量仪无误之后再查治疗机本身。

(4) 楔形板及治疗附件质量保证：楔形板、射野挡块和组织补偿器是影响剂量分布和剂量输出重要的治疗附件，对楔形因子和挡块托架因子必须每年校测一次，变化不能超过 ±2%。

5. 剂量测量和控制系统

在整个治疗过程中，剂量不准确性包括以下 7 个方面：①物理剂量的不准确性；②处方剂量测定时的不准确性；③照射部位解剖结构的差异，包括肿瘤的位置、大小和形状以及身体外轮廓和组织不均匀性等方面确定的不准确性；④剂量计算方法的不精确，包括对组织剂量进行校正和补偿过程中所产生的不准确性；⑤照射时患者摆位和给予处方剂量时的不准确性；⑥治疗机发生故障；⑦上述各步骤中工作人员的操作失误等。

上述各项中，①、②项决定了处方剂量的误差，③～⑥项决定了从处方剂量到靶区剂量转换过程中可能产生的误差。要求靶区剂量的不准确性不超过 5%。

6. 治疗计划系统

治疗计划系统的应用，有助于治疗计划的改进和治疗精度的提高。为保证系统的正常运行，必须建立完整的质量保证体系。它包括系统文档、用户培训、验收、常规质量保证和患者治疗计划的检查等内容。影响剂量准确性的因素，即剂量误差的来源有 4 个方面：①基本剂量学数据测量误差；②根据 CT、MRI 图像确定患者或测试模体几何尺寸时引入的误差，由 CT 值计算电子密度时引入的误差；③剂量算法的局限性，射线与物质相互作用过程很复杂，为保证能实时交互地设计治疗计划，系统采用的算法在模拟这个作用过程时往往需要做某些假设或近似，对假设或近似成立条件的满足程度越低，误差越大；④硬件输入输出设备空间位置准确性，应要求准确性优于 1 mm。

（董　玮）

第五章

头颈部肿瘤

第一节　甲状腺癌

甲状腺癌（thyroid carcinoma）是头颈部常见的恶性肿瘤，也是内分泌系统最常见的恶性肿瘤，其病理类型较多，不同类型的肿瘤在临床表现、治疗方法及预后等方面差异较大。甲状腺乳头状癌最常见，占甲状腺癌的60%以上，其治疗以手术为主，预后较好。

一、解剖与生理

（一）形态位置

甲状腺为红棕色质软的腺体，呈"H"形，由左、右两侧叶和峡部构成。约半数存在锥体叶，多起于峡部。侧叶位于喉与气管的两侧，其上极的高度多在环状软骨上方，下极位于第5~6气管软骨环，峡部位于第2~4气管软骨环的前面（图5-1）。

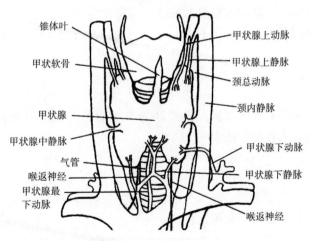

图5-1　甲状腺的解剖和血供

甲状腺侧叶的背面有甲状旁腺，它产生的激素具有调节钙、磷代谢的重要功能。腺叶内侧与喉、气管、下咽和食管相邻，外侧与颈总动脉相邻。喉返神经行于腺叶后内侧的气管食管沟内。

（二）甲状腺的被膜

甲状腺有真假两层被膜，真被膜直接附于腺实质表面，并发出许多小隔伸入腺实质，将甲状腺分隔成许多小叶。假被膜又称外科被膜，为气管前筋膜的延续，假被膜使腺体连于喉和气管上，故甲状腺及其中的肿物可随吞咽运动而上、下移动。真假被膜之间为甲状腺间隙，其中有疏松的结缔组织，甲状腺手术时，从真假被膜之间分离较为容易，而且出血较少。

（三）甲状腺的血管

甲状腺的血液供应很丰富，主要有甲状腺上、下动脉，有时还有甲状腺最下动脉（图5-1）。甲状腺上动脉多数起源于颈外动脉起始部，也可起自颈总动脉分叉处，该动脉发出后，伴喉上神经喉外支行至甲状腺侧叶上极处分为前、后支进入腺体。甲状腺下动脉起自甲状颈干，经过颈动脉鞘后方至侧叶的外后方进入甲状腺。10%左右的人有甲状腺最下动脉，多数起自头臂干，经气管前方上行，分布于峡部附近。

甲状腺的静脉在腺体内形成网状，然后汇合成甲状腺上静脉、中静脉和下静脉。甲状腺上静脉沿甲状腺上动脉外侧上行，汇入颈内静脉，甲状腺中静脉横行注入颈内静脉，有时缺如，甲状腺下静脉一般注入头臂静脉。两侧甲状腺下静脉，在颈段气管前常形成静脉丛。

（四）甲状腺的淋巴引流

甲状腺的淋巴管起源于甲状腺滤泡周围，在腺体内形成丰富的淋巴网，首先注入气管前、喉前和气管旁（Ⅵ区）淋巴结，再流入颈内静脉淋巴结链（Ⅱ、Ⅲ和Ⅳ区）或上纵隔（Ⅶ区）淋巴结。

（五）甲状腺的生理

甲状腺是人体内最大的内分泌腺，成人甲状腺的质量一般为25~30 g。甲状腺滤泡是甲状腺代谢的基本功能单位。甲状腺滤泡上皮细胞具有摄取碘以合成和释放甲状腺素的功能。甲状腺素对调节人体的新陈代谢，维持机体各个系统、器官和组织的正常功能具有重要的作用。

二、流行病学

甲状腺癌的发病率具有地区差异。美国2008年癌症统计预测甲状腺癌在女性中的发病率排在第6位，占所有恶性肿瘤的4%。

三、病因学

甲状腺癌的病因尚未明确，一般认为甲状腺癌的起病与多种因素有关，包括放射线、遗传易感性、碘异常女性激素、甲状腺良性病变等。

1. 放射线

甲状腺癌和放射线暴露之间的相关性早已被提出。其后，许多类似的报道均支持放射线致癌的观点。放射线暴露，特别是在儿童和青少年，是导致甲状腺癌的一种终身的危险因素。有学者认为，放射线接触是目前唯一被证明的甲状腺致癌因素。很多研究表明，在暴露于 X 线和 γ 射线的人群中，乳头状和滤泡性甲状腺癌的发病率较高。甲状腺乳头状癌特征性的 *RET* 和 *TRK* 重排可能与放射线诱发的双股 DNA 链断裂有关。

2. 遗传易感性

众所皆知，部分甲状腺髓样癌有家族遗传性。大约 20% 的髓样癌属于家族性甲状腺髓样癌（FMTC）或者为多发性内分泌肿瘤综合征（MEN2A 或 MEN2B）中的一种类型。近来研究显示，小部分乳头状和滤泡性甲状腺癌也有家族遗传性，称为家族性非甲状腺髓样癌，其中大部分为乳头状癌。随着分子生物学的发展，对与甲状腺癌发病相关的基因的认识逐渐增加，甲状腺乳头状癌特征性基因突变包括 *RET* 和 *TRK* 重排等。近年来的研究提示，缺乏这些重排的乳头状癌可能存在 *BRAF* 基因的点突变，从而形成了另一个不同的肿瘤发生的通路。研究表明，3 号染色体短臂中的基因缺失或重排是甲状腺滤泡性癌中最常见的分子遗传学缺陷。滤泡性癌常伴有 *RAS* 基因突变和 *PAX8-PPARγ* 基因重排。*RET* 基因的种系突变与遗传性甲状腺髓样癌的发生有关。未分化癌最常见的分子学特征是 *TP53* 突变。

3. 碘异常

碘缺乏一直被认为与甲状腺肿瘤包括甲状腺癌的发生有关，因为在严重缺碘的山区，甲状腺癌发病率较高。但流行病学资料显示，即使在沿海高碘地区，甲状腺癌也较常有发生。值得注意的是，甲状腺癌的两种主要类型（乳头状和滤泡性）可能分别与高碘和缺碘饮食有关，即缺碘地区发生的多为甲状腺滤泡性癌，而高碘地区则多为乳头状癌。

4. 性激素

甲状腺癌的发病性别差异较大，女性发病率大约是男性的 3 倍。性激素可能在病因学中起作用。有研究发现甲状腺组织中存在雌激素受体（ER）及孕激素受体（PR），且甲状腺癌中 ER、PR 的阳性表达率高于正常甲状腺组织和良性甲状腺病变，因此认为 ER、PR 可能是影响女性甲状腺癌发病率的一个重要因素。

5. 甲状腺良性病变

甲状腺的一些良性增生性疾病，如结节性甲状腺肿、甲状腺腺瘤和桥本甲状腺炎等，可恶变为癌。腺瘤恶变与病理类型有关，胚胎型及胎儿型滤泡性腺瘤较易恶变。

四、病理

（一）病理类型

甲状腺癌常见的病理类型包括乳头状癌、滤泡性癌、髓样癌和未分化癌，其中乳头状癌和滤泡性癌合称为分化型甲状腺癌（differentiated thyroid carcinoma，DTC）。近年来，不少学者提出在分化型甲状腺癌和未分化型甲状腺癌之间存在另一类的甲状腺癌，称为低分化癌（poorly differentiated carcinoma）。

1. 乳头状癌（papillary carcinoma）

乳头状癌指显示滤泡细胞分化的形态和具有特征性核的恶性上皮性肿瘤，占甲状腺癌的 60% ~ 80%。

乳头状癌的组织学亚型包括乳头状微小癌、滤泡型、高细胞型、柱状细胞型和弥漫硬化型癌等。甲状腺乳头状微小癌（papillary micro carcinoma，PMC）是指直径小于 1.0 cm 的甲状腺乳头状癌，其特点是原发肿瘤隐匿、多灶性，常伴有淋巴结转移，预后极好。

2. 滤泡性癌（follicular carcinoma）

滤泡性癌指具有滤泡细胞分化证据的恶性上皮性肿瘤，但缺少诊断乳头状癌的核特征。其占甲状腺癌的 10% ~ 27.8%。滤泡性癌根据侵袭程度可分为微小侵袭和广泛侵袭两种类型。其组织学亚型包括嗜酸性粒细胞和透明细胞亚型两种。甲状腺滤泡性癌的诊断和分类在甲状腺病理学中是最能引起争论的问题之一。滤泡性癌可显示出不同的形态学变化，从含有胶质的完整滤泡到实性或梁状结构。不管是结构上还是细胞的非典型特征本身都不能作为诊断癌的可靠指标。只有伴包膜、血管侵犯或转移才能诊断滤泡性癌。

3. 髓样癌（medullary carcinoma）

髓样癌来源于滤泡旁细胞（C 细胞），占甲状腺癌的 3% ~ 10%，主要为散发性病例，约占 80%，50 岁左右多见，单侧为主。遗传性髓样癌，是一种常染色体显性遗传性疾病，约占 20%，可单独出现或并发其他内分泌肿瘤。甲状腺髓样癌特征性的形态包括片状、巢状或梁状，由多角形、圆形或梭形细胞组成，被不等量的纤维血管间质分隔，呈小叶状或小梁状排列。一些肿瘤可显示类癌的组织学特征。

4. 低分化癌和未分化癌

低分化癌又称分化差的癌，占所有甲状腺癌的 4% ~ 7%。这类滤泡肿瘤细胞显示有限的细胞分化证据，在形态学和生物学行为上介于分化型癌与未分化型癌之间，组织学主要包括岛状、梁状和实体性 3 种形态。

未分化癌又称间变癌，占甲状腺癌的 3% ~ 8%，一般认为较多发生自良性肿瘤或由分化型癌间变而成。组织学表现全部或部分地由未分化细胞构成，免疫组化和超微结构特征表明本型肿瘤是上皮分化性的。大多数未分化癌呈广泛侵袭性，由梭形细胞、多形巨细胞和上皮样细胞混合组成。

（二）扩散与转移

1. 甲状腺内扩散

甲状腺内有丰富的淋巴网，肿瘤可在腺体内扩散。

2. 甲状腺外扩散

肿瘤可突破甲状腺包膜，侵犯甲状腺周围组织，向内、向后侵犯气管、食管、喉返神经，向内、向上侵犯环状软骨和甲状软骨等。

3. 淋巴结转移

甲状腺癌常可转移至喉前、气管前、气管旁（Ⅵ区）、颈深（上、中、下）组（Ⅱ~Ⅳ区）淋巴结，以气管旁和颈深中、下组为常见；此外，还可以转移至锁骨上和前上纵隔（Ⅶ区）淋巴结。

4. 远处转移

甲状腺癌常可发生远处转移，以肺转移最多见，其次为骨转移。

五、临床特点

1. 甲状腺肿物或结节

为常见症状，早期可发现甲状腺内有质硬之结节，随吞咽上下移动。

2. 局部侵犯和压迫症状

肿瘤增大至一定程度时，常可压迫气管，使气管移位，并有不同程度的呼吸障碍症状；侵犯气管时可产生呼吸困难或咯血；压迫食管可引起吞咽障碍；侵犯喉返神经可出现声音嘶哑。

3. 颈淋巴结肿大

当肿瘤发生淋巴结转移时，常可在颈深上、中、下（Ⅱ～Ⅳ区）等处扪及肿大的淋巴结。

不同病理类型的甲状腺癌有各自的临床特点。

（1）乳头状癌：最常见，女性和40岁以下患者较多。恶性度较低，病程发展较缓慢，从发现肿块至就诊，病程最长者可达20年以上。肿瘤多为单发，原发灶可以很小。颈淋巴结转移灶发生率高、出现早、范围广、发展慢，可有囊性变。

（2）滤泡性癌：次常见，平均发病年龄较乳头状癌高，多见于中年女性。恶性程度较高，易发生远处转移，以血行转移为主，常转移至肺和骨。原发瘤一般较大，多为单侧。淋巴结转移一般较迟发生，多为较晚期的表现。

（3）髓样癌：较少见，大多数患者以甲状腺肿块来诊，部分患者以颈淋巴结肿大来诊，病程长短不等。大多数患者无特殊不适，部分可有吞咽障碍、声嘶、咳嗽、呼吸困难等症状，少数患者有远处转移症状。由于来源于甲状腺滤泡旁细胞的癌细胞能产生降钙素（CT）、前列腺素（PG）、5-羟色胺（5-HT）和肠血管活性肽（VIP）等，导致部分患者出现顽固性腹泻、面部潮红和多汗等，称为类癌综合征。

（4）低分化癌和未分化癌：低分化癌常见于女性和50岁以上的老年患者。大都表现为实体性的甲状腺肿块，常有较长期甲状腺结节基础上近期增大加快或者分化型甲状腺癌多次术后复发的病史，且常伴有淋巴结转移。其病情发展介于分化型癌和未分化型癌之间。未分化型癌是一种高度恶性的肿瘤。其平均发病年龄一般在60岁以上，病情进展迅速为其最主要的临床特征。肿块很快累及邻近组织器官并出现声嘶、咳嗽、吞咽困难及颈部疼痛等症状。检查时可见甲状腺区及颈侧部弥漫性巨大实性肿块，质硬、固定、边界不清，广泛侵犯周围组织。

六、诊断和鉴别诊断

（一）诊断

甲状腺肿瘤的评估方法包括为：①病史，甲状腺和区域淋巴结的视诊和触诊等；②可借助喉镜评价声带运动情况；③影像学检查可显示肿瘤的范围，协助肿瘤的定位和定性诊断，具体方法包括超声、核素扫描、CT、MRT和PET/CT等；④针刺活检、手术活检或冷冻切片可在治疗前协助明确病理诊断。

1. 病史和体格检查

甲状腺肿物或结节的检出并不难，重要的是如何鉴别结节的性质。

通过病史和体格检查对甲状腺肿物进行评估是最基本的步骤。病史采集中应重点注意：患者的年龄、性别，有无头颈部放射线接触史，颈前肿物的大小及增大速度，有无局部压迫和侵犯症状，有无类癌综合征表现，有无甲状腺腺瘤、嗜铬细胞瘤、甲状腺髓样癌或多发性内分泌肿瘤家族史等。

体格检查中应重点注意：甲状腺肿物的数目、大小、形态、质地、活动度，表面是否光滑，有无压痛，能否随吞咽上下活动，局部淋巴结有无肿大及声带活动情况等。如有下列情况者，应警惕或考虑为甲状腺癌：①男性与儿童患者，癌的可能性较大，儿童期甲状腺结节50%为癌；②短期内突然增大，甲状腺腺瘤、结节性甲状腺肿等恶变为甲状腺低分化癌或未分化癌时，肿物可短期突然增大；但甲状腺腺瘤等并发囊内出血，也可表现为短期内突然增大，应注意鉴别；③产生压迫症状，如声嘶或呼吸困难；④肿瘤质地硬实，表面粗糙不平；⑤肿瘤活动受限或固定，不随吞咽上下移动；⑥颈淋巴结肿大，某些病例淋巴结穿刺可抽出草绿色液体。

在无局部侵犯和压迫症状及无颈淋巴结肿大的情况下，对甲状腺肿物术前的定性诊断较为困难。在治疗前可进行如下检查以明确甲状腺功能情况、病变的范围及有无侵犯周围器官和组织等，并争取能够定性诊断。

2. 辅助检查

（1）血清学检查：主要包括甲状腺功能检查、血清降钙素等。所有甲状腺肿物患者都应行甲状腺功能检查，包括血清 TSH、T_4、T_3 测定等。甲状腺癌患者的甲状腺功能绝大多数是正常的，但高水平的 TSH 被认为与分化型甲状腺癌风险相关。甲状腺髓样癌患者的血清降钙素水平常有明显升高，有甲状腺髓样癌家族史或多发性内分泌肿瘤家族史者，应检测基础和刺激状态下的血清降钙素水平，以明确是否患有甲状腺髓样癌。甲状旁腺增生或甲状旁腺瘤常常导致甲状旁腺素水平升高，检测甲状旁腺素水平有助于排除部分甲状旁腺疾病。

（2）超声检查：是评价甲状腺肿物的大小和数目较为敏感的方法，可显示甲状腺结节的存在、囊实性及有无钙化等。彩超目前已是临床诊断甲状腺结节最常用的诊断手段，彩超可了解肿物及肿大淋巴结内的血流情况，对鉴别良恶性病变很有帮助。超声检查有甲状腺癌可能性的影像学特点包括：①有沙砾样钙化；②结节的回声低；③富血管；④结节边界不规则，并向周围浸润；⑤横截面前后径大于左右径。对有经验的超声科医师，其鉴别甲状腺良恶性的准确率可达 80% ~ 90%。

（3）核素扫描：大多数分化型甲状腺癌都有摄碘功能，表现为温结节，如有囊性变，则可全部或部分表现为凉结节或冷结节，如临床检查、B 超和 CT 检查等均认为是实性肿物，核素扫描为凉结节或冷结节者应考虑到癌的可能性。另外，核素扫描有助于远处转移灶的定性和定位诊断。

（4）X 线检查：包括气管正侧位片、食管吞钡和 X 线胸片等。气管正侧位片能显示甲状腺肿瘤内钙化灶、气管受压移位、变窄的情况及椎前软组织影，也可显示肿物下缘向胸骨后及纵隔延伸情况；食管吞钡可了解食管是否受压、侵犯；X 线胸片可了解纵隔及双肺情况。

（5）CT 检查：可显示肿物的位置、数目、有无钙化、内部结构情况、边界是否规则等，对甲状腺肿物的定位和定性诊断很有帮助。甲状腺癌在 CT 上表现为不规则或分叶状的软组织肿物影，大多密度不均，边界不清，可伴有钙化，增强后呈不规则强化。CT 检查对病变较大的甲状腺癌的显示较佳，但对于较小病变的定位诊断相对较差。

（6）MRI 检查：能行冠状面、矢状面及横断面多层显像，对软组织肿瘤的显示效果较 CT 强，虽无定性诊断作用，但对甲状腺癌的定位诊断及其与周围器官、血管和组织的关系显示良好。

（7）PET/CT 检查：分化型甲状腺癌细胞分化较好，其摄取^{18}F-DG 的能力有限，所以在^{18}F-DG-PET 显像中病灶的放射性浓度（SUV）值升高不明显，且 PET/CT 对较小癌灶的检出率不高，因此 PET/CT 的假阴性率高，对分化型甲状腺癌的临床诊断指导意义不大；但

PET/CT 在髓样癌、未分化癌的诊断价值较高。

（8）细针穿刺细胞学（fine needle aspiration cytology，FNAC）检查：FNAC 是目前甲状腺结节术前定性诊断最常用的方法，其优点是安全、方便、便宜和准确性较高。因为乳头状癌细胞具有较为特异的细胞核特征，FNAC 对于乳头状癌的诊断准确性较高，可达 90% 以上。对于甲状腺结节较小或位置较深在、体表不易定位的病例，可在超声引导下行细针穿刺细胞学检查或活检，提高诊断准确率。

对伴有颈淋巴结肿大的病例可行颈淋巴结细胞学检查或活检。

（二）鉴别诊断

1. 结节性甲状腺肿

很常见，多见于中年以上妇女，病程可长达十几年至数十年，可为单结节或多结节，病变常累及甲状腺双侧叶，结节大小不一，表面光滑，病程长者，可伴有囊性变或钙化，可压迫甲状腺周围器官或侵入胸骨后间隙。

2. 甲状腺腺瘤

多见于 20~40 岁的年轻人，女性较多，多数为生长缓慢的颈前肿块，肿物较小时，无任何症状；有时肿块突然增大并伴有痛，常为囊内出血所致。检查多为单结节，边界清，表面光滑，无颈淋巴结转移和远处转移灶，一般无神经损害症状。

3. 亚急性甲状腺炎

较常见于中壮年妇女，多认为是由于病毒感染所引起，病期数周或数月，发病前常有呼吸道感染病史，伴有轻度发热和其他全身症状，约经数周的病程，可自愈。局部表现为甲状腺的肿大和触痛。

4. 慢性淋巴细胞性甲状腺炎（桥本甲状腺炎）

又称自身免疫性甲状腺炎，多发生于 40 岁以上的妇女，为慢性进行性甲状腺双侧或单侧叶肿大，橡皮样硬实，表面有结节感，临床上与癌难于鉴别，血清学显示抗甲状腺球蛋白抗体（TGAb）和抗甲状腺微粒体抗体（TMAb）阳性。桥本甲状腺炎的治疗原则是内科保守治疗，本病对肾上腺糖皮质激素治疗较敏感，但在并发癌症、气管压迫、发展迅速等情况下要行外科处理。有学者认为桥本甲状腺炎并发癌症发生率达 10% 以上，建议桥本甲状腺炎并发甲状腺结节者应积极外科治疗。

5. 纤维性甲状腺炎（慢性木样甲状腺炎）

为慢性纤维增殖性疾病，常发生于 50 岁左右的妇女，病史较长，平均病期 2~3 年，甲状腺呈弥漫性增大，质硬如木样，常保持甲状腺的外形。有进行性发展的倾向，常与周围组织固定并出现压迫症状。确诊依赖手术活检，可行手术探查并切除峡部，以缓解或预防压迫症状。

七、分期

参考 2010 年国际抗癌联盟（UICC）和美国癌症联合会（AJCC）的甲状腺癌分期，病理分期需要应用在临床分期中和手术切除标本的组织学检查中所获得全部信息。对肉眼可见的未完全切除的残留肿瘤还必须包括外科医生的评估。

（一）TNM 分期

1. 原发肿瘤（T）

注：所有的分类可以再分为孤立性肿瘤和多灶性肿瘤（其中最大者决定分期）。

T_x　原发肿瘤无法评估

T_0　无原发肿瘤证据

T_1　肿瘤最大直径 ≤ 2 cm，局限于甲状腺内

T_2　肿瘤最大直径 > 2 cm，但 ≤ 4 cm，局限于甲状腺内

T_3　肿瘤最大直径 > 4 cm，局限于甲状腺内或任何肿瘤伴有最小程度的甲状腺外侵犯（如胸骨甲状肌或甲状腺周围软组织）

T_{4a}　肿瘤无论大小，超出甲状腺包膜，侵及皮下软组织、喉、气管、食管或喉返神经

T_{4b}　肿瘤侵犯椎前筋膜、纵隔血管或包绕颈动脉

所有的未分化癌属 T_4 肿瘤。

$T_{4a'}$　局限于甲状腺腺体内的未分化癌——手术可切除

$T_{4b'}$　甲状腺外侵犯的未分化癌——手术不可切除

2. 区域淋巴结（N）

注：区域淋巴结为颈部正中部、颈侧和上纵隔淋巴结

N_x　区域淋巴结无法评估

N_0　无区域淋巴结转移

N_1　区域淋巴结转移

N_{1a}　Ⅵ组转移（气管前、气管旁和喉前/Delphian 淋巴结）

N_{1b}　转移至同侧、双侧、对侧颈部或上纵隔淋巴结

3. 远处转移（M）

M_x　远处转移无法评估

M_0　无远处转移

M_1　有远处转移

（二）临床分期

1. 乳头状癌或滤泡癌

（1）45 岁以下：

Ⅰ期　任何 T，任何 N，M_0

Ⅱ期　任何 T，任何 N，M_1

（2）45 岁或 45 岁以上：

Ⅰ期　$T_1 N_0 M_0$

Ⅱ期　$T_2 N_0 M_0$

Ⅲ期　$T_3 N_0 M_0$，$T_1 N_{0a} M_0$，$T_2 N_{1a} M_0$，$T_3 N_{1a} M_0$

ⅣA 期　$T_{4a} N_0 M_0$，$T_{4a} N_{1a} M_0$，$T_1 N_{1b} M_0$，$T_2 N_{1b} M_0$，$T_3 N_{1b} M_0$，$T_{4a} N_{1b} M_0$

ⅣB 期　T_{4b}，任何 N，M_0

ⅣC 期　任何 T，任何 N，M_1

2. 髓样癌

Ⅰ期　　$T_1N_0M_0$

Ⅱ期　　$T_2N_0M_0$

Ⅲ期　　$T_3N_0M_0$，$T_1N_{1a}M_0$，$T_2N_{1a}M_0$，$T_3N_{1a}M_0$

ⅣA期　　$T_{4a}N_0M_0$，$T_{4a}N_{1a}M_0$，$T_1N_{1b}M_0$，$T_2N_{1b}M_0$，$T_3N_{1b}M_0$，$T_{4a}N_{1b}M_0$

ⅣB期　　T_{4b}，任何 N，M_0

ⅣC期　　任何 T，任何 N，M_1

3. 间变癌

注：所有间变癌都属Ⅳ期。

ⅣA期　　T_{4a}，任何 N，M_0

ⅣB期　　T_{4b}，任何 N，M_0

ⅣC期　　任何 T，任何 N，M_1

八、治疗

甲状腺癌的治疗包括手术治疗和非手术治疗。

（一）手术治疗

除了未分化癌外，甲状腺癌的治疗以外科手术为主。根据不同的病理类型和侵犯范围，其手术方式也有所不同。应根据原发肿瘤的大小、病理类型、对周围组织的侵犯程度、有无转移及转移的范围来决定具体的术式。

1. 原发癌的处理

（1）单侧腺叶加峡部切除。国内多数专家推荐适应证为：肿瘤主要局限于单侧腺体（没有向腺叶外的浸润），无颈部淋巴结转移，没有颈部放疗史或辐射史的病变可行单侧腺叶加峡部切除。对性质不明的甲状腺内的实质性肿块至少要行单侧腺叶次全加峡部切除术。怀疑甲状腺癌的病例应行单侧腺叶加峡部切除术。

行单侧腺叶切除时应显露并注意保护喉返神经，常规探查气管前和喉返神经旁（Ⅵ区）是否有肿大的淋巴结，若有则清扫该区域的淋巴结。

（2）甲状腺全切除。当甲状腺病灶累及双侧腺叶或甲状腺癌已有远处转移等情况，需要在手术后行放射性核素治疗时，应先切除甲状腺。行甲状腺全切除术时，应尽量保留至少一个甲状旁腺。

（3）甲状腺扩大切除术。指将甲状腺和受侵犯的组织器官一并切除的术式，当肿瘤侵犯腺体外组织或器官如喉、气管、食管和喉返神经等时，只要患者情况允许，应争取行扩大切除术。有资料显示手术切除彻底与否影响患者的预后。

2. 区域淋巴结的处理

甲状腺癌的区域淋巴结转移包括颈部和上纵隔的淋巴结转移，临床上颈淋巴结转移较为常见。因为大多数的文献显示颈淋巴结转移对患者的生存无显著性影响，因此对于临床颈淋巴结阴性的病例，一般不主张行选择性颈淋巴结清扫术；而对于临床颈淋巴结阳性的病例，应行治疗性颈淋巴结清扫术。在临床颈淋巴结阴性的甲状腺癌的初次手术中，应常规探查气管前和气管旁（Ⅵ区）是否有肿大的淋巴结，若有则行Ⅵ区淋巴结清扫术，但应注意保护喉返神经和甲状旁腺。新近的研究发现转移淋巴结包膜外侵犯是影响患者预后的一个不良因素，提示早期发现并处理甲状腺癌的区域淋巴结转移可提高其预后。

分化型甲状腺癌的恶性程度较低，颈清扫的术式以功能性清扫为主，一般清扫范围为Ⅱ~Ⅵ区。对肿瘤侵犯范围大、转移性淋巴结广泛，甚至侵及周围组织、器官者，则应考虑行经典性或者范围更为广泛的颈淋巴结清扫术。

对于有上纵隔淋巴结转移的病例，可采用颈部切口或行胸骨劈开入路行上纵隔淋巴结清扫。

（二）非手术治疗

甲状腺癌的非手术治疗包括内分泌治疗、^{131}碘（^{131}I）治疗、放疗和化疗等。

1. 内分泌治疗

内分泌治疗又称为促甲状腺素（TSH）抑制治疗。目前的观点仍然认为分化型甲状腺癌是一种激素依赖型肿瘤。垂体分泌的 TSH 是甲状腺滤泡细胞合成、分泌甲状腺素和甲状腺滤泡细胞增殖、分化的主要因素。自 1957 年 Crile 报道了甲状腺素对部分分化型甲状腺癌病例的显著治疗效果后，分化型甲状腺癌术后行 TSH 抑制治疗（服用甲状腺素）基本上成了常规做法，其理论基础是甲状腺素可抑制 TSH 的分泌从而减少分化型甲状腺癌细胞的增殖和转移，但该治疗方法是否有效，目前尚缺乏有力的临床试验证据。目前推荐用法：术后服用左旋甲状腺素，对于有癌灶残留或中高危患者将 TSH 抑制在 <0.1 mU/L 水平，而无病灶残留证据且低危患者将 TSH 控制在 0.1~0.5 mU/L，左旋甲状腺素的具体用量根据血清 TSH 水平调整。

2. ^{131}I 治疗

大部分的分化型甲状腺癌具有摄取^{131}I 的功能，^{131}I 发出的射线具有破坏甲状腺滤泡细胞的作用，因此临床上常采用^{131}I 来治疗分化型甲状腺癌。根据治疗目的，^{131}I 治疗可分为甲状腺切除术后的消融（ablation）治疗和远处转移灶的内照射治疗两种。消融治疗是指分化型甲状腺癌行甲状腺近全切除术后，应用^{131}I 摧毁残留的正常甲状腺组织，达到甲状腺全切除的目的，对于分化型甲状腺癌的远处转移灶和不能手术的原发病灶，只要病变能摄碘均可采用^{131}I 行内照射治疗。目前比较公认的^{131}I 治疗指征包括：具有远处转移者、肿瘤未完全切除或难以完全切除等患者适合^{131}I 治疗。

3. 放疗

放疗即外照射治疗，分化型甲状腺癌对常规放疗不敏感，而且甲状腺邻近器官如甲状软骨、气管、脊髓等对放射线的耐受性较低，因此，一般情况下不主张单纯行外照射或术后常规辅助放疗。一般认为放疗的适应证包括未分化癌、分化型甲状腺癌术后不摄取^{131}I 的局部肿瘤残留病灶和远处转移灶。

4. 化疗

对于分化型甲状腺癌患者，目前尚缺乏有效的化疗药物，因此临床治疗中，化疗仅有选择性地用于一些晚期无法手术或有远处转移的患者，或者与其他治疗方法相互配合应用；相比较而言，未分化癌对化疗则较敏感，临床上多采用联合化疗。

5. 分子靶向治疗

目前已进入临床试验的甲状腺癌靶向药物包括范得他尼、舒尼替尼和索拉非尼等，目前研究结果显示以上药物可能有一定的抗肿瘤效果，但其疗效需大规模临床试验验证。

九、预后

不同类型的甲状腺癌预后差别很大，有的发展缓慢，很少致死，有的进展迅速，死亡率很高。对甲状腺癌的预后有显著影响的因素主要包括：病理类型、原发灶大小、分期、远处转移、治疗方式和年龄等。据肿瘤医院资料，分化型甲状腺癌的 5 年、10 年生存率分别为 93.6% 和 87.5%；髓样癌和未分化癌的 5 年生存率分别为 68.75% 和 16.81%；Ⅰ期、Ⅱ期、Ⅲ期和Ⅳ期甲状腺癌的 5 年生存率分别为 98.98%、88.92%、79.50% 和 41.51%。另外，有些基因的表达情况对甲状腺癌的预后有影响，如 *RET*、*BRAF* 和 *p53* 等是分化型甲状腺癌常用的分子预后指标。

（董　玮）

第二节　舌癌

舌癌（carcinoma of the tongue）为口腔内最常见的恶性肿瘤，大多数为鳞癌，区域淋巴结转移率较高。治疗采取手术为主的综合治疗，早期病例预后较佳。

一、解剖及生理

舌位于口腔底，由横纹肌和表面的黏膜组成，是口腔内的重要器官，参与咀嚼、吞咽、语言和味觉等生理功能。

在舌的中后 1/3 称交界处有轮廓乳头形成的界沟，又名"V"形沟。"V"形沟前 2/3 称为舌体（活动部），后 1/3 称为舌根（舌根部）。舌体上表面称为舌背，下表面称为舌腹，以舌系带连接于口底前部黏膜上，两侧称为舌侧缘，前端狭窄部称为舌尖。舌背布满乳头，味蕾分布于轮廓乳头和菌状乳头。舌腹黏膜光滑，向口底移行，在前方与舌系带相连接。舌根较为固定，属口咽范围。

舌肌分舌内肌和舌外肌。舌内肌起止均在舌内，由纵横交错的肌纤维构成，中线的肌间纤维将舌体分为左右两半。舌外肌有颏舌肌、舌骨舌肌、茎突舌肌和腭舌肌，均起自同名骨骼而止于舌。

舌体黏膜的一般感觉及味觉受舌神经（三叉神经＋面神经鼓索支）支配。舌根黏膜的感觉及味觉受舌咽神经（咽支）和迷走神经（喉上神经内支）支配。舌肌的运动主要受舌下神经支配。

舌的血液供应主要来自颈外动脉的舌动脉。舌动脉发出舌背动脉、舌深动脉和舌下动脉。舌静脉汇入颈内静脉。

舌的淋巴管丰富，主要流入颏下淋巴结、颌下淋巴结及颈深上淋巴结，也可直接流向颈深中组淋巴结（图 5-2）。

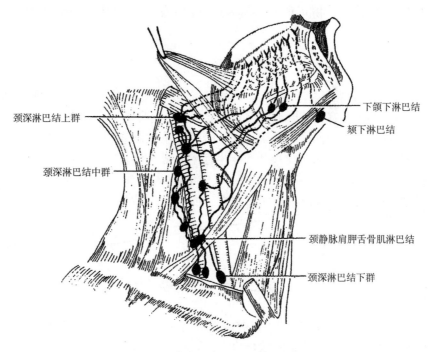

颈深淋巴结上群

颈深淋巴结中群

下颌下淋巴结

颏下淋巴结

颈静脉肩胛舌骨肌淋巴结

颈深淋巴结下群

图 5-2　舌的淋巴引流

二、流行病学

舌癌在口腔癌中最多见。据肿瘤医院资料，舌癌占口腔癌的 39.95%，占全身恶性肿瘤的 0.94%，男女发病比例为（1.2～1.8）：1。在我国，舌癌发病的中位年龄在 50 岁以前，比欧美偏早。

三、病因

舌癌的病因未明，但至少与下列因素有关。

1. 化学致癌物

槟榔咀嚼物中的添加剂（包括槟榔子、石灰、丁香和烟叶）已被证实为致癌因素；烟草中的尼古丁有致癌作用，嗜烟的人易患舌癌。在舌癌被治愈后仍嗜烟，发生第二原发癌的机会则大大增加；酒可作为致癌物的溶剂，促使致癌物进入舌黏膜。国外资料显示，烟酒均嗜好者口腔癌的发病率是不吸烟、不喝酒者的 15.5 倍。

2. 物理致癌因素

不良的口腔卫生习惯、放射线损伤、机械性损伤，如不合适的牙托、义齿、龋齿、残缺的牙崤、骨刺等异物与舌体摩擦引起癌变。

3. 生物致癌因素

梅毒螺旋体感染、人类乳头状瘤病毒与某些类型舌癌的发病有一定关系。遗传、个体易感性、营养代谢障碍、种族也与舌癌的发生有关。鼻咽癌患者放疗后，舌癌发生率增高。

四、病理

1. 病理类型

舌癌多发自舌体正常黏膜上皮，部分由被称为癌前病损的白斑或红斑癌变而成。早期舌癌多数只表现为局部黏膜增厚。在病理上，这些黏膜往往表现为不典型增生，但是病变可发展成舌癌。目前已知一些特定基因片段的缺失及基因突变，如 p53 基因突变可导致黏膜的癌变。典型舌癌的大体类型有菜花型、溃疡型、浸润型和结节型。镜下观察，舌癌大多数是分化好的鳞状细胞癌。肿瘤医院统计显示，662 例舌癌中，95.5% 是鳞状细胞癌，其他有小唾液腺来源的腺癌等。其余如淋巴瘤、恶性黑色素瘤及肉瘤则比较少见。

2. 生长与扩展

舌癌较其他口腔癌恶性度高，早期即可侵犯肌层。舌侧缘癌向后可侵犯舌腭弓；舌腹癌则多向口底扩展并可累及下颌骨。晚期舌癌可越过中线，甚至累及全舌。

3. 转移

舌癌易发生区域淋巴结转移，文献报道可高达84%，肿瘤医院的统计为34.9%。常见转移淋巴结依次为颈Ⅱ区、Ⅰa区、Ⅲ区、Ⅰb区及Ⅳ区。舌癌的远处转移率约为5%，以肺和肝多见。目前认为舌癌的浸润深度与发生淋巴结转移密切相关。

五、临床表现

舌癌好发于舌侧缘中1/3处，舌腹和舌背次之，舌尖最少。舌癌较一般口腔癌恶性度高，病程短，发展快。典型表现如下。

1. 舌部肿块

继而出现溃疡灶。

2. 疼痛

因肿块侵犯或感染坏死引起，可伴有放射性耳痛。

3. 舌活动受限

表现为语音不清、吞咽障碍、流涎，是因肿瘤侵犯口底（舌外肌）、舌系带。晚期病灶，肿瘤广泛浸润使舌处于固定状态，肿瘤坏死、溃烂、出血。病变进一步发展还可侵犯翼内肌、颌下腺及下颌骨，引起张口困难。

4. 咀嚼困难

机体营养障碍，消瘦。

5. 颈淋巴结肿大

30%~40%的舌癌患者就诊时已有区域淋巴结转移，多为同侧颈淋巴结肿大。原发于舌背、舌尖或侵犯中线的舌癌可发生双侧淋巴结转移。

六、诊断与鉴别诊断

（一）诊断

舌癌的诊断要求包括定性与范围判断。依据症状及体征，舌癌不难诊断。但对早期舌癌，特别是浸润型舌癌要提高警惕。舌有硬结、溃烂，特别是伴有白斑或红斑，短期消炎治疗无效时，应进行活检以排除舌癌。双合诊检查十分重要，因可触及的肿瘤范围总是大于视诊所见。按照触诊情况详细记录肿瘤的部位、大小、外形、表面情况；距舌尖、舌中线及"V"形沟的距离；有无侵犯口底、舌系带，舌活动是否受限等。舌癌的确诊，最终有赖于病理组织学诊断，最常用的手段是钳取舌肿物进行活检，此法损伤小，简单易行。黏膜完整的浸润型舌癌可采用细针吸取细胞学检查或手术切取肿物活检。

舌癌颈淋巴结是否转移的临床诊断标准应根据淋巴结的部位、大小、表面情况及质地来确定，若淋巴结质硬、表面不平、形态饱满，不论大小均应考虑有转移。

影像学包括 CT 和 MRI 检查用于评价病变范围，帮助进行临床分期。MRI 检查对局部软组织侵犯可提供更好的评价。PET/CT 则对早期病灶的检测、远处转移及预后随访有一定帮助。

（二）鉴别诊断

1. 创伤性溃疡

创伤性溃疡多见于老年人，患者常因不合适的牙托、假牙或齿缘过利等导致舌侧缘损伤，损伤部位与刺激部位相吻合。溃疡深浅不一，但无硬结。刺激去除后短期内可自愈。如经处理 1 周后还不愈合，则应做病理活检以确诊。

2. 炎症性溃疡

患者多有结核、梅毒病史。病灶多在舌背，偶尔在舌侧缘和舌尖。常为疼痛而不硬的盘状溃疡，边缘可呈堤围状。必要时以活检确诊。

3. 舌白斑与红斑

舌白斑与红斑为舌黏膜鳞状上皮的不典型性增生和过度角化。舌白斑常见，根据轻重可分为 3 度：Ⅰ度白斑呈浅白色或灰蓝色云絮状，质软；Ⅱ度白斑的病变黏膜增厚，表面粗糙，有浅裂沟及糜烂；Ⅲ度白斑表面粗糙加重，出现深裂沟，易出血。临床观察难以确定白斑转变为原位癌的时间，需切除活检。红斑呈红色斑块状，可分为颗粒型和平滑型两种，镜下检查病变常发现早期浸润癌。对早期的可疑白斑，利用化学免疫发光系统照射涂布了乙酸的口腔黏膜，可以检测出早期病灶。

4. 舌乳头状瘤

舌乳头状瘤常为慢性刺激引起，多在舌背或舌侧缘的乳头状突起，边界清楚，可有蒂。

5. 其他

需鉴别的疾病还有颗粒细胞瘤、血管瘤、淋巴管瘤等。

七、分期

目前采用美国抗癌协会（AJCC）和国际抗癌联盟（UICC）建议的统一分期法。

1. 原发癌（T）

T_x　原发肿瘤无法估计

T_0　原发灶隐匿

T_{is}　原位癌

T_1　肿瘤最大直径 ≤2 cm

T_2　肿瘤最大直径 >2 cm，≤4 cm

T_3　肿瘤最大直径 >4 cm

T_{4a}　肿瘤侵及骨皮质、深层舌肌或舌外肌、上颌窦、面部皮肤

T_{4b}　肿瘤侵犯磨牙后间隙、翼板、颅底、颈内动脉

2. 区域淋巴结（N）

N_x　区域性淋巴结转移无法评估

N_0　无区域性淋巴结转移

N_1　同侧单个淋巴结转移，最大直径≤3 cm

N_2　淋巴结转移

N_{2a}　同侧单个淋巴结转移，最大直径 >3 cm，但≤6 cm

N_{2b}　同侧多个淋巴结转移，其中最大直径≤6 cm

N_{2c}　同侧或对侧淋巴结转移，其中最大直径≤6 cm

N_3　转移淋巴结最大直径 >6 cm

3. 远处转移（M）

M_x　远处转移无法评估

M_0　无远处转移

M_1　有远处转移

4. pTNM 病理分期

pN_0　病理检查分区颈清扫淋巴结 6 个以上，或全颈清扫淋巴结 10 个以上均为阴性

pN　分期应测量转移灶的大小，而不仅是淋巴结的大小

5. TNM 临床分期

0 期　$T_{is}N_0M_0$

I 期　$T_1N_0M_0$

II 期　$T_2N_0M_0$

III 期　$T_3N_0M_0$，$T_{1\sim3}$，N_1M_0

IV 期　T_4，任何 N，M_0／任何 T，N_2，M_0／任何 T，任何 N，M_1

八、治疗

舌癌治疗的原则是在根治癌症的基础上尽可能重建口腔功能，尽可能做到个体化。舌癌最有效的治疗方法是手术切除和放疗。辅助化疗配合手术或放疗颇有发展前途。早期舌癌手术切除，中晚期舌癌则趋向手术、化疗和放射的综合应用。颈淋巴结转移灶对放疗不敏感，故以外科治疗为主。舌癌治疗方法的选择既要彻底治愈肿瘤，又要考虑口腔颌面部的功能和美容。

（一）原发癌的处理

（1）T_1 期舌癌选择单纯手术治疗。

（2）$T_{2\sim3}$ 期病灶，多采用手术或辅助化疗/辅助放疗加手术的综合治疗方案。若原发灶较大者可以考虑进行诱导化疗后再手术治疗。

（3）T_4 病灶，多采用化疗、手术和（或）放疗之综合治疗。肿瘤广泛侵犯舌外肌及邻

近解剖结构，无手术指征，而患者一般情况良好，可予以外放射，辅以化疗，能达缓解症状、缩小肿瘤的姑息性治疗目的。

（二）常用的舌癌切除术

1. 部分舌切除术

适用于治疗直径不超过 2 cm 的表浅病灶，而且没有颈部转移。

2. 半侧舌体切除术

适用于舌体的癌肿已侵及肌层，但病变范围不超过舌中线和"V"形沟且未达口底者。

3. 舌癌联合根治术

适应证：直径大于 2 cm 未达舌中线、未超过"V"形沟的舌癌；癌肿侵犯下颌骨，颈部淋巴结转移灶为 $N_1 \sim N_2$ 或可疑者。患者一般情况较好，心、肝、肺、肾检查无异常，可耐受手术。

（三）修复重建手术

舌癌的手术治疗经常需要切除舌体、口底、舌的肌肉，甚至颌骨及牙齿，因此不可避免要影响口腔功能。根治术后的修复重建是癌症治疗中必须考虑的要素。目前临床上采用血管化的游离组织瓣移植修复已成为主要的重建方式。供区常选用前臂皮瓣、股外侧皮瓣及腓骨皮瓣。在重建口腔软组织和骨组织的基础上进一步恢复缺失的牙齿可使患者获得更好的术后功能。

（四）颈淋巴结转移癌的处理

舌癌的颈淋巴结转移率高，而且对放疗不敏感，故以手术治疗为主。当临床出现 $N_1 \sim N_2$ 期转移灶时，应行根治性颈清扫术（RND），术后可予以颈野放疗。T_2 期的手术后患者大约有 40% 会出现颈部转移，颈部淋巴结的预防性治疗更显重要。因此，除有条件定期复诊的 T_1N_0 病例外，$T_2 \sim T_4$ 期患者，即使临床未触及肿大淋巴结，也应行选择性颈清扫术（END）。对于任何 $T_3 \sim T_4$ 患者均应将 RND 作为初次外科治疗的一部分。

（五）舌癌的放疗

1. 放疗前的准备

舌癌放疗前，必须做好口腔卫生。洁齿或拔除及补好蛀齿，预防和清除牙源性感染，防止放疗后出现放射性骨损伤。

2. 放疗方式方法

（1）组织间插植内照射为主，辅以体腔管或外照射。病灶小于 2 cm，无论原发灶在舌尖、舌侧缘还是舌腹，均可应用近距离后装 ^{192}Ir 针插植治疗。组织间照射用 γ 射线高剂量率，一般一次或两次即可。治疗后局部瘢痕少，全身反应较轻，又能保全舌的功能。单纯组织间插植放疗只适用于浅表小病灶，否则必须加外照射治疗。

（2）以外照射为主，辅以体腔管或组织间插植内照射治疗。适用于体积较大的肿瘤。双侧放疗野包括颏下、颌下及颈深上区。采用 X 线、^{60}Co、电子束治疗。放疗剂量（40~60）Gy/（4~6）周，再行组织间插植内照射。

（3）单纯外照射：对于无法手术的患者，可行姑息性外照射，总剂量在 70 Gy/7 周。控制脊髓受量在 40 Gy 以下，以预防放射性脊髓炎。

（六）舌癌的化疗

近年来，诱导化疗在舌癌综合治疗中的应用越来越广泛，常用的化疗药物有 taxotere、DDP、5-FU、BLM-A5、MTX 等。常用方案如下。

1. TPF 方案

第 1 天 taxotere 70 mg/m² 静脉注射，水化后 DDP 90~100 mg 静脉注射；第 1 到第 5 天 5-FU 4.5~5.0 g 持续 24 h 静脉灌注。每 3 周为 1 个疗程。治疗中注意骨髓抑制情况。

2. DBF 方案

DDP 50 mg 第 1、第 3、第 5 天用；BLM-A5 8 mg 第 1、第 3、第 5 天用；5-FU 500 mg 连用 5 天；休息 10~14 天后重复，共用 2~3 段。

九、预后

舌癌的预后主要取决于病期的早晚。中山大学附属肿瘤医院统计，临床 I 期、II 期、III 期、IV 期的 5 年生存率分别为 77.3%、60.2%、47.3%、44.8%；病理分化程度越差预后越差；淋巴结有转移者的 5 年生存率仅及无转移者的一半；在舌体各部位中，舌腹癌的 5 年生存率最高。目前，有效的综合治疗手段扩大了舌癌的手术适应证，改善了患者的外形和功能，提高了晚期患者的生存率。

（周　方）

第三节　涎腺肿瘤

涎腺也称为唾液腺，是分泌唾液的腺体，分为大小两类为大涎腺有三对，即腮腺、颌下腺和舌下腺；成百上千的小涎腺则主要分布在口腔、鼻旁窦及气管等处的黏膜下。

一、局部解剖

腮腺属浆液性腺体，颌下腺、舌下腺及唇颊等小腺体为混合性腺体。

1. 腮腺解剖

腮腺位于面侧部，为单一腺体，但常以面神经为界分为深、浅两叶。浅叶较大，形状不规则，位于咬肌后份的浅面，上至颧弓，下达下颌骨下缘；深叶较小，上邻外耳道软骨，并绕下颌骨升支后缘向内延伸，与咽旁间隙相邻。腮腺总导管位于咬肌肌膜浅面，在咬肌前缘几乎呈直角向内穿过颊肌而开口于颊黏膜。

面神经主干出茎乳孔后，在相当于外耳道软骨和二腹肌后腹之间，耳后动脉的深面，乳突尖上方 1 cm 处，越过茎突根部浅面，自腮腺后方深面进入腮腺。在腺实质内面神经主干分为颞面及颈面两大干。颞面干较粗，向上行；颈面干较细，大致与下颌骨升支后缘平行，在面后静脉后向前下行。自两大干发出五组分支，即颞支、颧支、颊支、下颌缘支和颈支。

2. 颌下腺解剖

颌下腺位于颌下三角中，分深浅两部：浅部较大；深部起自浅部内侧，经下颌舌骨肌与舌骨舌肌的裂隙至舌下区，与舌下腺的后端相连。颌下腺导管自腺体内侧发出，开口于舌下肉阜。颌外动脉经二腹肌后腹及颌下腺深面向上行，绕过下颌体下缘，在咬肌前缘到达面部。舌神经自外向内绕过颌下腺导管下方入舌。舌下神经经二腹肌后腹深面、舌骨舌肌浅面，向前上行入舌。面神经下颌缘支自颈面干分出后，在腮腺下方，颈阔肌的深面越过面后静脉，约在下颌角下 1 cm 处前行，跨越面前静脉和颌外动脉而分布于下唇。

3. 舌下腺解剖

舌下腺形状扁长，由多数小腺构成，位于舌下区，后端与颌下腺延长部相接。输出管有大小两种。多数为小管，开口于舌下区黏膜，大管沿腺体内侧与颌下腺导管伴行，二者多并发开口于舌下肉阜。

二、流行病学及病因学

不同国家的涎腺肿瘤患病率有明显的差异，国外文献报道为（0.15 ~ 10.6）/10 万。目前我国尚缺乏全国性涎腺肿瘤发病统计资料。涎腺肿瘤中腮腺肿瘤的发生率最高，约占 80%，颌下腺肿瘤占 10%，舌下腺肿瘤占 1%，口内小涎腺肿瘤占 9%。而在小涎腺肿瘤中，最常见是腭腺（57.8%），其次为唇腺（12.6%）、舌腺（10%）、颊腺（8%）。

发生肿瘤的唾液腺体积越小，恶性肿瘤所占比例越高。腮腺肿瘤中，良性占大多数，恶性肿瘤只占少数，约为 20%，颌下腺肿瘤中良恶性发病情况近似，约 50% 的颌下腺肿瘤为恶性。舌下腺肿瘤中，恶性肿瘤比例高，良性肿瘤少，而 80% 的小涎腺肿瘤为恶性。Warthin 瘤（淋巴乳头状囊腺瘤或腺淋巴瘤）、嗜酸性粒细胞腺瘤几乎仅发生在腮腺；管状腺瘤好发于上唇。良性肿瘤以多形性腺瘤（混合瘤）发病率最高，其次为 Warthin 瘤；恶性肿瘤中以黏液表皮样癌的发病最高，其次为腺样囊性癌。

三、病理

涎腺肿瘤的发生主要来自导管的腺上皮细胞或肌上皮细胞，或二者同时参与，而浆液性或黏液性腺泡很少发生肿瘤。涎腺肿瘤类型繁多，目前对其病理分类国内外尚不完全一致。世界卫生组织（WHO）提出了涎腺肿瘤病理组织学新分类。

1. 腺瘤

（1）多形性腺瘤（混合瘤）。

（2）肌上皮瘤（肌上皮腺瘤）。

（3）基底细胞腺瘤。

（4）Warthin 瘤（腺淋巴瘤）。

（5）嗜酸性粒细胞腺瘤。

（6）管状腺瘤。

（7）皮脂腺瘤。

（8）皮脂和非皮脂淋巴腺瘤。

（9）导管乳头状瘤：①内翻型导管乳头状瘤。②导管内乳头状瘤。③乳头状涎腺瘤。

（10）囊腺瘤：①乳头状囊腺瘤。②黏液状囊腺瘤。

2. 癌

（1）腺泡细胞癌。

（2）黏液表皮样癌。

（3）腺样囊性癌。

（4）多形性低度恶性腺癌（终末导管癌）。

（5）上皮—肌上皮细胞癌。

（6）非特异性透明细胞癌。

（7）基底细胞腺癌。

（8）恶性皮脂腺癌：①皮脂腺癌。②皮脂淋巴腺癌。

（9）乳头状囊腺癌。

（10）黏液腺癌。

（11）嗜酸性粒细胞癌。

（12）涎腺导管癌。

（13）非特异性腺癌。

（14）恶性肌上皮细胞瘤（肌上皮细胞癌）。

（15）癌在多形性腺瘤中（恶性混合瘤）。

（16）鳞状细胞癌。

（17）小细胞癌。

（18）大细胞癌。

（19）淋巴上皮癌。

3. 非上皮细胞瘤

4. 恶性淋巴瘤

5. 继发肿瘤

6. 未分类肿瘤

7. 肿瘤样疾病

（1）涎腺良性肥大。

（2）嗜酸性粒细胞增生症。

（3）坏死性涎腺化生（涎腺梗阻）。

（4）良性淋巴上皮病。

（5）涎腺囊肿。

（6）慢性硬化性颌下腺炎。

（7）艾滋病的囊性淋巴样增生。

下文仅对常见的几种良性肿瘤病理类型和恶性肿瘤病理类型加以叙述。

（一）多形性腺瘤

多形性腺瘤也称混合瘤，是涎腺肿瘤中最常见的一种。在 3 对大涎腺中以腮腺最多见，颌下腺次之，舌下腺极少见，也可发生于小涎腺。

1. 大体形态

肿瘤大小不等，表面光滑或呈结节状，周界清楚，具有包膜，厚薄不均，包膜常不完整。肿瘤质地软硬不一，需视黏液、软骨样和胶原纤维成分的多少而定。切面实质性，有时含有囊腔，实质部分呈灰白色、淡粉红色，常见软骨样、黏液样区域，也可见出血、坏死及囊性变等。

2. 镜下所见

肿瘤由包膜、上皮成分、间质所组成。上皮细胞可表现为多种形式。间质化生也很明显，有黏液软骨样组织、骨组织、胶原纤维和玻璃样变等，因而构成了多形性腺瘤的复杂多样的组织学形态。

多形性腺瘤因有上皮、黏液软骨样等成分而被命名，其实纯属上皮性肿瘤。实质上应归于临界性肿瘤，即介于良、恶性肿瘤之间的一种肿瘤。

（二）Warthin 瘤

Warthin 瘤几乎全部发生在腮腺内，好发于腮腺下极；极少数见于颌下腺，发生在口腔内小涎腺则十分罕见。多发生于男性，占 85% ~ 90%；以 50 ~ 60 岁的老年人为多。

1. 大体形态

肿瘤呈圆形或椭圆形，表面光滑，有完整包膜，质地较软，有时可压缩。切面见许多囊腔，囊内有乳头状结构及黏稠液体，囊腔间为灰白色组织。

2. 镜下所见

肿瘤由腺上皮细胞及淋巴细胞两种成分组成。上皮形成大小不等的囊腔，部分区域上皮呈简单或复杂的乳头状入囊腔内。囊腔内有红染无结构物质，常见胆固醇结晶。囊壁外层有基膜与间质相隔。囊腔周围有密集的淋巴细胞，有的形成淋巴滤泡，纤维结缔组织较少。

（三）黏液表皮样癌

在大涎腺肿瘤中，占 5% ~ 10%，其中 90% 发生于腮腺，其余发生于颌下腺。在小涎腺肿瘤中，占 4% ~ 20%，以腭腺最多见。本病好发于 40 ~ 50 岁，女性较男性多见。黏液表皮样癌恶性程度不一，低度恶性者病程较长，生长较局限；中度及高度恶性者呈浸润生长，病程较短。

1. 大体所见

分化较好的黏液表皮样癌可有包膜，但多数不完整，甚至完全无包膜。切面灰白或呈浅粉红色，有时分叶。约半数患者可见大小不等的囊腔，内含透明黏液，有时黏稠呈胶冻状。分化较差的黏液表皮样癌呈浸润性生长，无包膜，与正常组织界限不清。切面灰白色，质地均匀较硬，偶尔呈砂砾状，不分叶，常见出血灶及坏死区，囊腔形成少见。

2. 镜下所见

镜检主要由黏液细胞、表皮样细胞及中间细胞组成。黏液细胞呈柱状或多边形。表皮样细胞分化较成熟者似口腔黏膜的鳞状上皮，分化不成熟者则似鳞状细胞癌的细胞。中间细胞类似口腔黏膜的基底细胞，可向黏液细胞及表皮样细胞演变。

黏液表皮样癌根据组织病理表现可分成 3 种类型：高分化型、中分化型和低分化型。不同类型预后不同。

（四）腺样囊性癌

腺样囊性癌可发生于颌下腺和腮腺，但更多见于小涎腺。患者以 30 ~ 50 岁居多，男女发病无大差别。肿瘤生长缓慢而局部侵袭性强，术后复发率高。

1. 腺样囊性癌大体表现

肿瘤呈圆形、卵圆形，直径多为 2 ~ 4 cm，周界清楚，包膜多不完整，易浸润周围组织。质较硬而脆，切面质地均匀，灰白色或灰黄色，黏液少见，有时可见出血及小囊腔。

2. 镜下所见

肿瘤由腺上皮细胞及肌上皮细胞所组成。其组织学特点是多个形状不同的囊性间隙，四周被恶性上皮细胞围绕，形成假囊性结构。

（五）恶性混合瘤

恶性混合瘤是指良性和恶性两种成分并存的一类混合瘤。其中的恶性成分可以是原发或来自混合瘤恶变，以后者较常见，有时也可以两种情况都存在。肿瘤的发病年龄以50岁左右多见，男性较多，发生在腮腺者约占一半以上。

1. 大体

肿瘤常较大，外形呈不规则结节状，较硬，大部分包膜不完整或无包膜，有不同程度地侵犯周围组织而与之粘连，切面呈灰白色，颗粒状，质较脆，常伴有变性、坏死、出血及囊性变。

2. 镜下所见

良性混合瘤恶变在镜下可在同一肿瘤结构中既能看到混合瘤成分，又见到癌成分，有时还可见到二者的移行部分。这些恶性成分包括腺癌、未分化癌、腺样囊性癌、黏液表皮样癌等。原发性恶性混合瘤在镜下可见混合瘤结构，但细胞丰富、核大小不等，并有较多核分裂和局灶性出血坏死等。

（六）腺泡细胞癌

腺泡细胞癌是一种低度恶性肿瘤，约占涎腺肿瘤的3%，主要发生于腮腺，少数在颌下腺和小涎腺。患者多为30～50岁中年人，男性稍多于女性。肿瘤常生长缓慢，局部破坏性较小，但可局部复发或多次复发，偶可转移。

大体所见，肿瘤大多呈圆形、椭圆形，表面光滑或结节状，多数直径为2～4cm，常有薄的包膜，部分包膜不完整，切面为实性、囊性或囊实性，呈灰白或粉红色，质脆，可见出血，偶有坏死。镜下主要瘤细胞有颗粒细胞、透明细胞、空泡细胞和闰管细胞四种。

（七）淋巴上皮癌

涎腺上皮癌罕见，占所有涎腺肿瘤的1%以下，有明显的种族分布倾向，如北极地区的因纽特人、中国南方人、日本人的发病率较高。年龄分布广，多数发生在40～50岁，男性稍多见。

肿瘤可有清楚边界或直接侵犯周围腺体和腺外软组织。肿瘤鱼肉样、实性，大小在1～10cm。

肿瘤呈浸润的片、岛和索条，之间为淋巴样间质。肿瘤细胞具有清楚边界，淡染的嗜酸性胞质，椭圆形泡状核，染色质空，核仁明显。细胞核大小有中等的变异。罕见情况下细胞核可相当一致。核分裂和坏死通常容易见到。有时肿瘤细胞较大，呈梭形，束状排列。局部鳞状分化（表现为嗜酸性胞质增加和含糊的细胞间桥）偶见。

（八）腺癌

目前对腺癌病理组织分类标准尚存在较大分歧。除上述癌肿以外，凡是腺体来源的癌肿均归于腺癌。腺癌有管状、乳头状和低分化等不同的组织类型。分化差异较大，预后也不同。

（九）鳞癌

涎腺原发性鳞癌很少见，多发生在腮腺和颌下腺，舌下腺和其他小涎腺极少。患者多为中、老年男性，恶性度较高，较易发生淋巴结和血行转移，预后甚差。

四、临床特点

涎腺肿瘤发生的部位和病理类型不同，其临床表现也不尽相同。

（一）临床症状

1. 腮腺肿瘤

腮腺肿瘤以发生在面神经浅侧者居多，约占80%以上。绝大多数患者常在无意中发现耳垂下方（或前、后方）无痛性肿块，缓慢增长。病期不定，长者可达20～30年。良性混合瘤多呈结节状，硬度不一，活动，病史长者可形成巨大肿块。患者除有局部坠胀感外，一般无其他不适。

发生在腮腺深部的肿瘤，由于位置深，不易被发现；无论良、恶性，活动度均受限。有时肿瘤向咽侧发展，使扁桃体和软腭向内膨出，咽腔变小。

腮腺恶性肿瘤较少见，不少病例临床表现颇似良性肿瘤，但常有不同程度的粘连和固定。恶性肿瘤生长速度一般较快，若侵犯面神经则出现面瘫；局部可出现持续性疼痛；累及咀嚼肌群可致开口障碍；部分还可出现区域淋巴结的转移肿大。

腮腺转移瘤虽少见，但当腮腺区出现肿块时，也应考虑到有转移瘤的可能。以鳞癌和恶性黑色素瘤转移最多。

2. 颌下腺肿瘤

良性肿瘤发生在颌下腺者比腮腺略少，仍以混合瘤最常见。颌下区缓慢生长的肿块是颌下腺肿瘤最常有的主诉症状。局部情况与腮腺相似，无痛者多为良性，恶性者常有疼痛，增大较快，质硬而活动度较差。恶性肿瘤以腺样囊性癌、恶性混合瘤和腺癌居多。腺样囊性癌病程较长，临床上可出现邻近神经受累症状。

3. 舌下腺肿瘤

良性肿瘤较少，几乎皆为恶性，并以腺样囊性癌居多。患者多因患侧舌痛、耳部放射性疼痛或舌麻木等症状而来诊。部分患者可出现舌下神经瘫痪的症状（患侧舌肌萎缩，伸舌歪向患侧）。细小的肿块易误诊为颌下腺导管结石。

4. 小涎腺肿瘤

良性以混合瘤最多，恶性以腺样囊性癌为最多，其次为恶性混合瘤。部位以腭部最多见，常发生于软硬腭交界处，肿块较硬。由于硬腭部组织致密，黏膜下结缔组织较少，即使是良性肿瘤，活动性也差。肿块生长缓慢，无痛性，表面黏膜光滑，多为良性症状，有时可产生较表浅的溃疡。恶性肿瘤发展较快，常有溃破、疼痛及肿瘤所处部位的相应症状。

（二）病理类型与临床特点

Warthin瘤几乎全部位于腮腺，肿块表面光滑，周界清楚，质地较软，有柔性。可有双侧腮腺受累和多原发灶的特点，若手术处理不当，可以局部再发。

黏液表皮样癌多发生于腮腺。分化好的黏液表皮样癌，其临床表现与多形性腺瘤相似，一般病史较长，表现为渐进性无痛性增大的肿块。分化差的黏液表皮性癌病史较短，生长迅速，肿瘤与周围组织粘连而固定，并可伴疼痛及溃疡。

恶性混合瘤，初发即为恶性者，一般生长较快，局部常伴有疼痛或麻木感，肿物较硬，常向深部组织浸润或与皮肤粘连固定。另一种从良性混合瘤恶变者，一般病程较长，近期肿瘤生长加快增大，临床表现为体积较大的肿块。

腺样囊性癌多见于小涎腺和大涎腺中较小的腺体，临床主要表现为肿块和受累的神经症状，本病发展缓慢，淋巴结转移较少见，有报道其发生率为 10%；而血行转移较多见，文献报道的远处转移率为 16%～29%；其中肺转移最常见，占 67%～88%，且显示肺转移的患者可以长期带瘤生存，肺外转移的患者预后极差。由于腺样囊性癌具有局部侵袭性强及沿神经血管束扩散的特性，手术切缘阳性率高，其术后局部复发率甚高。综合治疗的疗效优于单纯手术，综合治疗中的放疗可能提高患者的生存时间。

五、诊断和鉴别诊断

（一）诊断

1. 临床检查

良性肿瘤一般病程较长，恶性肿瘤一般生长较快，病程较短，但低度恶性者病程也可长达数年。肿块的部位和性质，可作为临床推断肿瘤原发部位和良、恶性的依据。耳垂前、下、后方的肿块，应考虑来自腮腺的肿瘤。肿块与周围组织无粘连、活动，多考虑为良性肿瘤；肿块质硬，与周围组织粘连甚至固定，出现面神经和其他神经受累症状，应考虑恶性肿瘤。恶性者常有疼痛。

2. 影像学检查

（1）超声检查：其最大优点是可以确定腺内有无占位病变及其大小。肿块病变在 1 cm 直径以下都能显示。检查无创无痛，可重复。但其定性诊断性能不足。

（2）计算机控制断层扫描（CT）：良性肿瘤一般边界清楚、密度较高。低度恶性者和良性相似。恶性肿瘤一般界限不清且不规则，常和炎症不易区分。CT 检查能明确显示肿瘤的部位、大小、扩展范围和周围解剖结构的关系，特别是对腮腺深层组织肿瘤，有助于了解其对颞下窝和咽旁间隙的累及情况。

（3）磁共振成像（MRI）：MRI 主要用于诊断颞下咽旁间隙的病变，区分肿瘤是原发于腮腺深叶，抑或原发于该区的其他组织。

3. 肿瘤细胞学检查

针吸细胞学诊断涎腺肿瘤的准确率，国外报道为 83.6%～92%，国内报道为 81%～90%。诊断误差原因是多方面的，除了肿瘤组织学类型的多样性给分类诊断一定困难外，与诊断技术的熟练程度也有很大关系。

切取活检有可能造成瘤细胞种植、播散及面神经损伤，一般不主张术前活检，必要时可在术中做冷冻切片检查。

（二）鉴别诊断

1. 涎腺淋巴结结核

较常见于腮腺和颌下腺，肿块有时呈囊性感，常伴急性炎症。应参照病史，仔细分析。细胞学检查有助于诊断。

2. 下颌骨升支肿瘤

原发于下颌骨升支或其他原发部肿瘤转移至下颌骨者，有时以腮腺区肿块为主诉来就诊，应拍下颌骨片加以鉴别。

3. 良性淋巴上皮病变（Mikulicz 病）

本病多数患者有涎腺、泪腺受累，较常侵犯腮腺，偶见于颌下腺。可单侧性，也可双侧性，中年及老年妇女多见。临床上为无痛性缓慢生长的肿块，少数患者仅有发热和局部酸痛及口干等症状。

4. 颌下腺导管结石

涎腺结石多见于颌下腺导管，可单发或多发，引起颌下腺炎，使颌下腺慢性增大。压迫腺体可见管口有脓液溢出，有时沿导管双合诊可触及结石。应进行 X 线摄片辅助诊断。

5. 嗜伊红细胞淋巴肉芽肿

常见于腮腺及其附近区域。多发生于男性，肿块可单发或多发，边界欠清，生长缓慢。肿块区皮肤常有瘙痒，因常搔抓致受累区皮肤增厚，色素沉着，皮肤干而粗糙。末梢血常规可见嗜酸性粒细胞增多。本病对放射线很敏感，故放射效果甚佳。

6. 颞下窝原发性肿瘤

颞下窝原发性肿瘤的典型症状是下颌神经分布区的持续性疼痛或感觉异常、开口偏向患侧或开口困难，以及耳咽管受压而产生的耳部症状。腮腺深层组织发生的肿瘤体积增大时也可出现类似症状。CT 检查有助鉴别，必要时行 MRI 检查。

六、治疗

实施涎腺肿瘤的个体化治疗需要一个完整全面的理解，包括病理多样性、播散方式、涉及面神经的手术熟练度、原发灶的部位，如鼻窦或口咽。综合治疗计划包括：原发灶的处理、危险区域淋巴结处理及必要的重建。外科治疗是涎腺恶性肿瘤的主要治疗方法，放疗作为辅助性治疗，能提高晚期涎腺恶性肿瘤的局部及区域控制率。与传统放疗相比，中子放疗的效果更好，中子束治疗对腺样囊性癌患者有特殊效果。

（一）腮腺肿瘤

1. 治疗原则

良性肿瘤行保存面神经的腮腺浅叶切除术或全腮腺切除术。恶性肿瘤临床上既无面神经受累表现，术中又可与肿瘤分离，则在不影响彻底切除肿瘤的情况下保留面神经，必要时术后辅以放疗。恶性肿瘤术前已有面神经麻痹者，应将受累的面神经连同肿瘤一并切除，未受累的面神经分支可予保留。若恶性肿瘤侵及腺体外或下颌骨时，需将受累的组织一并广泛切除。对腮腺癌的颈清除术，不能一概而论，鳞癌、低分化型的黏液表皮样癌和腺癌，可以考虑行选择性颈清除术。

大部分腮腺深叶恶性肿瘤术后需要放疗，因为在切除肿瘤时保留的安全边缘有限。有不良预后因素的肿瘤术后应行放疗，也可行同期放化疗。如果有切缘阳性、神经或神经周围侵犯（通常见于腺样囊性癌）、淋巴结转移等不良预后因素，在肿瘤切除后应进行放疗。同样对中或高级别肿瘤、淋巴或血管受侵、淋巴结包膜外受侵犯等情况，都应推荐行术后放疗。

2. 术后并发症

（1）面神经麻痹：若非切断面神经，多为暂时性，一般术后 3 个月左右多可恢复。

（2）腮腺瘘：早期表现为耳垂下方有残存腺体分泌的唾液积存，可穿刺吸尽后加压包扎，一般 2 ~ 3 周即愈；如已形成腺瘘，可给予小剂量放疗。

（3）耳颞神经综合征：又称为味觉出汗综合征。临床表现是当有味觉刺激存在并伴咀嚼动作时，术侧耳前皮肤的某一部分出现潮红及出汗。此症常见，一般术后 3 个月左右即可发生。其原因一般认为是"迷走再生"，即支配涎腺分泌的副交感神经和支配汗腺和皮下血管的交感神经切断后，一些断端再生的神经纤维错位愈合。目前尚无有效的防治方法。

（4）耳垂麻木：是耳大神经被切断所致。

（二）颌下腺肿瘤

良性者应将肿物与颌下腺一并切除。恶性肿瘤累及下颌骨时，应连同患侧下颌骨一并广泛切除。腺样囊性癌累及下颌骨骨膜，尚未见骨质破坏时，亦应广泛切除患者下颌骨及周围软组织。腺样囊性癌术时一般应将舌神经一并切除，至于面神经下颌缘支及舌下神经则视肿瘤与其关系而定。

并发症主要有面神经下颌缘支损伤和舌下神经损伤等。

（三）舌下腺肿瘤

舌下腺内的肿块可行舌下腺切除。如明确诊断为腺样囊性癌且和骨膜粘连或贴近舌侧骨膜，应考虑做下颌骨切除。腺样囊性癌易累及神经，术中应追踪舌神经并做处理。

并发症：主要有舌下神经损伤和术后伤口出血等。

（四）小涎腺肿瘤

术前尽可能明确病理诊断，切除范围应包括肿瘤周围部分正常的组织，必要时术后加放疗；若硬腭肿瘤侵犯骨膜者局部骨质应切除，上颌窦受累者应行上颌骨切除。

七、预后

涎腺肿瘤的预后取决于肿瘤部位、侵犯范围、首次治疗方式和病理类型及其分化程度等。除恶性度较高的未分化癌、鳞状细胞癌及腺癌外，一般病程都较长，发展较慢，如治疗得当，常可获得较好的效果。其中腺泡细胞癌和高分化黏液表皮样癌预后最好。

腮腺混合瘤采用剜除术，术后半数复发，其原因主要为手术时肿瘤组织残留或瘤体破裂造成瘤细胞种植所致；做保存面神经的腮腺切除术则复发率极低（0 ~ 2%）。区域性淋巴结转移的风险由肿瘤分期、组织学和恶性程度来决定，腮腺 T_1 期肿瘤约有 7% 的转移风险，而 T_4 期肿瘤转移风险上升为 24%，对于高度恶性肿瘤其风险接近于 50%。黏液表皮样癌的预后、病理类型的分级比临床分期更为重要，有文献报道高分化型复发率在 5% 左右，颈淋巴结转移率为 10%，10 年生存率在 85% 以上。低分化型则预后较差，复发率在 45% 左右，颈淋巴结转移率为 40%，10 年生存率仅 40%。腺样囊性癌病程发展较缓慢，其 5 年生存率相对较高；然而其复发率及转移率高，虽仍可带瘤生存若干年，但其 10 年生存率则相对较低。

（周　方）

第六章

胸部肿瘤

第一节　原发性支气管肺癌

一、概述

原发性支气管肺癌（primary bronchogenic carcinoma）简称肺癌（lung cancer），是最常见的肺部原发性恶性肿瘤，是一种严重威胁人民健康和生命的疾病。半个世纪以来世界各国肺癌的发病率和死亡率逐渐上升，尤其在发达国家。世界上至少有 35 个国家的男性肺癌为各癌肿死因中第一位，女性仅次于乳腺癌的死亡人数。本病多在 40 岁以上发病，发病年龄高峰在 60～79 岁。男女患病比例为 2.3：1。种族、家属史与吸烟对肺癌的发病均有影响。我国肿瘤死亡回顾调查表明，肺癌在男性中占常见恶性肿瘤的第 4 位，在女性中占第 5 位，全国许多大城市和工矿区近 40 年来肺癌发病率也在上升，北京、上海等大城市肺癌死亡率已跃居各种恶性肿瘤死亡的首位。

二、病因

肺癌的病因和发病机制迄今尚未明确，一般认为与下列因素相关。

1. 吸烟

已经公认吸烟是肺癌的重要危险因素。国内外的调查均证明 80%～90% 的男性肺癌与吸烟有关，女性占 19.3%～40%。吸烟者肺癌死亡率比不吸烟者高 10～13 倍。吸烟量越大、吸烟年限越长、开始吸烟年龄越早，肺癌死亡率越高。戒烟者患肺癌的危险性随戒烟年份的延长而逐渐降低，戒烟持续 15 年才与不吸烟者相近。吸纸烟者比吸雪茄、烟斗者患病率高。经病理学证实，吸烟与支气管上皮细胞纤毛脱落、上皮细胞增生、鳞状上皮化生、核异形变密切相关。动物实验也证明，吸入纸烟可使田鼠、狗诱发肺癌。纸烟中含有各种致癌物质，如苯并芘（benzopyrene），为致癌的主要物质。

被动吸烟也容易引起肺癌。1979 年第四届国际肺癌会议中报告女性中丈夫吸烟者肺癌危险性增加 50%，其危险度随丈夫的吸烟量增加而增高，停止吸烟则减少。上海市进行了人群中发病的 1500 例配对调查结果说明，肺癌和被动吸烟的危险性只存在于 18 岁以前接触吸烟者，而 18 岁后与被动吸烟的相关不大。

2. 空气污染

空气污染包括室内小环境和室外大环境污染。如室内被动吸烟、燃料燃烧和烹调过程中可能产生的致癌物。有资料表明，室内用煤，接触煤烟或其不完全燃烧物为肺癌的危险因素，特别是对女性腺癌，烹调时加热所释放出的油烟雾也是致癌因素，不可忽视。

城市中汽车废气、工业废气、公路沥青都有致癌物质存在，其中主要是苯并芘，有资料统计，城市肺癌发病率明显高于农村，大城市又比中、小城市的发病率高。上海某橡胶厂前瞻性调查分析表明，橡胶行业的防老剂虽然是橡胶工人患肺癌增高的一个原因，但不如吸烟危害性大，吸烟和橡胶职业暴露有明显相加作用。云南锡矿中肺癌发病特别高，井下工人肺癌发病率435.44/10万，认为与吸烟因素平衡后，吸烟仍为致矿工患肺癌的主要因素。因此，城市大气污染应包括吸烟、职业暴露等因素。

3. 职业致癌因子

已被确认的致人类肺癌的职业因素包括石棉、无机砷化合物、二氯甲醚、铬及某些化合物、镍冶炼、氡及氡子体、芥子体、氯乙烯、煤烟、焦油和石油中的多环芳烃、烟草的加热产物等。约15%的美国男性肺癌和5%女性肺癌与职业因素有关；在石棉厂工作的吸烟工人肺癌死亡率为一般吸烟者的8倍，是不吸烟也不接触石棉者的92倍。可见石棉有致癌作用，还说明吸烟与石棉有致癌的协同作用。

4. 电离辐射

大剂量电离辐射可引起肺癌，辐射的不同射线产生的效应也不同，如日本广岛释放的是中子和α射线，长崎则仅有α射线，前者患肺癌的危险性高于后者。美国1978年报道一般人群中电离辐射的来源约49.6%来自自然界，44.6%为医疗照射，来自X线诊断的电离辐射可占36.7%。

5. 饮食与营养

动物实验证明维生素A及其衍生物β胡萝卜素能够抑制化学致癌物诱发的肿瘤。一些调查报告认为摄取食物中维生素A含量少或血清维生素A含量低时，患肺癌的危险性增高。维生素A类能作为抗氧化剂直接抑制甲旦蒽、苯并芘、亚硝酸铵的致癌作用和抑制某些致癌物和DNA的结合，拮抗促癌物的作用，因之可直接干扰癌变过程。美国纽约和芝加哥开展前瞻性人群观察而结果也说明食物中天然维生素A类、β胡萝卜素的摄入量与十几年后癌症的发生呈负相关，其中最突出的是肺癌。

此外，病毒的感染、真菌毒素（黄霉曲菌）、结核的瘢痕、机体免疫功能的低落、内分泌失调以及家族遗传等因素对肺癌的发生可能也起一定的综合作用。

三、肺的应用解剖

1. 肺的形态和位置

肺为呼吸系统的主要器官，左右各一，位于胸腔内。正常状况下的肺，色鲜红，质柔软，呈海绵状，富有弹性，成人中由于吸入空气中的尘埃、炭末等颗粒物质，使肺的颜色变为暗红色或深灰色。

肺近似正中切开的半圆锥形，分为尖、底（膈面）、肋面和纵隔面，以及前缘、后缘和下缘；两肺之间为纵隔，内含心脏及大血管等主要器官、组织。肺的前纵隔面是支气管和肺血管出入肺的门户，称为肺门，右肺门平均长67.4 mm，前后宽33.3 mm，左肺门平均长

60.6 mm,前后宽30.6 mm，支气管，肺动、静脉，支气管动、静脉，神经，淋巴结，淋巴管等借疏松结缔组织连结，被胸膜包绕组成肺根，经肺门出入肺，两侧肺根的长度均为10 mm左右；左肺根前方有左膈神经、心包膈血管和左迷走神经肺前丛，上方有主动脉弓跨过，后方有胸主动脉和左迷走神经肺后丛。右肺根前方为上腔静脉、右心房和心包，紧贴上腔静脉右缘有右膈神经和心包膈血管、右迷走神经肺前丛，上方有奇静脉弓跨过，后方为奇静脉和右迷走神经肺后丛。肺根组成的主要成分是支气管、肺动脉和肺静脉，它们在肺根中的位置排列由前至后为上肺静脉、肺动脉、主支气管，从上到下右侧依次为肺动脉、右主支气管、下肺静脉，左侧为肺动脉、左主支气管、下肺静脉。在右肺肺门平面、右肺动脉为一支的占50%，分为两支的占48%，分为三支的占2%；右肺静脉在肺门平面分为两支的占98%，分为三支的占2%。左肺肺门平面、左肺动脉为一支的占98%，两支的占2%；左肺静脉在肺门平面全部分为两支。手术中，右侧要注意肺根与上腔静脉和奇静脉的关系，左侧要注意与主动脉弓和胸主动脉关系，左侧下肺韧带的后内侧紧邻食管，手术中应注意保护。

肺被肺裂分为肺叶。右肺通常被一个斜裂和一个水平裂分为上、中、下三叶，左肺则被一个斜裂分为上、下叶；肺裂可能发育不完全，使肺叶之间有肺实质的融合，一个肺叶的感染可通过融合部进行扩散，并可在肺叶切除时，使肺血管难以剥离。

2. 肺的支气管和血管

肺由肺实质和肺间质组成，表面覆盖脏层胸膜；肺实质包括肺内各级支气管和肺泡，肺间质是肺内血管、淋巴管、神经和结缔组织的总称。

（1）支气管树。

1）气管：气管起自环状软骨下缘，止于气管隆突，平均长10.4 cm，男性比女性长0.6 cm。气管为椭圆形，后为膜部，前后略扁，左右径平均2.0 cm，前后径平均1.9 cm，成人气管于第4胸椎体平面分为左、右主支气管。

2）主支气管和肺叶支气管：右侧主支气管平均长1.9～2.6 cm，外径1.2～1.5 cm，管径较粗，与气管右向成角较小，气管异物多进入右侧，后分为上、中、下叶支气管；左侧主支气管平均长4.5～5.2 cm，外径0.9～1.4 cm，后分为上、下叶支气管。叶支气管进一步分为肺段支气管、亚段支气管、终末细支气管以及呼吸性细支气管。

（2）肺血管：分布于肺的血管，有完成气体交换的功能性血管即肺动、静脉和营养性血管即支气管动、静脉。

1）肺动脉：发自右心室，在主动脉弓下方分为左、右肺动脉；右肺动脉较长，经主动脉弓和上腔静脉后方、奇静脉弓下方进入右肺，向下沿途分支，右肺上叶动脉有1～4支，右肺中叶动脉2支居多，然后分为背段动脉和基底动脉干；左肺动脉向左进入左肺门后左上肺动脉一般分有2～6支，向下分为背段动脉和基底动脉干。当肺动脉的心包外段受病变侵犯或出血不易控制时，可切开心包处理，右肺动脉心包内段平均长4 cm，左肺动脉心包内段平均长0.6 cm。

2）肺静脉：两肺的静脉分别汇集为左、右肺上、下静脉，位于肺根的前下部，从两侧穿过心包，进入左心房，其汇集区域与相应肺动脉相当；左右两侧的肺上、下静脉可直接注入左心房，也可先合成肺静脉干再注入左心房，心包内段长约1 cm。

（3）支气管血管：支气管血管变异稍大，大多数有2支支气管动脉，支气管动脉在肺门处形成广泛的交通网。

3. 肺的淋巴系统

肺的淋巴管和淋巴结群：肺的淋巴管有浅、深两组，浅组淋巴管在胸膜下汇集成胸膜下集合管，在肺门处与深组集合管合并或单独注入肺门淋巴结；深组淋巴管在肺组织内分为小叶间淋巴管和小叶内淋巴管，汇入支气管、肺动脉和肺静脉周围的淋巴管丛，在肺实质内走向肺门，汇入肺门淋巴结；深、浅淋巴管间具有广泛的交通网。淋巴结群较多，具有临床价值的为：段支气管及其分叉处的肺段淋巴结、肺叶支气管之间的汇总区淋巴结、肺门淋巴结、支气管淋巴结、隆突下淋巴结、气管旁淋巴结、纵隔淋巴结及下肺韧带内淋巴结。

四、肺癌病理分类与临床分期

（一）按解剖部位分类

1. 中央型肺癌

发生在段支气管以上至主支气管的癌肿称为中央型，约占 3/4，以鳞状上皮细胞癌和小细胞未分化癌较多见。

2. 周围型肺癌

发生在段支气管以下的肿瘤称为周围型，约占 1/4，以腺癌较为多见。

（二）按组织学分类

目前国内外对癌组织学分类仍不十分统一，但多数按细胞分化程度和形态特征分为鳞状上皮细胞癌、腺癌小细胞未分化癌和大细胞未分化癌。

1. 鳞状上皮细胞癌（简称鳞癌）

是最常见的类型，占原发性肺癌的 40% ~50%，多见于老年男性，与吸烟关系非常密切。以中央型肺癌多见，并有向管腔内生长的倾向，常早期引起支气管狭窄，导致肺不张，或阻塞性肺炎。癌组织易变性、坏死，形成空洞或癌性肺脓肿。鳞癌生长缓慢，转移晚，手术切除的机会相对多，5 年生存率较多，但放疗、化疗不如小细胞未分化癌敏感。

由于支气管黏膜柱状上皮细胞受慢性刺激和损伤、纤毛丧失、基底细胞鳞状化生、不典型增生和发育不全，最易突变成癌。典型的鳞状上皮样排列。电镜检查：癌细胞间有大量核粒与张力纤维束相连接。

有时偶见鳞癌和腺癌混合存在称混合型肺癌（鳞腺癌）。

2. 腺癌

女性多见，与吸烟关系不大，多生长在肺边缘小支气管的黏液腺，因此，在周围型肺癌中以腺癌为最常见。腺癌约占原发性肺癌的 25%。腺癌倾向于管外生长，但也可循肺泡壁蔓延，常在肺边缘部形成直径 2 ~4 cm 的肿块。腺癌富血管，故局部浸润和血行转移较鳞癌早。易转移至肝、脑和骨，更易累及胸膜而引起胸腔积液。

典型的腺癌细胞，呈腺体样或乳头状结构，细胞大小比较一致，圆形或椭圆形，胞浆丰富，常含有黏液，核大、染色深，常有核仁，核膜比较清楚。

细支气管—肺泡癌（简称肺泡癌）是腺癌的一个亚型，发病年龄较轻，男女发病率近似，占原发性肺癌的 2% ~5%，病因尚不明确。有学者认为其发生与慢性炎症引起的瘢痕和肺间质纤维化有关，而与吸烟关系不大。其表现有结节型与弥漫型之分。前者为肺内孤立圆形灶，后者为弥漫性播散小结节灶或大片炎症样浸润，可能由于癌细胞循肺泡孔（Kohn

孔）或经支气管直接播散引起，亦有认为是多源性发生。它的组织起源多数认为来自支气管末端的上皮细胞。电镜检查发现癌细胞浆内含有似 II 型肺泡细胞内的板层包涵体。典型的本型癌细胞呈高柱状，核大小均匀，无畸形，多位于细胞基底部。胞浆丰富，呈嗜酸染色，癌细胞沿支气管和肺泡壁生长。肺泡结构保持完整，肺泡内常有黏液沉积。单发性结节型肺泡癌的病程较长，转移慢，手术切除机会多，术后 5 年生存率较高。但细胞分化差者，其预后与一般腺癌无异。

3. 小细胞未分化癌（简称小细胞癌）

是肺癌中恶性程度最高的一种，约占原发性肺癌的 1/5。患者往往年纪较轻，多在 40 ~ 50 岁，多有吸烟史。多发于肺门附近的大支气管，倾向于黏膜下层生长，常侵犯管外肺实质，易与肺门、纵隔淋巴结融合成团块。癌细胞生长快，侵袭力强，远处转移早，手术时发现 60% ~ 100% 血管受侵犯，尸检证明 80% ~ 100% 有淋巴结转移，常转移至脑、肝、骨、肾上腺等脏器。本型对放疗和化疗比较敏感。

癌细胞多为类圆形或棱形，胞浆少，类似淋巴细胞、燕麦细胞型和中间型可能起源于神经外胚层的 Kulchitiky 细胞或嗜银细胞。核细胞浆内含有神经分泌型颗粒，具有内分泌和化学受体功能，能分泌 5-羟色胺、儿茶酚胺、组胺、激肽等肽类物质，可引起副癌综合征（paraneoplastic syndrome）。

4. 大细胞未分化癌（大细胞癌）

可发生在肺门附近或肺边缘的支气管，细胞较大，但大小不一，常呈多角形或不规则形，呈实性巢状排列，常见大片出血性坏死；癌细胞核大，核仁明显，核分裂象常见，胞浆丰富，可分巨细胞型和透明细胞型。巨细胞型癌细胞团周围常有多核巨细胞和炎症细胞浸润。透明细胞型易误认为转移性肾腺癌。大细胞癌转移较小细胞未分化癌晚，手术切除机会较大。

（三）临床分期

为了正确观察疗效和比较治疗结果，国际上已制定了统一的肺癌分期，肺癌 TNM 是一种临床分期系统，T、N、M 分别代表原发肿瘤大小状态、区域淋巴转移状态、有无远处转移。根据这三要素的具体情况来给临床肿瘤分期，以确定合理的治疗手段。国际抗癌联盟（UICC）2009 年分期具体如下。

肺癌 TNM 分期（UICC，2009 版）：

1. 临床分期

隐匿期：$T_x N_0 M_0$。

0 期：$T_{is} N_0 M_0$，$T_4 N_0 M_0$，$T_4 N_1 M_0$。

I a 期：$T_1 N_0 M_0$。

I b 期：$T_{2a} N_0 M_0$。

II a 期：$T_1 N_1 M_0$，$T_{2b} N_0 M_0$。

II b 期：$T_{2b} N_1 M_0$，$T_3 N_0 M_0$，$T_{2a} N_1 M_0$。

III a 期：$T_{1 \sim 3} N_0 M_0$，$T_3 N_{1 \sim 2} M_0$。

III b 期：$T_{1 \sim 4} N_3 M_0$，$T_4 N_{2 \sim 3} M_0$。

IV 期：$T_{1 \sim 4} N_{0 \sim 3} M_1$。

2. 原发肿瘤（T）分期

T_x：原发肿瘤大小无法测量；或痰脱落细胞、或支气管冲洗液中找到癌细胞，但影像学检查和支气管镜检查未发现原发肿瘤。

T_0：没有原发肿瘤证据的 T_{is} 原位癌。

T_{1a}：原发肿瘤最大直径 ≤2 cm，局限于肺和脏层胸膜内，未累及主支气管；或局限于气管壁的肿瘤，不论大小，不论是否累及主支气管，一律分为 T_{1a}。

T_{1b}：原发肿瘤最大直径 >2 cm，≤3 cm。

T_{2a}：肿瘤有以下任何情况者为最大直径 >3 cm，≤5 cm，累及主支气管，但肿瘤距离隆突 ≥2 cm；累及脏层胸膜；产生肺段或肺叶不张或阻塞性肺炎。

T_{2b}：肿瘤有以下任何情况者为最大直径 5 cm，≤7 cm。

T_3：任何大小肿瘤有以下情况之一者为原发肿瘤最大直径 >7 cm，累及胸壁或横膈或纵隔胸膜，或支气管（距离隆突 <2 cm，但未及隆突），或心包；产生全肺不张或阻塞性肺炎；原发肿瘤同一肺叶出现卫星结节。

T_4：任何大小的肿瘤，侵及以下之一者，心脏、大气管、食管、气管、纵隔、隆突或椎体，原发肿瘤同侧不同肺叶出现卫星结节。

3. 淋巴结转移（N）分期

N_x：淋巴结转移情况无法判断。

N_0：无区域淋巴结转移。

N_1：同侧支气管或肺门淋巴结转移。

N_2：同侧纵隔和（或）隆突下淋巴结转移。

N_3：对侧纵隔和（或）对侧肺门，和（或）同侧或对侧前斜角肌或锁骨上区淋巴结转移。

4. 远处转移（M）分期

M_x：无法评价有无远处转移。

M_0：无远处转移。

M_{1a}：胸膜播散（恶性胸腔积液、心包积液或胸膜结节）。

M_{1b}：原发肿瘤对侧肺叶出现卫星结节；有远处转移（肺/胸膜外）。

五、临床表现

肺癌的临床表现与其部位、大小、类型、发展的阶段、有无并发症或转移有密切关系。有 5%～15% 的患者于发现肺癌时无症状。主要症状包括以下 4 个方面。

1. 肿瘤引起的症状

（1）咳嗽：为常见的早期症状，肿瘤在气管内可有刺激性干咳或少量黏液痰。肺泡癌可有大量黏液痰。肿瘤引起远端支气管狭窄，咳嗽加重，多为持续性，且呈高音调金属音。是一种特征性的阻塞性咳嗽。当有继发感染时，痰量增高，且呈黏液脓性。

（2）咯血：由于癌肿组织血管丰富常引起咯血。以中央型肺癌多见，多为痰中带血或间断血痰，常不易引起患者重视而延误早期诊断。如侵蚀大血管，可引起大咯血。

（3）喘鸣：由于肿瘤引起支气管部分阻塞，约有 2% 的患者，可引起局限性喘鸣音。

（4）胸闷、气急：肿瘤引起支气管狭窄，特别是中央型肺癌，或肿瘤转移到肺门淋巴结，肿大的淋巴结压迫主支气管或隆突，或转移至胸膜，发生大量胸腔积液，或转移至心包发生心包积液，或有膈肌麻痹、上腔静脉阻塞以及肺部广泛受累，均可影响肺功能，发生胸闷、气急，如果原有慢性阻塞性肺病，或合并有自发性气胸，胸闷、气急更为严重。

（5）体重下降：消瘦为肿瘤的常见症状之一。肿瘤发展到晚期，由于肿瘤毒素和消耗的原因，并有感染、疼痛所致的食欲减退，可表现为消瘦或恶病质。

（6）发热：一般肿瘤可因坏死引起发热，多数发热的原因是由于肿瘤引起的继发性肺炎所致，抗生素药物治疗疗效不佳。

2. 肿瘤扩展引起的症状

（1）胸痛：约有30%的肿瘤直接侵犯胸膜、肋骨和胸壁，可引起不同程度的胸痛。若肿瘤位于胸膜附近时，则产生不规则的钝痛或隐痛，疼痛于呼吸、咳嗽时加重。肋骨、脊柱受侵犯时，则有压痛点，而与呼吸、咳嗽无关。肿瘤压迫肋间神经，胸痛可累及其分布区。

（2）呼吸困难：肿瘤压迫大气道，可出现吸气性呼吸困难。

（3）咽下困难：癌肿侵犯或压迫食管可引起咽下困难，尚可引起支气管—食管瘘，导致肺部感染。

（4）声音嘶哑：癌肿直接压迫或转移至纵隔淋巴结肿大后压迫喉返神经（多见左侧），可发生声音嘶哑。

（5）上腔静脉阻塞综合征：癌肿侵犯纵隔，压迫上腔静脉时，上腔静脉回流受阻，产生头面部、颈部和上肢水肿以及胸前部淤血和静脉曲张，可引起头痛、头昏或眩晕。

（6）Horner 综合征：位于肺尖部的肺癌称为上沟癌（Pancoast 癌），可压迫颈部交感神经，引起病侧眼睑下垂、瞳孔缩小、眼球内陷，同侧额部与胸壁无汗或少汗，也常有肿瘤压迫臂丛神经造成以下腋下为主，向上肢内侧放射的火灼样疼痛，在夜间尤甚。

3. 远处转移引起的症状

（1）肺癌转移至胸、中枢神经系统时，可发生头痛、呕吐、眩晕、复视、共济失调、脑神经麻痹、一侧肢体无力甚至半身不遂等神经系统症状。严重时可出现颅内高压的症状。

（2）转移至骨骼，特别是肋骨、脊椎骨、骨盆时，有局部疼痛和压痛。

（3）转移至肝时，可有厌食、肝区疼痛、肝肿大、黄疸和腹腔积液等。

（4）肺癌转移至淋巴结：锁骨上淋巴结常是肺癌转移的部位，可以毫无症状，患者自己发现而来就诊。典型的多位于前斜角肌区，固定而坚硬，逐渐增大、增多，可以融合。淋巴结大小不一定反映病程的早晚，多无痛感，皮下转移时可触及皮下结节。

4. 影响其他系统引起的肺外表现

包括内分泌、神经肌肉、结缔组织、血液系统和血管的异常改变，又称为副癌综合征。有下列6种表现。

（1）肥大性肺性骨关节病（hypertrophic pulmonary osteoarthropathy）：常见于肺癌，也见于胸膜局限性间皮瘤和肺转移瘤（胸腺、子宫、前列腺的转移）。多侵犯上下肢长骨远端，发生杵状指（趾）和肥大性骨关节病。前者具有发生快、指端疼痛、甲床周围环境红晕的特点。两者常同时存在，多见于鳞癌。切除肺癌后，症状可减轻或消失，肿瘤复发又可出现。

（2）分泌促性激素：引起男性乳房发育，常伴有肥大骨关节病。

（3）分泌促肾上腺皮质激素样物：可引起 Cushing 综合征，表现为肌力减弱、水肿、高血压、尿糖增高等。

（4）分泌抗利尿激素：引起稀释性低钠血症，表现为食欲不佳、恶心、呕吐、乏力、嗜睡、定向障碍等水中毒症状，称为抗利尿激素分泌不当综合征（syndrome of inappropriate antidiuretic hormone secretion，SIADH）。

（5）神经肌肉综合征：包括小脑皮质变性、脊髓小脑变性、周围神经病变、重症肌无力和肌病等。发生原因不明确。这些症状与肿瘤的部位和有无转移无关。它可以发生于肿瘤出现前数年，也可作为一症状与肿瘤同时发生；在手术切除后尚可发生，或原有的症状无改变。它可发生于各型肺癌，但多见于小细胞未分化癌。

（6）高血钙症：肺癌可因转移而致骨骼破坏，或由异生性甲状旁腺样激素引起。高血钙可与呕吐、恶心、嗜睡、烦渴、多尿和精神紊乱等症状同时发生，多见于鳞癌。肺癌手术切除后，血钙可恢复正常，肿瘤复发又可引起血钙增高。

此外，在燕麦细胞癌和腺癌中还可见到因5-羟色胺分泌过多所造成的类癌综合征，表现为哮鸣样支气管痉挛、阵发性心动过速、水样腹泻、皮肤潮红等。还可有黑色棘皮症及皮肤炎、掌跖皮肤过度角化症、硬皮症、栓塞性心内膜炎、血小板减少性紫癜、毛细血管病性渗血性贫血等肺外表现。

六、辅助检查和实验室检查

（一）胸部X线检查

本项检查是发现肺癌最重要的一种方法。可通过透视，正、侧位胸部X线摄片，发现块影或可疑肿块阴影。进一步选用高电压摄片、体层摄片、电子计算机体层扫描（CT）、磁共振（MRI）、支气管或血管造影等检查，以明确肿块的形态、部位范围、与心脏大血管的关系，了解肺门和纵隔淋巴结的肿大情况和支气管阻塞、变形的程度以及肺部有无转移性病灶，以提供诊断和治疗的依据。肺癌的胸部X线检查表现有如下3种主要形式。

1. 中央型肺癌

多为一侧肺门类圆性阴影，边缘大多毛糙，有时有分叶表现，或为单侧性不规则的肺门部肿块，癌肿与转移性肺门或纵隔淋巴结融合而成的表现；也可以肺不张或阻塞性肺炎并存，形成所谓"S"形的典型肺癌的X线征象。肺不张、阻塞性肺炎、局限性肺气肿皆由于癌肿对支气管完全阻塞或部分阻塞引起的间接征象。在体层摄片、支气管造影可见到支气管壁不规则增厚、狭窄、中断或腔内肿物：视支气管阻塞的不同程度可见鼠尾状、杯口状或截平状中断。肿瘤发展至晚期侵犯邻近器官和转移淋巴结肿大，可见有肺门淋巴结肿大，纵隔块状影，气管向健侧移位；隆突下淋巴结肿大可引起左右主支气管的压迹，气管分叉角度变钝和增宽，以及食管中段局部受压等；压迫膈神经引起膈麻痹，可出现膈高位和矛盾运动：侵犯心包时，可引起心包积液等晚期征象。

2. 周围型肺癌

早期常呈局限性小斑片状阴影，边缘不清、密度较淡，易误诊为炎症或结核。如动态观察肿块增大呈圆形或类圆形时，密度增高、边缘清楚常呈叶状，有切迹或毛刺，尤其是细毛刺或长短不等的毛刺。如癌肿向肺门淋巴结蔓延，可见其间的引流淋巴管增粗呈条索状，亦可引起肺门淋巴结肿大。如发生癌性空洞，其特点为壁膜较厚，多偏心，内壁不规则，凹凸不平，也可伴有液平面，易侵犯胸膜，引起胸腔积液，也易侵犯肋骨，引起骨质破坏。

3. 支气管—肺泡癌

有两种类型的表现。结节型与周围型肺癌的圆形病灶不易区别。弥漫型者为两肺大小不等的结节状播散病灶，边界清楚，密度较深，随病情发展逐渐增多和增大。常伴有增深的网织状阴影，表现颇似血行播散型肺结核，应予鉴别。

（二）电子计算机体层扫描（CT）

CT 的优点在于能发现普通 X 线检查不能显示的解剖结构，特别对位于心脏后、脊柱旁沟和在肺尖、近膈面下及肋骨头部位极有帮助。CT 还可以辨认有无肺门和纵隔淋巴结肿大。如纵隔淋巴结直径大于 20 mm，肿瘤侵入纵隔脂肪间隙或包绕大血管，则基本不能手术。CT 还能显示肿瘤有无直接侵犯邻近器官，CT 对病灶大于 3 mm 的多能发现。CT 对转移癌的发现率比普通断层高。

（三）磁共振（MRI）

MRI 在肺癌的诊断价值基本与 CT 相似，在某些方面优于 CT。但有些方面又不如 CT。如 MRI 在明确肿瘤与大血管之间关系方面明显优于 CT，在发现小病灶（直径 <5 mm）方面又远不如薄层 CT。在钙化灶显示方面也很困难，且 MRI 易受呼吸伪影干扰，一些维持生命的设施如氧气瓶、呼吸机等不能带入磁场。因此，病情危重或严重呼吸困难者，一般不宜选用 MRI 检查。有心脏起搏器者为绝对禁忌证。因此，MRI 只适用于如下几种情况：临床上确诊为肺癌，需进一步了解肿瘤部位、范围，特别是了解肺癌与心脏大血管、支气管胸壁的关系，评估手术切除可能性者；疑为肺癌而 X 线胸片及 CT 均为阴性者；了解肺癌放疗后肿瘤复发与肺纤维化的情况。

（四）痰脱落细胞检查

当怀疑肺癌时，胸部 X 线检查之后的下一个诊断步骤，为获取组织标本进行组织学检查。痰细胞学检查的阳性率取决于标本是否符合要求、细胞学家的水平高低、肿瘤的类型以及送标本的次数（以 3~4 次为宜）等因素，非小细胞癌的阳性率较小细胞肺癌的阳性率高，一般在 70% ~80%。

（五）纤维支气管镜检查（简称纤支镜检）

对明确肿瘤的存在和获取组织供组织学诊断均具有重要的意义。对位于近端气道内的肿瘤经纤支镜刷检结合钳夹活检阳性率为 90% ~93%。对位于远端气道内而不能直接窥视的病变，可在荧光屏透视指导下作纤支镜活检。对于直径小于 2 cm 的肿瘤组织学阳性诊断率为 25%，对于较大肿瘤阳性率为 65%，也可采用经支气管针刺吸引。对外周病灶可在多面荧光屏透视或胸部计算机体层扫描引导下采用经胸壁穿刺进行吸引。有报道成功率达 90%。此外还可以和血卟啉衍化物结合激光或用亚甲蓝支气管内膜染色活检，以提高早期诊断的阳性率。有肺动脉高压、低氧血症伴有二氧化碳潴留和出血体质应列为肺活检禁忌证。

（六）胸腔镜探查和开胸手术探查

若经痰细胞学检查、支气管镜检查和针刺活检均未能确立细胞学诊断，则考虑胸腔镜探查或开胸手术探查，但必须根据患者年龄、肺功能、手术并发症等仔细权衡利弊后决定。

（七）其他检查

癌相关抗原，如癌胚抗原、神经肽类和神经元类等检查对于发现肺癌均缺乏特异性，对判断转移或复发均无肯定的应用价值。

七、诊断和鉴别诊断

(一) 诊断

肺癌的治疗效果取决于其早期明确诊断，一般依靠详细的病史询问、体格检查和有关的辅助检查，进行综合判断，80%~90%的患者可以得到确诊。

肺癌的早期诊断包括两方面的重要因素：其一是患者对肺癌的防治知识应得到普及，对任何可疑的肺癌症状应及时进一步检查；其二是医务人员应对肺癌的早期征象提高警惕，避免漏诊、误诊。对高发癌肿区或有高危险因素的人群宜定期或有可疑征象时，进行防癌或排除癌肿的有关检查。特别对40岁以上长期重度吸烟（吸烟指数>400）有下列情况者应作为可疑肺癌对象进行有关排癌检查；无明显诱因的刺激性咳嗽持续2~3周，治疗无效；或原有慢性呼吸道疾病，咳嗽性质改变者；持续或反复在短期内痰中带血而无其他原因可解释者；反复发作的同一部位的肺炎，特别是段性肺炎；原因不明的肺脓肿，无中毒症状，无大量脓痰，无异物吸入史，抗感染治疗效果不显著者；原因不明的四肢关节疼痛及杵状指（趾）；X线上的局限性肺气肿或段性、叶性肺不张；孤立性圆形病灶和单侧性肺门阴影增大者；原有肺结核、病灶已稳定，而形态或性质发生改变者；无中毒症状的胸腔积液，尤以血性，进行性增加者；尚有一些上述的肺外表现的症状，皆值得怀疑，需进行检查。

(二) 鉴别诊断

肺癌常与某些肺部疾病共存，或其影像学形态表现与某些疾病相类似，故常易误诊或漏诊，必须及时进行鉴别，以利早期诊断，应与下列疾病鉴别。

1. 肺结核

(1) 肺结核球：多见于年轻患者，多无症状，多位于结核好发部位（上叶后段和下叶背段）。病灶边界清楚，可有包膜，内容密度高，有时含有钙化点，周围有纤维结核灶，在随访观察中多无明显改变。如有空洞形成，多为中心性空洞，洞壁规则、较薄，直径很少超过3 cm，常需与周围型肺癌相鉴别。

(2) 肺门淋巴结结核：易与中央型肺癌相混淆，应加以鉴别。肺门淋巴结结核多见于儿童或老年，多有发热等结核中毒症状，结核真菌试验多呈强阳性。抗结核药物治疗有效。中央型肺癌其特殊的X线征象，可通过体层摄片、CT、MRI和纤支镜检查等加以鉴别。

(3) 急性粟粒性肺结核：应与弥漫性肺泡癌相鉴别。粟粒性肺结核发病年龄相对较轻，有发热等全身中毒症状。X线胸片上病灶为大小一致，分布均匀，密度较淡的粟粒结节。而肺泡癌两肺多有大小不等的结节状播散病灶，边界清楚、密度较深、进行性发展和扩大，且有进行性呼吸困难。根据临床、实验室等资料进行综合判断可以鉴别。

2. 肺炎

应与癌性阻塞性肺炎相鉴别。肺炎起病急骤，先有寒战、高热等毒血症状，然后出现呼吸道症状，抗菌药物治疗多有效，病灶吸收迅速而完全，而癌性阻塞性肺炎炎症吸收较缓慢，或炎症吸收后出现块状阴影，且多为中央型肺癌表现，纤支镜检查、细胞学检查等有助于鉴别。

3. 肺脓肿

应与癌性空洞继发感染相鉴别。原发性肺脓肿起病急，中毒症状明显，常有寒战、高热、咳嗽、咳大量脓臭痰，周围血常规白细胞总数和中性粒细胞分类计数增高。X 线胸片上空洞壁薄，内有液平，周围有炎症改变。癌性空洞常先有咳嗽、咯血等肿瘤症状，然后出现咳脓痰、发热等继发感染的症状。X 线胸片可见癌肿块影有偏心空洞，壁厚，内壁凹凸不平。结合纤支镜检查和痰脱落细胞检查可以鉴别。

4. 肺部其他肿瘤

（1）肺部良性肿瘤：如错构瘤、纤维瘤、软骨瘤等有时需与周围型肺癌鉴别。一般肺良性肿瘤病程长，生长慢，临床上大多无症状。在 X 线片上呈类圆形的块影，密度均匀，可以有钙化点，轮廓整齐，多无分叶。

（2）支气管腺瘤：是一种低度恶性肿瘤。发病年龄较肺癌年轻，女性发病率高。临床表现可以与肺癌相似，常反复咯血。X 线片上的表现，有时也与肺癌相似。经气管镜检查，诊断未能明确者宜尽早剖胸探查术。

（3）纵隔淋巴瘤：可与纵隔型肺癌混淆。纵隔淋巴瘤生长迅速。临床上常有发热和其他部位浅表淋巴结肿大。在 X 线片上表现为两侧气管旁和肺门淋巴结肿大。对放射疗法高度敏感，小剂量照射后即可见到肿块明显缩小。纵隔镜检查有助于诊断。

八、治疗

肺癌的治疗是根据患者的机体状况；肿瘤的病理类型、侵犯的范围和发展趋向、合理地、有计划地应用现有的治疗手段，以期较大幅度地提高治愈率和患者的生活质量。

治疗的联合方式是：小细胞肺癌多选用化疗和放疗加手术，非小细胞肺癌首先选用手术，然后是放疗或化疗。这种治疗模式并非千篇一律，也要看具体情况，如小细胞肺癌少数 I 期、II 期患者可选用手术治疗，然后用化疗和放疗，而非小细胞肺癌因肺功能或患者机体情况不允许手术或肿瘤部位或 III 期部分患者失去手术机会者可先行放疗和化疗，其后争取手术治疗。

1. 手术治疗

局限性肿瘤切除手术可取得相当于广泛切除者的疗效。一般推荐肺叶切除术。肺段切除术和楔形切除等范围更小的手术，一般仅用于外周性病变患者或肺功能不良者。手术方法有传统的开胸手术和胸腔镜下的微创手术。近年来胸腔镜下的肺叶切除术、肺段切除术视为当今肺癌手术治疗的新进展。

非小细胞肺癌 I 期和 II 期患者应行以治愈为目标的手术切除治疗。对以同侧纵隔淋巴结受累为特征的 III 期患者应行原发病灶及受累淋巴结手术切除治疗。Narke 报道对 819 例 N_2 者采用创造的胸内淋巴结图（LN Map）逐个清除淋巴结，术后 5 年生存率高达 48%，胸壁受侵犯亦行手术治疗，术后 5 年生存率可达 17%～20%。对肺上沟瘤尚无纵隔淋巴结或全身转移者应行手术前放疗及整体手术切除。对 T_4N_2 或 M_1 认为是扩大手术的禁忌证。一般 N_0 者手术后 5 年生存率在 33.7%～53.7%，N_1 者为 17.4%～31%，N_2 者为 8.9%～23%，鳞癌比腺癌和大细胞癌术后效果好，肿瘤直径小于 3.5 cm 者，术后 5 年生存率为 50% 左右，淋巴结包膜完整的比穿破者效果好。

小细胞肺癌90%以上在就诊时已有胸内或远处转移，在确诊时11%～47%有骨髓转移、14%～51%有脑转移。此外，尚有潜在性血道、淋巴道微转移灶。因此，国内主张先化疗、后手术，5年生存率在28.9%～51%，而单一手术的5年生存率仅为8%～12%。

肺功能为估价患者是否应行手术治疗时需要考虑的另一重要因素，若用力肺活量超过2L，且第一秒用力呼气量（FEV_1）占用力肺活量的50%以上，可考虑行手术治疗。

2. 化学药物治疗（简称化疗）

小细胞肺癌对于化疗有高度的反应性，有较多的化疗药物能提高小细胞肺癌的缓解率，如足叶乙苷（VP-16）、鬼臼噻吩苷（VM-26）、卡铂（CBP）及异环磷酰胺（IFO）等，其单药的缓解率为60%～77%，还有环己亚硝脲（CCNU）、顺铂（DDP）、长春碱酰胺（VDS）、表阿霉素（EPI）、甲氨蝶呤（MTX）等亦均被认为对小细胞肺癌有效，使小细胞化疗有新的发展，缓解率提高到50%～90%。因此，化疗成为治疗小细胞肺癌的主要方法，尤其对Ⅳ期小细胞肺癌的价值更大。

化疗获得缓解后，25%～50%出现局部复发。由于小细胞肺癌有3个亚型，即纯小细胞肺癌型、小细胞，大细胞型和混合型，后两种因混有非小细胞肺癌，化疗只杀伤小细胞肺癌细胞，剩下的对化疗不敏感的非小细胞肺癌细胞是构成复发的原因之一。因此，化疗缓解后局部治疗也很重要。

化疗结合局部治疗后，尚残存微转移灶，因此继续全身化疗有其重要性。如一组59例小细胞肺癌化疗缓解后作手术切除，术后11例未用化疗，均于13个月内死亡，而余48例术后化疗者5年生存率达33.2%。

对小细胞肺癌有活力的化疗药物，要求它们对未用过化疗患者的缓解率为20%。已治者要求＞10%，以往经常采用环磷酰胺（CTX）+阿霉素（ADR）+长春新碱（VCR）组成的CAO方案，其缓解率高达78.6%，也有用CAO+VP-16者，对病变超过同侧胸腔和所有N_2，即广泛期患者有较好作用。VP-16取代CAO方案的ADR，广泛期患者的中数缓解期得到改善。对未经治疗的小细胞肺癌患者CAO+VP-16+顺铂［剂量20 mg/m^2×（3～4）d］较CAO+VP-16优先，二者的缓解率分别为53%和48%，近年国外在研究VM-26或CAP（碳铂）为主的联合治疗方案。

非小细胞肺癌对化疗的反应较差，目前还无任何单一的化疗药物可使非小细胞肺癌的缓解率达到20%者。因此，化疗主要用于失去手术及放射性治疗的缓解化疗，或做手术后的辅助化疗或播散性非小细胞肺癌的联合化疗。常用的化疗方案：长春瑞滨+顺铂；紫杉醇+顺铂；吉西他滨+顺铂；近年来，对肺腺癌的化疗应用培美曲塞+顺铂方案取得了更高的有效率。

3. 放疗

放射线对癌细胞有杀伤作用。癌细胞受照射后，射线可直接作用于DNA分子，引起断裂，射线引起的电离物质又可使癌细胞发生变性，被吞噬细胞吞噬，最后被纤维母细胞所代替，但放疗的生物效应受细胞群的增殖动力学的影响。

放疗可分为根治性和姑息性两种，根治性对于病灶局限、因解剖原因不便手术或患者不愿意手术者，有报道少部分患者5年无肿瘤复发。若辅以化疗，则可提高疗效。姑息性放疗目的在于抑制肿瘤的发展，延迟肿瘤扩散和缓解症状。对控制骨转移性疼痛、骨髓压迫、上腔静脉综合征和支气管阻塞及脑转移引起的症状有肯定的疗效，可使60%～80%咯血症状和90%的脑转移症状获得缓解。

放疗对小细胞肺癌效果较好，其次为鳞癌和腺癌，其放射剂量以腺癌最大，小细胞癌最小。一般40.0~70.0 Gy（4000~7000 rad）为宜，分5~7周照射。常用的放射线有钴-60 γ线，电子束 β 线和中子加速器等，精心制订照射方案，严密观察病情动态变化，控制照射剂量和疗程，常可减少和防止放射反应如白细胞减少、放射性肺炎、放射性肺纤维化和放射性食管炎。

对全身症状太差，有严重心、肺、肝、肾功能不全者应列为禁忌。重症阻塞性肺气肿患者，易并发放射性肺炎，使肺功能受损害，宜慎重应用。放射性肺炎可用肾上腺糖皮质激素治疗。

4. 其他局部治疗方法

近几年来用许多局部治疗方法来缓解患者的症状和控制肿瘤的发展。如经支气管动脉和（或）肋间动脉灌注加栓塞治疗、经纤维支气管镜用电刀切割瘤体、激光烧灼及血卟啉衍生物（HPD）静脉注射后，用 Nd ∶ YAG 激光局部照射产生光动力反应，使瘤体组织变性坏死。此外，经纤支镜引导腔内置入放疗作近距离照射也取得较好的效果。

5. 生物缓解调解剂（BRM）

BRM 为小细胞肺癌提供了一种新的治疗手段，如小剂量干扰素（2×10^6 单位）每周3次间歇疗法，转移因子、左旋咪唑、集落刺激因子（CSF）在肺癌的治疗中都能增加机体对化疗、放疗的耐受性，提高疗效。

6. 中医中药治疗

中医学有许多单方、配方在肺癌的治疗中可以与西药治疗协同作用，减少患者对放疗、化疗的反应，提高机体抗病能力，在巩固疗效，促进、恢复机体功能中起到辅助作用。

7. 分子靶向治疗

近年来，对肺部腺癌患者的癌细胞进行血管内皮生长因子受体（EGFR）的检测，如相应基因的突变者，可以口服分子靶向治疗药物，如吉非替尼、厄洛替尼等，临床治疗效果相当满意。

九、预防

肺癌的预防一方面是减少或避免吸入含有致癌物质污染的空气和粉尘，另一方面对高发患者群进行重点普查，早期发现及时治疗。

十、预后

肺癌的预后取决于早期发现，及早治疗。隐性肺癌早期治疗可获痊愈。一般认为鳞癌预后较好，腺癌次之，小细胞未分化癌较差。近年来采用综合治疗后小细胞未分化癌的预后也有很大改善。

（朱莉芳）

第二节　纵隔及胸壁肿瘤

一、纵隔肿瘤

（一）概述

纵隔是胸部一个重要的解剖部分，包括从胸廓入口至膈肌。纵隔是许多局部疾患发生之处，然而，也与一些系统性疾病有关，局部疾患包括气肿、出血、感染及各种原发性肿瘤及囊肿。系统性疾患包括转移癌、肉芽肿、其他全身性感染。源于食管、大血管、气管和心脏的疾病均可表现为纵隔块影或引起与压迫或侵蚀邻近纵隔组织相关的症状。

（二）历史回顾

气管内麻醉和胸腔闭式引流技术出现以前，由于手术进入胸膜腔具有一定危险性，主要是气胸和随后的呼吸衰竭，所以很少有人尝试手术介入纵隔。开始是针对前纵隔，通过各种经胸骨的方法来暴露。Bastianelli 在 1893 年劈开胸骨柄以后摘除了一个位于前纵隔的皮样囊肿。Milton 在 1897 年报道了从一例患纵隔结核年轻人的前纵隔切除了两枚干酪样淋巴结。

随着气管内麻醉的应用，安全的经胸膜手术已成为可能。Harrington 在 1929 年、Heuer 和 Andrus 在 1940 年报道了首批病例，验证了经胸膜途径手术治疗各种纵隔疾患的安全性和有效性。Blalock 在 1936 年报道为一重症肌无力的患者进行了胸腺摘除，后来该患者症状明显缓解。这次手术成功地开创了重症肌无力外科治疗的新途径。

（三）纵隔解剖及分区

纵隔是两侧纵隔胸膜之间、胸骨之后、胸椎（包括两侧脊柱旁肋脊区）之间的一个间隙，上自胸廓入口，下为膈肌。纵隔内有心脏、大血管、食管、气管、神经、胸腺、胸导管、丰富的淋巴组织和结缔脂肪组织。

为了便于标明异常肿块在纵隔内的所在部位，临床常将纵隔划分为若干区。最早的定位将纵隔分为 4 个区域为上纵隔，前纵隔，中纵隔和后纵隔。上纵隔从胸骨角至第 4 胸椎下缘作一横线至胸廓入口；前纵隔自上纵隔至膈肌及胸骨至心包；后纵隔包括自心包后方的所有组织；中纵隔包含前纵隔至后纵隔内所有的结构。

近年来，Shields 分区法临床也被应用，即将纵隔划分成前纵隔（anterior compartment），内脏纵隔（visceral compartment）和脊柱旁沟（paravertebral sulci）3 个区。所有划区均自胸廓入口至膈肌。前纵隔包括自胸骨后缘至心包及大血管前面。内脏纵隔也称中纵隔，自胸廓入口，屈曲下延，包括上纵隔的后方至椎体的前方。脊柱旁沟（也称脊肋区）是脊柱两侧，紧邻肋骨的区域，为一潜在的间隙，与前述的后纵隔相同。

（四）纵隔肿瘤的好发部位

纵隔内组织器官较多，其胎生结构来源复杂，所以纵隔内就可以发生各种各样的肿瘤，并且这些肿瘤都有其好发部位。但是，也有少数例外的情况。譬如，前纵隔内偶尔可看到神经源性肿瘤，而异位甲状腺肿也可在后纵隔发现。同时，由于纵隔划分是人为的，其间没有真正的解剖界线，因此当肿瘤长大时，它可占据一个以上的区域。牢记上述好发部位和了解有少数例外情况，对术前正确的诊断和外科治疗是有很大帮助的。

（五）临床表现

纵隔肿瘤的患者大约 1/3 无症状，多因其他疾病或健康查体时 X 线检查而发现。症状和体征与肿瘤的大小、部位、生长方式和速度、质地、性质、是否合并感染、有无特殊的内分泌功能以及相关的并发症状等有关。良性肿瘤生长缓慢，大多无明显的症状，而恶性肿瘤侵袭程度高，进展迅速，故肿瘤较小时即可出现症状。

1. 常见的症状

有胸痛、胸闷，刺激或压迫呼吸系统、大血管、神经系统、食管的症状。此外，还可出现与肿瘤性质有关的特异性症状。

2. 刺激或压迫呼吸系统

可引起剧烈的刺激性咳嗽、呼吸困难甚至发绀。破入呼吸系统可出现发热、脓痰，甚至咯血。

3. 压迫大血管

压迫上腔静脉可出现上腔静脉压迫综合征；压迫无名静脉可致单侧上肢静脉及颈静脉压增高。

4. 压迫神经系统

如压迫交感神经干时，出现 Horner 综合征；压迫喉返神经出现声音嘶哑；压迫臂丛神经出现上臂麻木、肩胛区疼痛及向上肢放射性疼痛。哑铃状的神经源性肿瘤有时可压迫脊髓引起截瘫。

5. 压迫食管

可引起吞咽困难。

6. 特异性症状

对明确诊断有决定性意义，如胸腺瘤出现重症肌无力；生殖细胞肿瘤咳出皮脂样物或毛发；神经源性肿瘤出现 Horner 综合征、脊髓压迫症状等。

（六）诊断

纵隔肿瘤的诊断除根据病史、症状和体征外，还要结合患者的实际情况选择性地应用以下各项无创或有创检查。

1. 胸部 X 线检查

是诊断纵隔肿瘤的重要手段，亦是主要的诊断方法。胸部 X 线片可显示纵隔肿瘤的部位、形态、大小、密度及有无钙化。X 线透视下还可观察块影有无搏动，是否随吞咽动作上下移动，能否随体位或呼吸运动而改变形态等。根据上述特点，多数纵隔肿瘤均可获得初步诊断。

2. CT 扫描

CT 扫描现已成为常规。它能提供许多胸部 X 线片所不能提供的信息。首先能准确地显示肿块层面结构及其与周围器官或组织的关系；其次，在脂肪性、血管性、囊性及软组织肿块的鉴别上，CT 扫描有其优越性；此外，CT 扫描能显示出肿瘤所侵及的邻近结构、胸膜及肺的转移情况，据此可初步判断肿块的性质。

3. 磁共振检查（MRI）

MRI 在肿瘤与大血管疾病鉴别时不需要造影剂为 MRI 除横断面外，还能提供矢状面及冠状面的图像。因此，对纵隔内病变的显示较 CT 更为清楚；在判断神经源性肿瘤有无椎管内或硬脊膜内扩展方面，MRI 优于 CT。

4. 同位素扫描

可协助胸骨后甲状腺肿的诊断。

5. 活组织检查

经上述方法无法满足临床诊断的患者，可考虑应用细针穿刺、纤维支气管镜、食管镜、纵隔镜或胸腔镜等进行活组织检查，以明确诊断，确定治疗方案。

（七）治疗

手术可以明确诊断，防止良性肿瘤恶变，解除器官受压和"减负荷"，为放疗、化疗创造条件。因此，除恶性淋巴源性肿瘤适用化疗和放疗外，绝大多数原发性纵隔肿瘤只要无其他手术禁忌证，均应首选外科治疗。

总的治疗原则如下。①切口：应选择暴露好、创伤小、便于采取应急措施的切口。一般来说，前纵隔肿瘤采用前胸切口；后纵隔肿瘤采用后外侧切口；位置较高的前上纵隔肿瘤及双侧性前纵隔肿瘤，采用胸正中切口。胸内甲状腺肿可采用颈部切口，必要时劈开部分胸骨。②麻醉：一般采用静脉复合麻醉。③手术操作一定要仔细：纵隔肿瘤所在部位复杂，常与大血管、心包、气管、支气管、食管、迷走神经等器官发生密切关系，所以手术时损伤这些重要脏器的机会较大。因此，操作务必仔细、轻柔。④对于不能完全切除或不能切除的纵隔恶性肿瘤，术后应行放疗或化疗。放疗或化疗后有些患者还可以二次开胸探查，将肿瘤切除。

注意事项：①肿瘤与重要脏器粘连时，应仔细分离，防止损伤，必要时可残留部分肿瘤或包膜；②术中要确切止血，出血量多者应补充血容量；③对巨大肿瘤剥离时慎防气道和心脏受压，必要时应该由助手托起瘤体，有明显包膜者可先行包膜外快速剥离，取出瘤内容，待改善暴露后再切除包膜。无明显包膜的实质性肿瘤可分次切除，暴露最差的蒂部留作最后处理；④对双侧胸膜腔打开，手术时间长、大量出血及输血，一侧膈神经损伤和重症肌无力者，术后应予呼吸机辅助呼吸。

1. 胸腺肿瘤

胸腺是人体的重要免疫器官，分泌胸腺素，包括几种胸腺多肽类激素，它们作用于淋巴干细胞、较成熟的淋巴细胞及 T 淋巴细胞亚群，使这些细胞分化成熟为有免疫活性的 T 淋巴细胞。以前认为，凡是来源于胸腺的肿瘤，统统归类于胸腺瘤，现在它被分为几个临床病例分类不同的肿瘤，如胸腺瘤、胸腺癌、胸腺类癌、胸腺脂肪瘤、胸腺畸胎瘤等。

（1）胸腺的解剖：胸腺位于前纵隔的大血管前方。胸腺的左右两叶并不融合，并易于解剖分开，两叶并不对称，一般右叶大于左叶。胸腺在青春期最大，重约 30 g，至成人期胸腺逐渐缩小。胸腺的血液供应，动脉来自胸廓内动脉，同时也可来自上、下甲状腺动脉；静脉回流通过头臂及胸内静脉，并可与甲状腺静脉相交通。淋巴引流入内乳、前纵隔及肺门淋巴结。

（2）胸腺瘤：30 ~ 50 岁多见，男、女发病率相当，位于前纵隔，右侧多于左侧，双侧少见，少数可异位发生于颈部、肺门、肺、心膈角及气管内。术中如见肿瘤包膜不完整或浸润邻近组织，术后显微镜下见肿瘤浸润包膜均视为恶性表现，有复发可能。临床恶性行为尚表现为肿瘤可有胸内扩散至胸膜、心包种植及肺转移，锁骨上和腋下淋巴结转移，约 3% 患者有远处转移。1985 年，Marino 等提出分为皮质型、髓质型和混合型。虽然免疫组化和电镜研究有进展。但细胞学上"良性"表现和临床上恶性生物学行为之间至今找不出肯定的关系。临床上常常根据术中肿块是否有包膜及其生长方式来确定其良恶性。

决定治疗方针和预后的临床病理分期有多种。按 Trastek 和 Payne（1989）分期如下：Ⅰ期：包膜完整，无包膜浸润。Ⅱ期：浸润入周围脂肪组织、纵隔胸膜。Ⅲ期：浸润入邻近器官（如心包、大血管和肺）。Ⅳa 期：胸膜、心包转移。Ⅳb 期：淋巴性或血源性转移。

手术切除为首选治疗。适应证：①Ⅰ期、Ⅱ期病变；②部分Ⅲ期病变，有条件作扩大性切除；③可行减容术，术后加行放疗、化疗；④合并有重症肌无力；⑤少数完全切除后有局部复发可行再切除；⑥全身情况及心肺功能可以耐受胸部大手术者。

禁忌证：①肿瘤广泛浸润，估计不能切除者；②不能耐受开胸手术者；③已有双侧膈神经麻痹；④Ⅳ期病变。

常用手术径路为正中胸骨劈开行肿瘤及全胸腺切除。少数低位一侧胸内肿瘤可采取前胸切口，后外侧切口适用于一侧胸内巨大肿瘤。对Ⅱ期、Ⅲ期病变（完全或不完全切除）术后均应加放疗，以防复发。对不能手术及局部复发者，放疗也可明显延长生存时间。近年发现以顺铂为主的化疗方案有一定效果，可使胸腺瘤的综合治疗趋向完善。

（3）胸腺癌：指肿瘤细胞有异形、核分裂等恶性表现。Hartman 等（1990）报道：文献记录约 100 例，可分为 8 个亚型：鳞状细胞癌（最多）、淋巴上皮瘤样癌、Bassloid 癌、黏液表皮样癌、肉瘤样癌、小细胞—未分化鳞状细胞混合癌、透明细胞癌和未分化癌。大多数预后差，能完全切除机会少，适合放、化疗。

2. 胸腺瘤合并重症肌无力

重症肌无力是神经肌肉接头间传导功能障碍所引起的疾病，主要累及横纹肌，休息或抗胆碱酯酶药物可使肌力恢复到一定程度。现认为是一种自身免疫疾病。

（1）病因与发病机制：重症肌无力是神经肌肉传导的自身免疫疾病，在患者体内产生抗乙酰胆碱受体抗体，破坏了自身神经肌肉接头处的乙酰胆碱受体。这种自身免疫侵袭神经肌肉连接部的机制尚未明确，但已知胸腺起了主导作用。第一，文献报道有 50%～60% 的胸腺瘤患者伴发重症肌无力，10%～25% 的重症肌无力患者中经检查可发现胸腺瘤，而无胸腺瘤的重症肌无力患者在切除的胸腺中大多数也可见到滤泡性淋巴样增生改变，约占所有患者的 60%。淋巴样滤泡含有 B 淋巴细胞。对乙酰胆碱受体产生抗体。第二，在肌无力患者的胸腺中观察到有乙酰胆碱抗体（William，1986）。可认为患者自身抗体的抗原来自胸腺的肌样体细胞（Myoid cell）。第三，胸腺在重症肌无力发病机制的重要性，可在手术切除胸腺后见效所支持，多数患者在胸腺手术切除后，症状缓解率可达 60%～80%。

（2）临床表现：重症肌无力可发生于任何年龄，但绝大多数始发于成年期，常在 35 岁以前，约占 90%。少数患者在 1 岁至青春期内发病（少年型肌无力）。女性发病率高于男性，比例约为 3：2。早期表现为运动或劳累后无力，休息后可减轻，常晨轻暮重。累及的肌肉及部位随受累的时间程度轻重不一，临床表现也各不相同。典型症状开始时仅有短暂的无力发作，之后呈渐进性，随时间增长而逐渐加重。开始时受脑神经支配的肌肉最先受累，如眼肌、咀嚼肌。病情进展累及全身肌肉，主要累及近端肌群，并常呈不对称表现。

按改良 Osserman 分型，重症肌无力可分为以下 4 型。

Ⅰ型：主要为眼肌型，症状主要集中在眼肌，表现为一侧或双侧上睑下垂，有复视或斜视现象。

Ⅱ型：累及延髓支配的肌肉，病情较Ⅰ型重，累及颈、项、背部及四肢躯干肌肉群，据其严重程度可分为Ⅱa型与Ⅱb型。Ⅱa型：轻度全身无力，尤以下肢为重，登楼抬腿无力，无胸闷或呼吸困难等症状。Ⅱb型：有明显全身无力，生活尚可自理，伴有轻度吞咽困难，有时进流质不当而呛咳，感觉胸闷，呼吸不畅。

Ⅲ型：急性暴发型，出现严重全身肌无力，有明显呼吸道症状。

Ⅳ型：重度全身无力，生活不能自理，吞咽困难，食物易误入气管。症状常呈发作性，缓解、复发和恶化交替出现。若有呼吸道感染、疲劳、精神刺激、月经或分娩，可加剧病情发展，并累及全身。也可短期内迅速恶化，呈暴发性发作，出现严重全身无力，有明显呼吸道症状，治疗效果差。

（3）诊断：除病史和体征外，抗胆碱酯酶药物试验、电生理和免疫生物学检查可帮助诊断重症肌无力。90%以上的患者，乙酰胆碱受体抗体和调节抗体水平升高。部分患者横纹肌抗体水平升高。所有诊断为重症肌无力的患者，均应定期行胸部 X 线和 CT 检查。以确定是否有胸腺瘤或发生了胸腺瘤。

重症肌无力应该与肌无力综合征相鉴别，后者为一种罕见的神经肌肉传导障碍，常并发小细胞肺癌，通常称为 Lambert-Eaton 综合征，多见于 40 岁以上的男性患者，主要表现为四肢近侧肌群的无力和容易疲劳，不累及眼球肌，可伴有深肌腱反射的减弱或消失。

（4）治疗：重症肌无力的治疗包括给予抗乙酰胆碱酯酶药物——新斯的明、溴吡斯的明（吡啶斯的明），免疫抑制疗法，血浆置换和中医中药治疗的内科治疗以及通过胸腺切除的外科治疗。

自 1939 年 Blalock 等对重症肌无力患者施行胸腺切除术后，外科治疗逐渐作为重要治疗手段。胸腺切除术治疗重症肌无力的临床效果较肯定，但机制尚不完全清楚，手术死亡率为 0~2%，并发症为 2%~15%。除Ⅰ型药物治疗可控制者，急性感染、肌无力危象未获控制外，只要全身情况允许，胸部大手术的重症肌无力患者均可考虑行胸腺切除术。

术前应用抗胆碱酯酶药和皮质激素 3~8 周，待全身情况稳定后手术。手术当天晨仍需给药。术后按呼吸及肌无力情况决定气管插管辅助呼吸撤除时间。术后用药一般同于术前，一旦出现肌无力危象需重新气管插管辅助呼吸。出院后半年至 1 年开始逐步减少用药直至全停药。围手术期中应特别注意两种危象的鉴别和处理：因抗胆碱酯酶药不足的重症肌无力危象表现为瞳孔不缩小、心率快、口干痰少、腹胀肠鸣音弱和 Tensilon 试验阳性。而因抗胆碱酯酶药过量的胆碱危象则表现以瞳孔缩小，心率慢，眼泪、唾液和痰多，腹痛肠鸣音亢进和 Tensilon 试验阴性。

3. 神经源性肿瘤

神经源性肿瘤是纵隔内常见肿瘤之一，占 18%~30%。女性患者略多于男性。任何年龄都可以发生，但儿童神经源性肿瘤恶性率较高，成人在 10% 以下。纵隔神经源肿瘤绝大多数起源于脊神经和椎旁的交感神经干，来自迷走神经和膈神经的神经源肿瘤比较少见。更为少见的是副神经节来源的肿瘤，可在主动脉根部、心包，甚至心脏本身发现。

大多数成人神经源肿瘤患者没有症状，常常是在常规 X 线查体时发现的。有症状者，表现为咳嗽、气短、胸痛、声音嘶哑或有 Horner 综合征，少数患者（3%~6%）有脊髓压迫的表现。儿童神经源肿瘤，不论是良性还是恶性，其症状明显，如胸痛、咳嗽、气短、吞咽困难等。

成人神经源肿瘤在 X 线片上的表现为脊柱旁的块影，可呈圆形、半圆形，有的为分叶状。密度均匀一致，但可以有钙化。肿瘤邻近的骨质可有改变，如肋骨或椎体受侵，椎间孔扩大。骨质改变并不意味着肿瘤为恶性，可以是肿瘤生长过程中局部压迫所致。所有神经源肿瘤患者，无论有无症状，均应行 CT 检查，以确定肿瘤是否侵入到椎管内。磁共振检查不仅可以确定椎管内有无受侵，还能了解受侵的程度。

儿童神经源肿瘤的 X 线表现与成人相似，但多数儿童神经源肿瘤的体积常大于成人，少数儿童的肿瘤可占据一侧胸腔。因生长较快，边界多不像成人清楚，而且肿瘤中心供血不足和坏死及由此而造成的钙化，儿童较成人多见。

根据肿瘤分化的程度不同及组成肿瘤的细胞多样性，神经源肿瘤分为以下 3 种类型。

（1）神经鞘细胞起源的肿瘤：良性肿瘤为神经鞘瘤和神经纤维瘤。少见的是有黑色素沉着的神经鞘瘤及粒细胞瘤。恶性肿瘤为恶性神经鞘瘤或神经肉瘤。

1）神经鞘瘤：来源于神经鞘的施万细胞，生长缓慢，包膜完整，多见于 30~40 岁成人，偶见于儿童。肿瘤多来自肋间神经，并且可经过椎间孔侵入椎管内，形成哑铃形肿瘤。神经鞘瘤多为单发，少数为多发。大多数神经鞘瘤患者早期无症状，系查体发现，肿瘤较大时，可表现为胸痛、咳嗽、呼吸困难和吞咽困难等。当有神经系统症状时，如脊髓受压、声嘶、Horner 综合征、肋间神经痛或臂丛神经痛，并不意味着其为恶性。X 线胸片可发现位于后纵隔圆形或卵圆形密度均匀边缘锐利的团块影，部分肿瘤影内可见局灶性钙化和囊性变，有时侵犯肋骨或椎骨。胸部 CT 能显示肿瘤大小、部位以及胸壁、纵隔受侵的程度，也可显示其通过肋间隙或椎间隙呈哑铃形的形态。磁共振能从三维方向显示肿瘤与周围脏器的关系，有特殊的价值。

2）神经纤维瘤：神经纤维瘤是由神经细胞和神经鞘两者组成。多见于后纵隔，呈良性生长方式，由于生长缓慢多为体查时偶然发现。其临床表现亦同神经鞘瘤。

3）神经源肉瘤（恶性施万细胞瘤）：成人神经源肿瘤中，神经源肉瘤不超过 10%，多见于 10~20 岁的年轻人或 60~70 岁的老人。肿瘤附近的结构常受侵犯，并能发生远处转移。显微镜下可看到细胞数异常增多，核异型性及有丝分裂。

治疗：有效的治疗为手术切除。可通过后外侧切口开胸完成。小的、无椎管内受侵的肿瘤也可在电视胸腔镜下切除。不论采用哪种途径，首先都要切开肿瘤表面的胸膜，然后钝性及锐性分离肿瘤。有时要切断一根或几根肋间神经或交感神经干。少数情况下要牺牲肋间动脉。对向椎管内生长的哑铃型肿瘤，应同神经外科医生一起进行手术。先打开椎板，游离椎管内肿瘤，然后游离胸腔内部分。胸腔内的部分可通过标准后外侧切口完成。也可通过小切口、胸膜外径路或电视胸腔镜下完成。对于恶性神经肉瘤术后应行放疗。

术后最常见的并发症是 Horner 综合征，特别是后上纵隔的肿瘤。椎管内生长的哑铃型肿瘤术后应注意有无椎管内出血造成的脊髓压迫。手术死亡率为 1%~2%。瘤体很大或恶性肿瘤会增加手术的风险和难度。良性肿瘤预后很好，而肉瘤多半在术后一年内死亡。

（2）神经节细胞起源的肿瘤：神经节细胞起源的肿瘤包括节细胞神经瘤、节细胞神经母细胞瘤和神经母细胞瘤。

1）节细胞神经瘤：节细胞神经瘤为良性肿瘤。儿童神经源肿瘤中，节细胞瘤最多。较大的儿童、青壮年也能见到。肿瘤包膜完整，常常与交感神经干或肋间神经干相连。椎管内生长呈哑铃状者也多见。

2）节细胞神经母细胞瘤：节细胞神经母细胞瘤也称部分分化的节细胞神经瘤，最多见于年轻人。因为是恶性肿瘤，故易产生临床症状。

3）神经母细胞瘤：神经母细胞瘤（成交感神经细胞瘤）是高度恶性的肿瘤，好发于儿童，尤其是3岁以下的儿童，占儿童纵隔内神经源肿瘤的50%。胸内神经母细胞瘤又占儿童全部神经母细胞瘤的20%。成人中少见，肿瘤边界不规整，易侵及邻近结构。向椎管内生长呈哑铃状者也不少见。常发生骨骼及其他脏器的远处转移。临床上可表现为咳嗽、气短、胸痛、Horner综合征、截瘫、发热、倦怠。部分患儿可出现舞蹈样手足徐动、小脑共济失调、斜视眼痉挛和眼球震颤，这可能是抗体产物或免疫反应所致。在肿瘤切除后，婴儿眼睛的异常运动随之消失。少数出现出汗、皮肤发红等症状，尿中儿茶酚胺的降解产物（香草基扁桃酸VMA及高香草酸HVA）升高。这与肿瘤分泌儿茶酚胺和肾上腺素有关，肿瘤切除后，尿中儿茶酚胺的降解产物下降至正常。肿瘤复发时，会再度升高。还可合并腹泻、腹胀综合征，与肿瘤分泌血管活性肠多肽激素有关。

4）影像学诊断：神经节细胞起源的肿瘤X线表现因肿瘤分化程度不同而异。良性节细胞瘤表现为脊柱旁沟的实性块影，界线清楚，部分患者可见点状钙化，骨质因肿瘤压迫而有改变。神经母细胞瘤和节细胞神经母细胞瘤X线上的肿块影界线不太清楚，多数病例也能见点状钙化。至于肿瘤附近骨质的改变及椎管内侵犯，神经母细胞瘤较节细胞神经母细胞瘤多见。

5）治疗：节细胞神经瘤的治疗为手术切除，与神经鞘瘤和神经纤维瘤相同。神经母细胞瘤和节细胞神经母细胞瘤的治疗随肿瘤浸润范围而有所不同。未越过中线的肿瘤应尽可能地手术切除。越过中线及发生远处转移的肿瘤应予化疗加放疗，偶尔也辅以外科治疗。

（3）副神经节细胞起源的肿瘤：包括嗜铬细胞瘤和化学感受器瘤，发生在纵隔者非常少见，多数发生于有化学感受器的组织部位。

1）嗜铬细胞瘤：纵隔内嗜铬细胞瘤，又称为肾上腺外嗜铬细胞瘤或有功能的副神经节细胞瘤，临床少见。主要症状包括阵发性或持续性高血压、代谢亢进、糖尿病。部分患者可以无症状。由于肿瘤能分泌肽激素，少数患者还有Cushing综合征、红细胞增多、高血钙及分泌性腹泻等表现。影像学表现为脊柱旁沟的块影。怀疑本病时，应测定血和尿的儿茶酚胺，24小时尿的VMA（香草基扁桃酸）水平。

手术切除纵隔内嗜铬细胞瘤，具有切除其他部位嗜铬细胞瘤相同的危险，应准备好一切药物，以控制剧烈的血压波动。术中操作要小心谨慎，防止过多挤压肿瘤组织，导致高血压危象。良性嗜铬细胞瘤切除术后预后良好，恶性者差。

2）非嗜铬副神经节细胞瘤：此类肿瘤少见。大多为良性，恶性占10%。多在脊柱旁沟及内脏纵隔主动脉弓附近发现。肿瘤质软并有广泛的血供。治疗为手术切除。如果肿瘤血运十分丰富，以致手术十分危险时，只好简单做一活检。恶性肿瘤术后应行放疗。

4. 生殖细胞肿瘤

纵隔生殖细胞肿瘤主要包括畸胎类肿瘤、精原细胞瘤和内胚窦瘤、胚胎性癌和绒毛膜上皮癌等。临床以畸胎类肿瘤最为多见。

纵隔畸胎类肿瘤是常见的原发性纵隔肿瘤，有些报道占原发性纵隔肿瘤的第一位，以往以实质性者称为畸胎瘤，囊性者称皮样囊肿，实际上大多数肿瘤为实性及囊性成分同时存在，它们都含有外、中、内 3 种胚层来源的组织，只是各胚层组织的构成含量不同，没有本质的区别，现在统称为畸胎类肿瘤。

畸胎瘤是由不同于其所在部位组织的多种组织成分构成的肿瘤，含有 3 种胚层的成分，通常外胚层成分占较大的比例，约占全部畸胎瘤的 70%，可有皮肤、毛发、毛囊、汗腺、皮脂样物、神经胶质组织或牙齿。中胚层成分主要包括平滑肌、软骨和脂肪。内胚层成分主要是呼吸道和消化道的上皮以及胰腺组织等。

大多数畸胎类肿瘤是良性的，少数实质性畸胎瘤可发生恶变，视恶变组织成分产生相应的癌或肉瘤。良性畸胎瘤主要由成熟的上皮、内皮和间皮组织组成，约占纵隔畸胎类肿瘤的 50%～75%，但也有相当比例的畸胎瘤包含有不成熟的成分或分化不良的组织，含有这些不成熟组织的畸胎瘤有一定的恶性，预后亦差。

畸胎瘤发病的高峰年龄为 20～40 岁，大多见于前纵隔，症状主要由于肿瘤压迫和阻塞邻近器官所致，临床上患者出现咳出毛发和油脂样物，提示畸胎瘤已破入支气管；当破入心腔时可造成急性心包压塞；破入胸膜腔可致急性呼吸窘迫，主要表现为胸痛、咳嗽、前胸部不适、呼吸困难，多因肿物刺激胸膜或因肿块压迫支气管致远端阻塞性肺炎。当支气管有阻塞时，肺内有哮鸣音、湿性啰音、发绀和患侧叩诊浊音。当肿瘤压迫上腔静脉时可出现上腔静脉梗阻综合征，极少数畸胎瘤穿破皮肤可形成窦道。

X 线检查是诊断畸胎瘤的重要方法。平片上可见前纵隔肿块影，其轮廓清晰，可突向右或左侧胸腔，密度不匀，内有钙化是其特征性表现，可发现牙齿或骨骼。胸部 CT 可以帮助肿瘤的定位，肿瘤内脂肪的密度有助于术前正确诊断。超声波检查可以鉴别肿瘤是囊性、实性或囊实性。

一般来讲，纵隔畸胎瘤一经诊断即需择期手术切除。当畸胎瘤破入心包腔发生急性心包压塞时则应急诊手术。畸胎瘤合并感染，应进行一段时间的抗感染治疗，使感染得到有效的控制，但不宜拖延太久，不宜等体温完全恢复正常再行手术，应争取在并发症出现以前及时手术。

5. 纵隔淋巴瘤

淋巴瘤是原发于淋巴结和淋巴组织的恶性肿瘤，也称恶性淋巴瘤，是一种全身性疾病，恶性程度不一。淋巴瘤分类法众多，最常用的分类法是将其分为霍奇金病和非霍奇金淋巴瘤。

（1）霍奇金病：本病发病的平均年龄是 30 岁，儿童发病少见，且多为男孩。95% 的霍奇金病为结节硬化型，颈部淋巴结常同时受累，早期患者无症状，随着病情进展出现局部症状和全身症状，前者如胸痛、胸闷、咳嗽，甚至上腔静脉阻塞综合征，后者如发热、盗汗、食欲减退、乏力、消瘦等。X 线上常表现为前纵隔和（或）内脏纵隔的块影，胸部 CT 可显示肿块边缘是不规则的，密度是不均匀的，周围的血管结构或周围组织被块影推移或被包绕的影像。

确诊依靠活检，方法包括为经皮穿刺活检，颈部或腋下淋巴结切除活检，纵隔镜、胸腔镜或开胸活检。诊断确立后应化疗和（或）放疗。长期生存率可达 70%～80%。

（2）非霍奇金淋巴瘤：非霍奇金淋巴瘤侵犯纵隔较霍奇金病少，分别为 5% 和 75%。非霍奇金淋巴瘤累及腹腔淋巴结和头颈部 Waldeyer 环淋巴组织者多。纵隔内可发现许多类型的非霍奇金淋巴瘤，常见的包括大细胞淋巴瘤、淋巴母细胞淋巴瘤。

1）大细胞淋巴瘤：这类淋巴瘤是由中心滤泡细胞、T淋巴母细胞、B淋巴母细胞等不同类型的细胞组成。好发于年轻人，临床上较早出现气短、胸痛、咳嗽、疲劳、不适、体重下降或上腔静脉综合征。X线上表现为前纵隔或前上纵隔的不规则块影，常能看到肺实质的改变和胸腔积液的征象。胸部CT显示肿块密度不均，大血管常被肿瘤包绕，压迫甚至闭塞，以及胸腔、心包积液等。活检可以证实诊断。腹部CT和骨髓穿刺有助于分期。确诊后应化疗。55%~85%的患者治疗初期反应良好，但只有50%的患者才能获得2年以上的无病生存。放疗适用于病灶巨大者，因为巨大病灶者化疗后易复发。

2）淋巴母细胞淋巴瘤：好发于胸腺区域。20岁以下的青年人多见，约占这个年龄组淋巴瘤的33%。症状严重，有的出现急性呼吸困难。X线和CT表现与其他类型的非霍奇金淋巴瘤相似。确诊后给予联合化疗，多数患者最初的反应良好，但缓解的时间较短。预后差。

6. 胸内甲状腺肿瘤

甲状腺肿瘤是内分泌腺肿瘤中最为常见的疾病之一，位于颈部者临床易被发现。胸腔内甲状腺肿为胸骨后或纵隔单纯甲状腺肿大或甲状腺肿瘤，因其位于胸骨后或纵隔内，不易被发现，给诊断和治疗带来一定困难，占纵隔肿瘤的1%~5%。

（1）病因与发病机制：胸腔内甲状腺肿可部分或全部位于胸腔内，依其生成的来源将其分为两类。

1）胸骨后甲状腺肿：它与颈部甲状腺有直接联系，又称继发性胸骨后甲状腺肿，此病变占胸内甲状腺肿的绝大多数。其发生的原因往往是原来的颈部甲状腺肿，位于颈前两层深筋膜之间，两侧有颈前肌群限制，加之甲状腺本身的重力，故较易向下发展。接触到胸廓入口后，又受到胸腔负压的吸引，于是促使肿大的甲状腺向胸内坠入。此类胸内甲状腺肿亦称为坠入性胸内甲状腺肿。根据其坠入程度，又可分为部分型或完全型。其血供主要来源于甲状腺下动脉及其分支。

2）真性胸内甲状腺肿：由于胚胎期部分或全部甲状腺胚基离开原基并在纵隔内发育而成。此类型称为迷走性胸内甲状腺肿，血供主要来源于胸部的血管。临床上比较少见。

（2）临床表现：胸内甲状腺肿占甲状腺疾病的9%~15%，占纵隔肿瘤的5.3%。女性多于男性，男女发病比为1：（3~4），发病年龄高，40岁以上最多。临床症状主要是由于肿块压迫周围器官引起，如压迫气管引起呼吸困难、喘鸣；压迫上腔静脉引起上腔静脉综合征；压迫食管引起吞咽困难；压迫胸导管引起乳糜胸或乳糜心包等。症状的轻重与肿块的大小、部位有关。大约1/3的患者无症状，个别患者因肿块嵌顿在胸廓入口处或自发性、外伤性出血而引起急性呼吸困难。坠入性胸内甲状腺肿，行体格检查时可在颈部触及肿大的甲状腺，并向胸内延伸，往往触不到下极。

（3）诊断。

1）胸内甲状腺肿：以女性为多，仔细询问病史及临床表现，注意了解患者过去有无颈部肿物自行消失史。

2）X线检查：胸部X线检查为首选，通常可见上纵隔增宽或前上纵隔椭圆形或圆形阴影，上缘可延伸至颈部，阴影内有钙化点，部分病例可见气管受压移位。10%~15%的胸内甲状腺肿位于后纵隔、下纵隔甚至接近膈肌水平。胸内甲状腺肿虽然来源于甲状腺左右两叶的机会相等，但由于下降的甲状腺肿在左侧遇到锁骨下动脉、颈总动脉及主动脉弓的阻挡，而在右侧只有无名动脉，其间隙较宽无阻挡，故以右侧较多。

3）CT 扫描：可以更加详细地了解肿块的情况。典型的征象如下：①与颈部甲状腺相连续；②边界清晰；③伴有点状、环状钙化；④密度不均匀，伴有不增强的低密度区；⑤常伴有气管移位；⑥CT 值高于周围肌肉组织。

4）放射性核素[131]I 扫描：可帮助确定肿块是否为甲状腺组织，也可确定其大小、位置或有无继发甲状腺功能亢进（简称甲亢）的热结节。

5）MRI 和 B 超：可进一步了解肿块与周围组织关系，显示肿块与甲状腺的血供有关的"血流"排泄，提示肿块的内在本质，排除血管瘤的可能；B 超可以明确肿块是囊性或实性。

（4）治疗：胸内甲状腺肿多有压迫症状，部分有继发性甲状腺功能亢进症状，其恶变的倾向较大，故胸内甲状腺肿一旦诊断明确应尽早手术治疗。手术方法可因肿块的部位、大小、形状、深度及周围器官的关系而定。对有继发性甲亢者，术前应充分行抗甲亢药物治疗，待准备充分后方可手术。

术后主要并发症是出血、喉返神经损伤及气管梗阻。无论采用何种切口，只要注意从被膜内钝性分离肿物就能避免损伤喉返神经。甲状腺下动脉结扎牢靠，肿物切除后缝合残留的被膜囊，可有效防止术后出血。造成术后气道梗阻的原因除局部出血压迫外，主要是因气管壁软化而导致管腔狭窄。术中如遇到上述情况，除采取相应措施外，术后可酌情延长气管内插管的停留时间，必要时行气管切开术。

7. 纵隔间叶性肿瘤

纵隔间叶性肿瘤包括脂肪源肿瘤、血管源肿瘤、淋巴源肿瘤、肌源性肿瘤和纤维组织源肿瘤。这类肿瘤约占纵隔肿瘤的 5%。男、女差别小，且恶性率较低。

（1）脂肪源肿瘤。

1）脂肪瘤：成人男性稍多。50% 无症状，组织学上由成熟脂肪细胞构成。常延伸入颈部或肋间、椎管内。密度淡，外周模糊，有时体积很大，手术切除不困难。

2）脂肪肉瘤：40 岁以上多见，无包膜，常有明显胸痛，边界不清晰。切除不完全时易复发，放、化疗疗效差，故复发时有条件患者可再次手术。

3）脂肪母细胞瘤：婴儿多见，由不成熟脂肪细胞组成，有浸润、复发恶性行为，尽量完全切除为首选治疗。

4）冬眠癌：少见，前纵隔肿瘤起源于棕色脂肪残体，多可手术切除。

（2）血管源肿瘤：临床多见于前纵隔，90% 属良性，按 Bedros（1980）意见分成两大类如下。

1）由血管增生形成：90% 为血管瘤和毛细血管瘤，腔静脉型和血管肉瘤少见。①血管瘤：肿瘤紫红色，质软，不定形态，无完整包膜，多见于内脏区或椎旁沟，偶扩展到胸壁、颈部及椎管内，少数有出血表现。虽为良性，手术切除仍有必要，放疗不敏感。②血管肉瘤：除起自心脏、大血管和心包外，尚未见起自纵隔其他部位的报道。

2）由血管外、中、内膜细胞增生形成。①血管外皮细胞瘤：老年多见，肿块实质性，界限清楚，偶见起自心包，良性或恶性均有，应尽量手术切除。②血管内皮细胞瘤：组织学表现介于血管瘤和血管肉瘤之间，属低度恶性，手术也应广泛切除，对复发者有学者采用放疗。③平滑肌瘤和平滑肌肉瘤：起自血管中膜的平滑肌细胞，肺动脉和肺静脉多见，手术切除或放疗（肉瘤）。

（3）淋巴源肿瘤：少见，多为颈部向纵隔延伸，发病多为成年，多见于内脏区或椎旁沟，包膜可不完整，可深入器官间隔中，X线可呈现骨侵蚀，偶表现有乳糜胸。手术切除为有效治疗。

（4）肌源性肿瘤：除上述平滑肌性肿瘤外尚有横纹肌瘤和横纹肌肉瘤，胸内的仅占全身横纹肌瘤的2％，也可位于肺内，争取手术切除，不能完全切除的考虑放疗、化疗。

（5）纤维组织源肿瘤：临床少见。①局限性纤维瘤：良性或恶性，多能切除；②纤维瘤和纤维瘤病：指起自纤维母细胞的肿瘤，边缘不清楚，有局部复发但无转移；③纤维肉瘤：恶性，巨大瘤可伴有低血糖症状，能完全切除者少，颈后差；④恶性纤维组织细胞瘤：高龄者多，切除后尚需加放疗。

（6）其他：软骨瘤、软骨肉瘤、骨肉瘤、滑膜肉瘤、脑膜瘤、黄色瘤和多能间叶瘤（良性、恶性等）。

二、胸壁肿瘤

胸壁肿瘤包括各种各样的骨骼及软组织肿瘤，其中包括原发性和转移性骨骼及软组织肿瘤，以及邻近器官如乳腺、肺、胸膜和纵隔的原发性肿瘤直接侵犯胸壁形成的肿瘤。但不包括皮肤、皮下组织及乳腺肿瘤。

（一）胸壁的解剖

胸骨、肋骨及胸椎等构成的支架为胸廓。胸廓外被肌肉，内衬胸膜，共同构成胸壁。胸廓上口由胸骨、锁骨、第1肋骨及第1胸椎围成，有气管、食管及大血管通过。胸廓下口由膈肌封闭，仅有3个裂孔分别供主动脉、下腔静脉和食管通过。

1. 主要肌群

（1）胸前外侧肌群。

1）胸大肌（pectoralis major）：起于锁骨内侧半和胸骨前面及第1~5肋软骨，止于肱骨大结节嵴，使肩关节内收、屈、旋内。

2）胸小肌（pectoralis minor）：起于第3~5肋，止于肩胛骨喙突，拉肩胛骨向前下有提肋功能。

3）前锯肌（serratus anterior）：起于上8肋外面，止于肩胛骨内侧缘，固定肩胛骨于胸廓。

（2）背部浅层肌。

1）斜方肌（trapezius）：起于上项线、枕外隆突、项韧带和全部胸椎脊突，止于锁骨中外1/3、肩峰、肩胛冈，上部肌束收缩提肩，中部肌束收缩使肩胛骨靠近中线，下部肌束收缩降肩。

2）背阔肌（latissimus dorsi）：起于下6胸椎棘突、腰椎棘突、骶中嵴、髂嵴后部，止于小结节嵴。使肩关节内收、内旋、后伸。

3）菱形肌（rhomboideus）：起于第6、第7颈椎棘突，上4胸椎棘突，止于肩胛骨内侧缘下部，上提和内旋肩胛骨。

2. 肋骨和肋间隙

（1）肋骨（costal bone）。共12对，后端由肋骨小头和肋骨结节与椎体和横突相连；前端为肋软骨，第1~7直接与胸骨相连，称为真肋；第8~10肋与上一肋软骨相连，构成肋弓，称为假肋；第11、第12肋前端游离，称为浮肋。

（2）肋间肌肉、血管和神经。①肋间外肌：起于上位肋骨上缘，止于下位肋骨上缘，纤维方向斜向前下方，作用为上提肋骨助吸气。②肋间内肌：起于下位肋骨上缘，止于上位肋骨肋沟的外下方，纤维方向斜向前上，作用为降肋助呼气。③肋间血管、神经：肋间动脉除最上两条发自锁骨下动脉的甲状颈干以外，其余均发自胸主动脉并进入相应肋间隙。在肋角之前，肋间血管、神经行于肋沟；肋角之后，则行于肋间隙中间。肋间动脉在近肋角处常分出一副支，沿下位肋骨上缘前行。肋间动脉在肋间隙前部与胸廓内动脉的肋间支吻合，从而在每个肋间隙形成一个动脉环。④胸廓内动脉（internal thoracic artery）起自锁骨下动脉，位于肋软骨后方，距胸骨外侧 1~2 cm 处下行。

（二）胸壁肿瘤的分类

胸壁肿瘤的分类方法繁多，临床实用的分类方法如下。①原发性：约占60%，包括良性与恶性肿瘤。②继发性：约占40%，继发性肿瘤几乎都是转移瘤。多半来自乳腺、肺、甲状腺、前列腺、子宫或肾等的转移瘤或胸膜恶性肿瘤直接扩散而来。胸壁肿瘤的症状与体征在早期可能没有明显的症状，有时在体检时才发现胸壁有肿块，症状的轻重与肿瘤的早晚、大小、发生的部位及病理类型有关。常见的症状是局部有疼痛和压痛，一般为持续性钝痛，如肿瘤累及肋间神经可出现肋间神经痛。晚期恶性肿瘤可有全身症状，如消瘦、贫血、呼吸困难或胸腔积液等表现。由于胸膜间皮瘤常累及胸壁引起疼痛症状较明显，本章将作重点介绍。

1. 胸膜间皮瘤

胸膜间皮瘤是一种少见肿瘤。1937年，Klemperer 和 Rabin 将间皮瘤分为局限型及弥漫型两种；1942年，Stout 和 Murray 通过细胞培养证实肿瘤起源于间皮组织。

病理将胸膜间皮瘤分为两大类：①良性间皮瘤，多数是（纤维）无细胞型；②恶性间皮瘤，通常又分为上皮型、（纤维）肉瘤型和混合型（双相细胞分化）3种类型。临床上将胸膜间皮瘤分为两种：①局限型间皮瘤，多数是良性，少数为恶性；②弥漫型间皮瘤均为恶性。

（1）局限型胸膜间皮瘤：局限型胸膜间皮瘤属少见肿瘤。本病与接触石棉无关，男、女发病率相同。

1）病理学特征：局限型胸膜间皮瘤通常为有包膜的实质性肿瘤，其特点是成纤维细胞样细胞与结缔组织无规则混合体，是由原始间皮层下的间充质细胞发生的，而不是由间皮细胞本身发生的。

局限型胸膜间皮瘤既可以是良性的，也可以是恶性的。良性胸膜间皮瘤通常是由壁层胸膜发生的带蒂肿瘤，一般小于10 cm，细胞成分相对较少，且有少数有丝分裂象。偶尔良性局限型胸膜间皮瘤可以长得很大，充满整个胸膜腔。

2）临床表现：大多数患者为体检发现胸腔肿块，少数患者临床表现为咳嗽、胸痛、呼吸困难，部分患者有低血糖，其机制还没有完全了解，可能与胰岛素类多肽的分泌及高血糖素的减少有关。一旦切除肿瘤，血糖即完全恢复正常。胸腔积液和杵状指是局限型胸膜间皮瘤的常见体征，但仅见于3%~31%的患者。一般认为只有恶性局限型胸膜间皮瘤才出现咯血，肺性骨关节病仅和良性局限型胸膜间皮瘤有关。

3）治疗：彻底的手术切除是唯一的治疗手段。手术越早，切除的越彻底，效果越好。

如果肿瘤切除不完全，不但可以局部复发，而且会发生广泛播散性转移，且在确诊后 2 ~ 5 年死亡。即使肿瘤巨大，也应争取手术切除。术中可能因失血多，创伤大，肿瘤挤压，心脏负担过重而出现严重并发症。所以，术前须做好充分准备，术中加强监护，术后注意护理。局限型胸膜间皮瘤可以是良性，也可以是恶性。良性间皮瘤术后也可以复发。复发多见于术后 5 年，最长者为术后 17 年，但仍可切除而获得良好效果，偶见复发多次后变成恶性者。恶变者可加用放疗和化疗。

（2）弥漫型胸膜间皮瘤。

1）流行病学特征：弥漫型胸膜间皮瘤是一种恶性肿瘤，它较局限型胸膜间皮瘤更常见。主要高发期在 60 ~ 69 岁年龄段。恶性间皮瘤主要是一种成年疾病，因为从接触致病因素到发病有很长潜伏期，但儿童偶尔也可患病，恶性胸膜间皮瘤有时在青年时期发生。

2）致病因素：石棉与恶性胸膜间皮瘤密切相关，1960 年首次明确了弥漫型恶性胸膜间皮瘤的流行病学，证实石棉接触是诱发恶性胸膜间皮瘤的主危险因素。还有一些少见致病因素，包括放射线接触史、天然矿物纤维、有机化合物、病毒、非特殊工业接触、复合致癌因素、遗传易感因素等。

3）病理学特征：胸膜间皮瘤由多能性间皮或浆膜下层细胞发生，这些细胞可发展为上皮性或肉瘤样肿瘤。与局限型胸膜间皮瘤相反，弥漫型胸膜间皮瘤几乎总有上皮成分，然而其组织学图像多种多样，经常为上皮和肉瘤样成分的混合物。免疫组化和电镜检查才是标准的诊断手段。

4）临床表现：呼吸困难和胸痛是最常见的症状，见于90%的患者。少部分患者有体重减少、咳嗽、乏力、厌食和发热，极少数患者有咯血、声音嘶哑、吞咽困难、Horner 综合征和呼吸困难（由自发性气胸引起）。体格检查通常无阳性发现，仅表现为受累胸廓叩诊呈实音和呼吸音减弱。局部晚期肿瘤患者可触及肿块、胸壁弥漫性肿瘤浸润，以及罕有锁骨上淋巴结肿大。

5）诊断：胸膜间皮瘤是相对少见的肿瘤。近年来虽有增多趋势，仍容易被临床医生忽略。胸膜间皮瘤缺乏特征性症状和体征，所以对有胸闷、胸痛、咳嗽、气短和（或）伴有胸腔积液的患者要想到此病，有必要做进一步检查。

胸部 CT 检查：胸部 CT 是目前最准确的无创性检查方法，用于疾病分期、疗效判断和监测术后复发。恶性胸膜间皮瘤的影像学表现多变且无特异性。大量胸腔积液常常是早期胸膜间皮瘤的唯一表现，CT 可见胸膜上出现多发的、分散的肿块。以后肿块变得清晰，并常与多发性包裹性积液混合存在。也可以开始表现为一个明显的胸膜肿物，最终广泛受累，最后形成厚厚的不规则胸膜外壳包围肺，胸膜腔消失。肿瘤局部扩散可以出现纵隔淋巴结肿大，肿瘤直接侵犯纵隔，心包受侵伴心包积液，侵及胸壁或穿透膈肌。

细胞学检查：由于大多数患者有胸腔积液，胸膜腔穿刺常是最初的诊断手段。只有30% ~ 50% 患者胸腔积液细胞学检查可检出恶性细胞。

活组织检查：经皮穿刺胸膜活检有 1/3 的病例可以诊断出恶性，但此方法通常不能给病理学家提供足够大的标本进行免疫组化或电镜研究，而对于确诊有极其重要的意义。胸腔镜是最合适的诊断方法，因为至少80%的患者可以得到明确诊断，而且手术创伤较小。

6）治疗：同其他恶性肿瘤一样。恶性胸膜间皮瘤的治疗方法包括：手术、放疗、化疗、免疫治疗等综合治疗。但是，治疗方法的选择受一些不同于其他恶性肿瘤的因素影响。如肿瘤的位置和范围以及患者的一般情况。

放疗：单纯放疗由于受诸多条件，如患者年龄偏大、纵隔内重要脏器不能耐受大剂量放射等的限制，因此放疗的应用受到限制，一般单侧胸廓的放疗剂量应控制在 4500 cGy 以下，以避免损伤心脏、食管、肺及脊髓。中等剂量的放疗有助于控制疼痛向胸膜扩散，但其对恶性胸膜间皮瘤的疗效较差，不能令人满意。与化疗联合应用，疗效好。

化疗：可用于治疗恶性胸膜间皮瘤的化疗药物包括多柔比星、环磷酰胺、顺铂、卡铂、甲氨蝶呤、5-阿糖胞苷及 5-氟尿嘧啶等。化疗的有效率约为 20%。不能证明联合化疗优于单药化疗。顺铂与多柔比星联合化疗的有效率为 13%，而顺铂与丝裂霉素联合化疗的有效率为 28%。现在一种新的抗肿瘤药培美曲塞（力比泰）联合顺铂化疗能有效提高患者的生存率。但是，化疗作为术后的辅助治疗，可望提高患者术后 1 年及 2 年的生存率。

免疫治疗：已有临床及动物实验证实干扰素对恶性胸膜间皮瘤有一定的作用。如干扰素可直接抑制体外培养的胸膜间皮瘤细胞的增殖；干扰素 α_1 与丝裂霉素 C 联合应用治疗裸鼠的间皮瘤细胞种植，有一定疗效。

手术指征：多数学者认为年龄在 60 岁以下，能耐受胸膜全肺切除的 I 期患者是手术适应证。术前选择应注意：①CT 扫描和 MRI 检查显示单侧胸腔肿瘤能完全切除；②肺功能测定 $FEV_1 > 1L/s$；③患者无手术禁忌证和其他脏器疾病者。对于 II、III、IV 期患者，明确诊断后采用放疗和化疗，可缓解疼痛，延长寿命。

有关恶性胸膜间皮瘤的诊断、分期以及治疗还处于探索阶段，该病的自然病史不甚清楚，可能与早期诸多文章把转移性腺癌误认为间皮瘤有关，增加了对该病评价的困难性。依靠光学显微镜不能诊断该病，必须通过手术或胸腔镜获得大样本，依据电子显微镜及免疫组化分析才能确诊。病史中，约一半的患者有石棉接触史，近 1/4 的病例影像学特征为一侧胸廓变小且伴有胸膜结节肿物，胸腔镜若发现肿物位于胸膜基底部，可能有助于诊断。除手术外，控制局部复发及远处转移仍是探索治疗恶性胸膜间皮瘤的方向。

2. 常见胸壁肿瘤

（1）胸壁软组织肿瘤。

1）脂肪瘤和脂肪肉瘤：脂肪瘤为胸壁常见的良性肿瘤，由成熟脂肪细胞组成，有完整的包膜，肿瘤内有纤维束间隔与皮肤、筋膜相粘连，好发于皮下，也可见于肌间。脂肪肉瘤属恶性肿瘤，主要由不成熟脂肪母细胞构成。来自胸壁深层脂肪组织或乳腺，质稍硬，包膜不完整，多分叶结节状，周围呈浸润性生长。切面有时在脂肪组织中有黏液性变和出血。转移途径以血行为主，易转移至纵隔、肺和肝。手术切除是治疗脂肪瘤的主要方法。脂肪肉瘤对放疗、化疗不敏感。手术中应彻底切除，防止复发。

2）纤维瘤与纤维肉瘤：原发于胸壁深部筋膜，肌腱或骨膜比较少见，纤维瘤常有恶变可能。纤维瘤常发生于皮下浅表组织中，质地较硬，大小不等，多与肌长轴固定，在横轴方向可活动。纤维瘤生长缓慢，疼痛不明显。纤维肉瘤多发生于深部，生长快，有剧痛，瘤体表面皮肤发热，浅表静脉扩张。切面呈均匀粉红色，致密的鱼肉状。晚期可发生转移，转移途径经血行和淋巴途径，临床以血行为主，转移率可高达 25%。手术后局部复发率更为常见，可达 30% ~60%。故首次手术治疗的彻底性是治愈的关键，早期作根治性切除，部分患者可获治愈，对放疗及化疗均不敏感。

3）神经源性肿瘤与神经纤维肉瘤：多见于后纵隔，亦可发生在胸壁上，沿肋间神经及其分支分布。常见有神经纤维瘤、神经鞘细胞瘤及神经节细胞瘤 3 种。发生在胸壁的肿瘤多为孤立圆形或椭圆形，有包膜，以神经纤维瘤多见。一般症状不明显，瘤体增大压迫神经时可出现相应的症状。神经纤维肉瘤多发生在 30 岁以后，生长较快，受累的神经支配范围感觉障碍及疼痛，晚期亦可发生转移。对单个孤立的神经源性肿瘤，应手术切除；对神经纤维肉瘤应早期作根治性切除。

（2）胸壁骨骼肿瘤。

1）良性肿瘤。

骨纤维结构发育不良及骨化性纤维瘤：骨纤维结构不良又称为骨纤维异常增殖症，是肋骨常见的良性肿瘤，占 20% ~ 35%，好发于中、青年，骨化性纤维瘤又称骨纤维瘤或纤维性骨瘤，亦属骨纤维性发育不良，是骨内纤维组织增生改变，两者在临床和 X 线片表现十分相似，不易鉴别。多认为是同一种疾病，也有学者认为骨化性纤维瘤是骨纤维结构不良的亚类，在组织形态学上两者有一定区别。前者纤维性骨小梁一般不形成板状骨，小梁边缘无成排的骨母细胞，临床好发于肋骨；而后者的骨小梁周围则围着成排的骨母细胞，并有板状骨形成，临床好发于颅骨。临床症状一般不明显，主要表现为病变压迫肋间神经时可引起胸疼不适。诊断主要靠 X 线片和病理检查。X 线片表现为肋骨病变处膨大，呈纺锤形或圆形，骨皮质薄，病变中心具有疏松的骨小梁结构，与恶性巨细胞瘤或肉瘤的鉴别有一定困难，需病理检查诊断。

手术切除病变的肋骨，可完全治愈；多发性的肋骨病变不宜全部切除，因本病的恶性变不常见，可选择切除疼痛明显的肋骨，可能会缓解疼痛。

骨软骨瘤：为常见肋骨良性肿瘤。常见于青少年，多发生在肋骨、肋软骨的交界处或胸骨软骨部，生长缓慢，有恶性变可能。起源于骨皮质，由松质骨、软骨帽及纤包膜组成，临床为无痛性肿块，表面光滑或呈结节状，质地坚硬，可向内或向外生长。X 线常见顶部为圆形或菜花状，边界锐利，带有长蒂或宽阔基底的肿块阴影，且有不规则的钙化软骨帽，瘤体内有松质及软骨，有不规则密度减低区，无骨膜反应。

治疗：须作广泛切除，切除不彻底时易复发。

2）恶性肿瘤。

软骨肉瘤：在胸壁恶性骨骼肿瘤中软骨肉瘤是常见的一种，占 45% ~ 60%。临床表现与软骨瘤相似。生长缓慢，多数学者认为，开始即是恶性，但也有学者认为是在良性软骨瘤的基础上恶变而成。软骨肉瘤常侵犯邻近组织，但极少向远处转移。

诊断：仍以 X 线片为主要手段。X 线片和 CT 片的特征性改变是肋骨有破坏透亮的同时，半数以上伴有点状斑点状钙化灶，可有骨膜反应机化而致皮质增厚。

治疗：手术治疗是主要方法，手术切除不彻底易复发，故应彻底切除。术前设计好胸壁重建的材料。若术后复发可再次切除，也有可获得长期存活。

骨肉瘤：过去称为成骨肉瘤，不及软骨肉瘤常见，是一种比软骨肉瘤更为恶性的病变，约占胸壁恶性肿瘤的 15%，好发年龄在 11 ~ 30 岁。多发于四肢长骨，亦发生在胸骨，瘤细胞可直接产生肿瘤性骨质，多数骨肉瘤穿透骨皮质，侵犯邻近软组织，早期即可发生血行转移，最常见转移到肺。

临床症状明显，主要为疼痛和肿胀，剧烈的疼痛有时难以忍受，夜间尤甚。如肿瘤侵袭脊椎或神经丛时，可有相应的脊髓受压及上肢神经痛症状。全身症状出现早，可消瘦、乏力、食欲减退、贫血、红细胞沉降率快、白细胞增多及血清碱性磷酸酶增高等。可有"跳跃"病灶。局部有肿胀、皮肤发热、变红、压痛明显，瘤体软硬不定。

X线的影像改变，取决于骨肉瘤的组织类型是以何种成分为主，组织学上主要成分可以是纤维性、软骨性或骨性。可分为3型。①溶骨型：以纤维性成分为主，表现为骨小梁破坏消失，侵蚀穿破骨皮质，进入骨膜下继续生长，形成Codman三角，伴有软组织阴影。②成骨型：以骨性成分为主，表现呈广泛致密阴影，无骨小梁结构，无明显边界，可侵入软组织，伴明显的骨膜反应，从骨膜到肿瘤表面，有呈放射状排列的新生状骨小梁。③混合型：介于两者之间，溶骨和成骨表现同时存在，骨膜反应明显。

治疗为应尽早手术治疗，作胸壁广泛切除，胸壁重建，对放疗和化疗不敏感，预后不佳。

（朱莉芳）

第三节　食管癌

食管癌（esophageal carcinoma 或 carcinoma of esophagus）是世界和我国常见的消化道恶性肿瘤之一，全世界食管癌的发病率在恶性疾病中排第8位，每年约有30万人死于食管癌。其发病率和死亡率各国差异很大。我国是世界上食管癌高发地区之一，每年平均病死约15万人。男多于女，发病年龄多在40岁以上。

一、流行病学及病因学

我国食管癌发病率男性约为31.66/10万，女性约为15.93/10万，占各部位癌死亡的第2位，仅次于胃癌。国外食管癌以亚、非、拉某些地区的黑人、中国人、印度人和日本人以及巴西、智利等地的居民发病率较高，而欧洲、北美和大洋洲地区发病率很低。我国发病率以河南省为最高，此外江苏、山西、河北、福建、陕西、安徽、湖北、山东、广东等省均为高发区。

食管癌组织类型分为鳞状细胞癌和腺癌，全世界在地方性流行区以鳞状细胞癌最为常见，我国以鳞状细胞癌为主，占80%以上，但在非地方性流行区，如北美和许多西欧国家，则腺癌已超过鳞癌，占50%以上。食管腺癌最大的危险因素是胃食管反流性疾病（GERD）和Barrett's食管。GERD是一个常见的现象，影响着超30%的西方人。GERD与高体重指数有关。Barrett's食管是食管腺癌发病的最重要的危险因素，其病变主要为食管正常鳞状上皮被柱状上皮和腺上皮取代。

食管癌的人群分布与年龄、性别、职业、种族、地理、生活环境、饮食、生活习惯、遗传易感性等有一定关系。已有调查资料显示，食管癌可能是多种因素所致的疾病。已提出的病因因素如下。①化学病因：亚硝胺。这类化合物及其前体分布很广，可在体内、外形成，致癌性强。在高发区的膳食、饮水、酸菜，甚至患者的唾液中，测亚硝酸盐含量均远较低发区为高。②生物性病因：真菌。在某些高发区的粮食中，食管癌患者的上消化道中或切除的食管癌标本上，均能分离出多种真菌，其中某些真菌有致癌作用。有些真菌能促使亚硝胺及其前体的形成，更促进癌肿的发生。③缺乏某些微量元素：钼、铁、锌、氟、硒等在粮食、蔬菜、饮水中含量偏低。④缺乏维生素：缺乏维生素 A、维生素 B_2、维生素 C 以及动物蛋白、新鲜蔬菜、水果摄入不足，是食管癌高发区的一个共同特点。⑤烟、酒、热食热饮、口腔不洁等因素：长期饮烈性酒、嗜好吸烟、食物过硬过热、进食过快，引起慢性刺激、炎症、创伤或口腔不洁、龋齿等均可能与食管癌的发生有关。吸烟和大量饮酒是鳞癌的主要危险因素。戒烟后鳞癌的发病风险会大大降低。而且，这些患者常有消化道以外的癌症病史，如头颈部癌及肺癌的病史。吸烟也是腺癌的一个确定的危险因素，但过度饮酒只是中度风险。与鳞癌不同，戒烟后腺癌的发病风险仍保持不变。⑥食管癌遗传易感因素：有肿瘤家族史或者有食管癌的癌前疾病或癌前病变者。总之，引起食管癌的因素是复杂和多方面的，有些可能是主导因素，有些可能是促进因素，也有些或许只是一些相关现象。因此食管癌的病因尚有待继续深入研究。

二、病理

食管是长管状的器官，是消化道最狭窄的部分。它的上端在环状软骨处与咽部相连接，下端穿过横膈膜肌 1~4 cm 后与胃贲门相接。从门齿到食管入口处的距离约 15 cm，到贲门约 40 cm。食管有 3 个生理狭窄（图 6-1）：第 1 个狭窄位于环状软骨下缘，即相当第 6 颈椎下缘平面，距门齿 15 cm；第 2 个狭窄位于左主支气管及主动脉弓处，即第 4~5 胸椎的高度，距门齿约 25 cm；第 3 个狭窄位于横膈膜肌的食管裂孔处，距门齿 35~40 cm。食管的这 3 个狭窄，是异物滞留和食管癌的好发部位。

食管的组织结构：食管壁分黏膜、黏膜下层、肌层和外膜四层。黏膜：包括上皮层和固有层。黏膜下层：由疏松结缔组织组成，内有血管、淋巴管和神经丛。肌层：分两层，内层环行和外层纵行。肌肉收缩产生蠕动，推动食物进入胃内。外膜：除腹段为浆膜外，其余为纤维膜。

食管的淋巴系统由食管黏膜、黏膜下层、肌层发出的淋巴输出管，离食管后分两路，短输出管进入食管旁淋巴结；长输出管走行一段距离后进入食管附近淋巴结。了解淋巴的流行方向，有助于了解食管癌经淋巴道转移的规律，如颈段食管癌常有颈部淋巴结转移，晚期食管癌可有锁骨上淋巴结转移。

食管没有分泌和消化的功能，它主要的功能是通过蠕动把食团输送到胃里。在正常情况下，食物从咽部到达胃的贲门所需时间是：液体约 4 秒，固体食物为 6~9 秒。如果有外伤、异物、炎症或肿瘤，食物下咽就会发生困难。

食管的解剖分段（图 6-2）：采用美国癌症联合会（AJCC）2009 分段标准。①颈段：自食管入口至胸骨柄上沿的胸廓入口处，内镜检查距门齿 15~20 cm。②胸段：又分为上、中、下三段。胸上段：上自胸廓入口，下至奇静脉弓下缘水平，内镜检查距门齿 20~25 cm；胸中段：上自奇静脉弓下缘，下至下肺静脉水平，内镜检查距门齿 25~30 cm；胸下段：上自下肺静脉水平，向下终于胃，内镜检查距门齿 30~40 cm。食管胃交界：凡肿瘤中心位于食管下段、食管胃交界及胃近端 5 cm，并已侵犯食管下段或食管胃交界者，均按食管腺癌 TNM 分期标准进行分期；胃近端 5 cm 内发生的腺癌未侵犯食管胃交界者，可称为贲门癌，连同胃其他部位发生的肿瘤，皆按胃癌 TNM 分期标准进行分期。胸中段食管癌较多见，下段次之，上段较少。

按病理形态，临床上食管癌可分为4型。①髓质型：管壁明显增厚并向腔内外扩展，使癌瘤的上下端边缘呈坡状隆起。多数累及食管周径的全部或绝大部分。切面呈灰白色，为均匀致密的实体肿块。②缩窄型（即硬化型）：瘤体形成明显的环行狭窄，累及食管全部周径，较早出现阻塞。③蕈伞型：瘤体呈卵圆形扁平肿块状，向腔内呈蘑菇样突起，故名蕈伞。隆起的边缘与其周围的黏膜境界清楚，瘤体表面多有浅表溃疡，其底部凹凸不平。④溃疡型：瘤体的黏膜面呈深陷而边缘清楚的溃疡。溃疡的大小和外形不一，深入肌层，阻塞程度较轻。

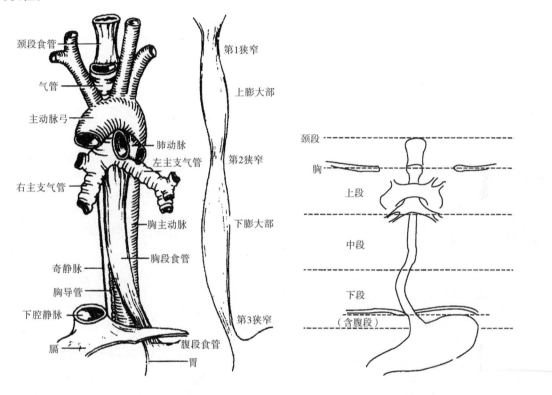

图6-1　食管的3个生理狭窄　　　　　　　图6-2　食管的解剖分段

扩散及转移：癌肿最先向黏膜下层扩散，继而向上、下及全层浸润，很易穿过疏松的外膜侵入邻近器官。癌转移主要经淋巴途径：首先进入黏膜下淋巴管，通过肌层到达与肿瘤部位相应的区域淋巴结。颈段癌可转移至喉后、颈深和锁骨上淋巴结；胸段癌转移至食管旁淋巴结后，可向上转移至胸顶纵隔淋巴结，向下累及贲门周围的隔下及胃周淋巴结，或沿着气管、支气管至气管分叉及肺门。但中、下段癌也可向远处转移至锁骨上淋巴结、腹主动脉旁和腹腔丛淋巴结，这均属晚期。血行转移发生较晚。

食管癌TNM分期标准（表6-1和图6-3）。

表6-1　食管癌的TNM分期

T：原发肿瘤

T_x：原发肿瘤不能测定

T_0：无原发肿瘤证据

T_{is}：原位癌

T_1：肿瘤只侵及黏膜固有层和黏膜下层

T_2：肿瘤侵及肌层

T_3：肿瘤侵及食管纤维膜

T_4：肿瘤侵及邻近器官

N：区域淋巴结

N_x：区域淋巴结不能测定

N_0：无区域淋巴结转移

N_1：区域淋巴结转移

M：远处转移

M_x：远处转移不能测定

M_0：无远处转移

M_1：有远处转移

胸上段食管癌

M_{1a}：颈淋巴结转移

M_{1b}：其他的远处转移

胸中段食管癌

M_{1a}：不应用

M_{1b}：非区域淋巴结或其他的远处转移

胸下段食管癌

M_{1a}：腹腔动脉淋巴结转移

M_{1b}：其他的远处转移

临床分期

0 期	T_{is}	N_0	M_0
Ⅰ 期	T_1	N_0	M_0
Ⅱ A 期	T_2	N_0	M_0
Ⅱ B 期	T_3	N_0	M_0
Ⅲ 期	T_1	N_1	M_0
Ⅳ 期	T_2	N_1	M_0
Ⅳ A 期	T_3	N_1	M_0
Ⅳ B	T_4	任何 N	M_0
	任何 T	任何 N	M_1
	任何 T	任何 N	M_{1a}
	任何 T	任何 N	M_{1b}

注：食管癌的区域淋巴结定义。颈段食管癌：颈部淋巴结，包括锁骨上淋巴结；胸段食管癌：纵隔及胃周淋巴结，不包括腹腔动脉旁淋巴结。

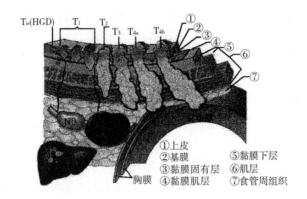

①上皮　　　⑤黏膜下层
②基膜　　　⑥肌层
③黏膜固有层　⑦食管周组织
④黏膜肌层

图 6-3　食管癌 TNM 分期示意图

三、临床表现

食管癌早期症状常不明显，但在吞咽粗硬食物时可能有不同程度的不适感觉，包括咽下食物哽噎感，胸骨后烧灼样、针刺样或牵拉摩擦样疼痛。食物通过缓慢，并有停滞感或异物感。哽噎停滞感常通过吞咽水后缓解消失。症状时轻时重，进展缓慢。中晚期食管癌典型的症状为进行性咽下困难，先是难咽干的食物，继而半流质，最后水和唾液也不能咽下。常吐黏液样痰，为下咽的唾液和食管的分泌物。患者逐渐消瘦、脱水、无力。持续胸痛或背痛表示为晚期症状，癌已侵犯食管外组织。当癌肿梗阻所引起的炎症水肿暂时消退，或部分癌肿脱落后，梗阻症状可暂时减轻，常误认为病情好转。若癌肿侵犯喉返神经，可出现声音嘶哑；若压迫颈交感神经节，可产生 Horner 综合征；若侵入气管、支气管，可形成食管、气管或支气管炎，出现吞咽水或食物时剧烈呛咳，并发生呼吸系统感染。后者有时亦可因食管梗阻致内容物反流入呼吸道而引起。最后出现恶病质状态。若有肝、脑等脏器转移，可出现黄疸、腹腔积液、昏迷等状态。

体格检查时应特别注意锁骨上有无肿大淋巴结、肝有无肿块和有无腹腔积液、胸腔积液等远处转移体征。

四、诊断

1. 高危因素

食管癌高发区，年龄在 40 岁以上，有肿瘤家族史或者有食管癌的癌前疾病或癌前病变者是食管癌的高危人群。

2. 症状

吞咽食物时有哽噎感、异物感、胸骨后疼痛，或明显的吞咽困难等，考虑有食管癌的可能，应进一步检查。

吞咽食物时有哽噎感、异物感、胸骨后疼痛一般是早期食管癌的症状，而出现明显的吞咽困难一般提示食管病变为进展期。

临床诊断为食管癌的患者出现胸痛、咳嗽、发热等，应考虑有食管穿孔的可能。

3. 体征

（1）大多数食管癌患者无明显相关阳性体征。

（2）临床诊断为食管癌的患者近期出现头痛、恶心或其他神经系统症状和体征，骨痛，肝肿大，皮下结节，颈部淋巴肿大等提示远处转移的可能。

4. 辅助检查

（1）血液生化检查：对于食管癌，目前无特异性血液生化检查。食管癌患者血液碱性磷酸酶或血钙升高考虑骨转移的可能，血液碱性磷酸酶、谷草转氨酶、乳酸脱氢酶或胆红素升高考虑肝转移的可能。

（2）影像学检查。

1）食管造影检查：是可疑食管癌患者影像学诊断的首选，应尽可能采用低张双对比方法。对隐伏型等早期食管癌无明确食管造影阳性征象者应进行食管镜检查，对食管造影提示有外侵可能者应进行胸部 CT 检查。

2）CT 检查：胸部 CT 检查目前主要用于食管癌临床分期、确定治疗方案和治疗后随访，增强扫描有利于提高诊断准确率。CT 能够观察肿瘤外侵范围，T 分期的准确率较高，可以帮助临床判断肿瘤切除的可能性及制定放疗计划；对有远处转移者，可以避免不必要的探查术。

3）超声检查：主要用于发现腹部脏器、腹部及颈部淋巴结有无转移。

4）MRI 和 PET-CT 检查：均不作为常规应用，需要时进一步检查。MRI 和 PET-CT 有助于鉴别放化疗后肿瘤未控、复发和瘢痕组织；PET 检查还能发现胸部以外更多的远处转移。

（3）内镜检查：是食管癌诊断中最重要的手段之一，对于食管癌的定性定位诊断和手术方案的选择有重要的作用。内镜检查是对拟行手术治疗的患者必需的常规检查项目。此外，内镜检查前必须充分准备，建议应用去泡剂和去黏液剂，仔细观察各部位，采集图片，对可疑部位应用碘染色和放大技术进一步观察，进行指示性活检，这是提高早期食管癌检出率的关键。提高食管癌的发现率，是现阶段降低食管癌死亡率的重要手段之一。

五、鉴别诊断

食管癌的鉴别诊断，除病史、症状和体征外，在很大程度上有赖于 X 线和内镜检查，而最后的诊断需要经病理组织学诊断证实。食管癌需与以下疾病相鉴别。①食管贲门失弛缓症：患者多见于年轻女性，病程长，症状时轻时重。食管钡餐检查可见食管下端呈光滑的漏斗型狭窄，应用解痉剂时可使之扩张。②食管良性狭窄：可由误吞腐蚀剂、食管灼伤、异物损伤、慢性溃疡等引起的瘢痕所致。病程较长，咽下困难发展至一定程度即不再加重。经详细询问病史和 X 线钡餐检查可以鉴别。③食管良性肿瘤：主要为少见的平滑肌瘤，病程较长，咽下困难多为间歇性。X 线钡餐检查可显示食管有圆形、卵圆形或分叶状的充盈缺损，边缘整齐，周围黏膜纹正常。④癔球症为多见于青年女性，时有咽部球样异物感，进食时消失，常由精神因素诱发。本病实际上并无器质性食管病变，亦不难与食管癌鉴别。⑤缺铁性假膜性食管炎：多为女性，除咽下困难外，尚可有小细胞低色素性贫血、舌炎、胃酸缺乏和反甲等表现。⑥食管周围器官病变：如纵隔肿瘤、主动脉瘤、甲状腺肿大、心脏增大等。除纵隔肿瘤侵入食管外，X 线钡餐检查可显示食管有光滑的压迹，黏膜纹正常。

六、预防

我国在 20 世纪 50 年代末就开始了食管癌防治的研究，在高发区农村建立防治研究点。对高发区人群中采取宣教和应用食管细胞学诊断方法开展普查，以求早期发现，早期治疗，提高治愈率。20 世纪 80 年代后期采用维生素和中草药等作化学治疗预防和人群干预试验。具体措施如下。①病因学预防：改良饮水（减少水中亚硝胺及其他有害物质）、防霉去毒、改变不良生活习惯、应用化学药物（亚硝胺阻断剂）等。②发病学预防：应用预防药物（维甲酸类化合物，维生素 B、维生素 C、维生素 E、维生素 K 等），积极治疗食管上皮增生，处理癌前病变，如食管炎、息肉、憩室等。③健康教育：大力开展防癌宣传教育，普及抗癌知识，在高发区人群中作普查、筛检。

七、治疗

食管癌的治疗需要各学科的专业知识，可分外科治疗、放疗、化学治疗和综合治疗。两种以上疗法同时或先后应用称为综合治疗，结果显示以综合治疗效果较好。

（一）手术治疗

手术是治疗食管癌首选方法。若全身情况良好，有较好的心肺功能储备，无明显远处转移征象者，可考虑手术治疗。一般以颈段癌长度 <3 cm、胸上段癌长度 <4 cm、胸下段癌长度 <5 cm 切除的机会较大。然而也有瘤体不太大但已与主要器官，如主动脉、气管等紧密粘连而不能切除者。对较大的鳞癌估计切除可能性不大而患者全身情况良好者，可先采用术前放疗，待瘤体缩小后再作手术。

手术禁忌证：①全身情况差，已呈恶病质。或有严重心、肺或肝、肾功能不全者；②病变侵犯范围大，已有明显外侵及穿孔征象，如已出现声音嘶哑或已有食管气管瘘者；③已有远处转移者。

在手术之前，对所有患者都应该评估其生理状况能否接受食管切除。在手术之前应该根据内镜超声、胸腹部 CT 和 PET-CT 进行临床分期，以评估可切除性。接受食管切除手术的患者应该是生理状况较适宜，癌肿较局限可切除，位于胸段食管（距会咽超过 5 cm）与腹内段的食管。颈段食管癌或胸段食管癌距会厌不超过 5 cm 者，应接受根治性放化疗。可切除的胸段食管癌（距会厌超过 5 cm）或贲门癌：T_{is} 或 T_{1a}，定义为肿瘤侵犯黏膜但不侵犯黏膜下层，可考虑 EMR，其他烧灼技术，或在有经验的中心行食管切除术。位于黏膜下层或更深的肿瘤需手术治疗。$T_1 \sim T_3$，肿瘤可切除，即使有区域淋巴结转移（N_1）。T_4，肿瘤仅累及心包、胸膜或膈肌者是可切除的。可切除的ⅣA 期：病变位于低位食管，腹腔淋巴结可切除且腹腔动脉、主动脉或其他器官未被累及。不可切除的食管癌：T_4 肿瘤累及心脏、大血管、气管或邻近器官，包括肝脏、胰腺、肺和脾脏，是不可切除的。不可切除的ⅣA 期：癌肿位于低位食管，腹腔淋巴结不可切除且腹腔动脉、主动脉或其他器官包括肝脏、胰腺、肺和脾脏被累及。不可切除的ⅣB 期：远处转移或非区域淋巴结转移。

手术方式取决于外科医生的经验和习惯以及患者的意愿。

食管癌根治术，是对食管癌进行手术切除的全称，包括肿瘤切除、肿瘤上下端足够长度的食管、受累组织器官的切除、胃切除和周围软组织、淋巴结清扫、消化道重建等，以及术前中后的围术期处理的全过程。

手术径路常用左胸切口（图6-4）。中段食管癌切除术有用右胸切口（图6-5）者。联合切口有用胸腹联合切口者或左颈、胸、腹三切口者。手术方法应根据病变部位及患者具体情况而定。对肿瘤的根治性切除，应注意长度和广度。原则上应切除食管大部分。切除的长度应在距癌瘤上、下5~8 cm以上。切除的广度应包括肿瘤周围的纤维组织及所有淋巴结的清除（特别注意颈部、胸顶上纵隔、食管气管旁和隆突周围、腹内胃小弯、胃左动脉及腹主动脉周围等处）。有学者认为癌常沿黏膜下的纵长侵犯较广或癌灶有时可能呈多灶型出现，故宜作全食管切除术。

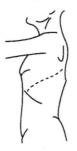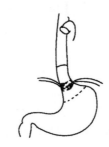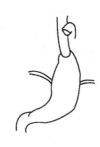

（a）左胸侧后切口　　（b）食管、胃切除范围　（c）主动脉弓下食管胃吻合术

图6-4　左胸切口食管癌切除术

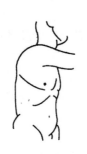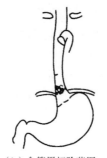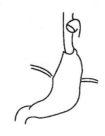

（a）右胸及腹部切口　　（b）食管胃切除范围　（c）主动脉弓上食管胃吻合术

图6-5　右胸切口及腹部切口食管癌切除术

食管下段癌，与代食管器官吻合多在主动脉弓上；而食管中段或上段癌则应吻合在颈部。常用的代食管器官是胃（图6-6和图6-7），有时用结肠（图6-8）或空肠。常见的术后并发症是吻合口瘘和吻合口狭窄。

经食管裂孔钝性剥除食管癌作食管内翻拔脱术可用于心、肺功能差，患早期癌而不宜作开胸手术者。但此法可并发喉返神经麻痹及食管床大出血，应掌握适应证及止血技巧。现已逐渐发展对心肺功能差者有时可采用电视胸腔镜下辅助食管癌切除术。对晚期食管癌，不能根治或放疗、进食有困难者，可作姑息性减状手术，如食管腔内置管术、食管胃转流吻合术、食管结肠转流吻合术或胃造瘘术等。这些减状手术有可能发生并发症，应严格掌握适应证和手术技术。

电视胸腔镜（VATS）在食管癌诊断与治疗的应用：目前VATS行食管癌切除的主要术式有经右胸胸腔镜分离切除食管、腹腔镜游离胃、行颈部食管吻合。

国内外统计，食管癌的切除率为58%~92%，手术并发症发生率为6.3%~20.5%，切除术后5年和10年生存率分别为8%～30%和5.2%～24%。我国食管癌的临床外科治疗结果优于国际上的统计数字。特别近20年来在手术技术方面做了大量改进工作，出现了各种手术途径和很多种不同的切除技术和吻合技术，例如近年来用管状吻合器进行机械吻合术日益广泛，缩短了手术时间，降低了并发症发生率。各种改进的目的在于减少近远期并发症，提高患者术后生活质量和远期生存率。经过长时间的随访显示，多种方法并无本质上的差别，只要按照操作规程，仔细操作，熟练掌握各种技术，均可取得良好效果。

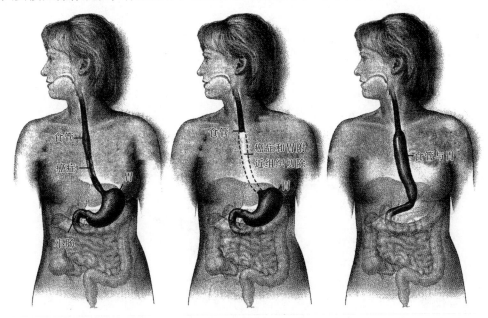

图6-6　胃代食管示意图

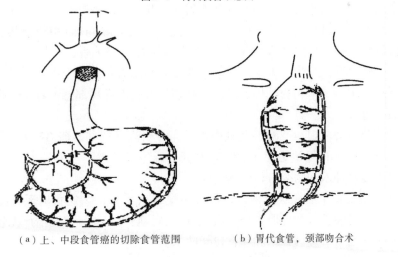

（a）上、中段食管癌的切除食管范围　　（b）胃代食管，颈部吻合术

图6-7　食管切除术后胃代食管术

食管癌术后饮食：术后3～4天鼻胃管已经拔除，肛门已经有排气时，说明可以进食了，但此时最好不要进食。术后6～7天，可进流质食物，注意少食多餐。术后9～10天，进半流质食物，如稀饭等，也要坚持少食多餐。一般在术后半个月，按照少食多餐的原则吃多种

食物，以半流为主。术后 2 个月以后基本可以恢复普通饮食，每日 3～4 餐，宜选择质软的食物。进食后不能马上躺下来，因贲门已经切除，以导致食物或胃液反流，最好是散步 40 分钟后才躺下休息。饮食宜清淡、高营养易消化食物，避免进食刺激性食物，如生蒜、辣椒、胡椒等。戒除烟酒。饭后可喝少量开水或淡盐水，以冲淡食管内的食物和黏液，预防食管黏膜损伤和水肿。

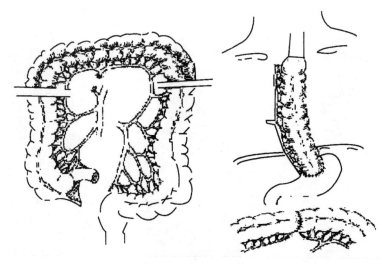

图 6-8　横结肠代食管术

食管癌术后常见并发症及处理如下。

1. 吻合口瘘

颈部吻合口瘘对患者生命不造成威胁，经引流多能愈合；胸内吻合口瘘对患者造成极大威胁，死亡率甚高，胸内吻合口瘘多发生在术后 5～10 天，患者呼吸困难及胸痛，X 线检查有液气胸征，口服碘水可见造影剂流出食管腔，应立即放置胸腔闭式引流、禁食，使用有效抗生素及支持治疗：吻合口瘘的发生原因与出现时间有一定关系。早期瘘（术后 3 天内）多与吻合技术、吻合部位与吻合方式有关。中期瘘多与患者年龄、全身因素、胃上提牵拉过分造成血运不良、术后围术期的处理、术后颈部切口及胸腔内局部感染有关。晚期瘘与患者年龄、全身因素有关。

（1）一般保守治疗：禁食、胸腔闭式引流、充分引流（局部换药治疗），静脉应用广谱抗生素控制感染，有效的营养支持（静脉高营养，或空肠造瘘）及纠正水电解质紊乱。手术治疗：吻合口瘘修补术和吻合口切除术。

（2）手术适应证：①一般状况尚好，可以耐受二次手术；②症状出现时间短，胸内感染轻；③胸胃长度足够长，切出原吻合口后可再行高位吻合；④经保守治疗无效或症状突然加重。手术方法：吻合口瘘修补术和吻合口切除术。

2. 肺部并发症

包括肺炎、肺不张、肺水肿和急性呼吸窘迫综合征等，以肺部感染较为多见，应引起高度重视；术后鼓励患者咳嗽、咳痰，加强呼吸道管理以减少术后肺部并发症的发生。

3. 乳糜胸

为术中胸导管损伤所致，多发生于术后 2～10 天，患者觉胸闷、气急、心慌。胸水乳糜试验阳性；一旦确诊，应放置胸腔闭式引流，密切观察引流量，流量较少者，可给予低脂肪饮食，维持水电解质平衡及补充营养，部分患者可愈合。对乳糜流量大的患者，应及时剖胸结扎乳糜管。

4. 胸胃排空障碍（胸胃梗阻）

（1）原因：①术中切除迷走神经主干及分支；②胃解剖位置变异；③胃泌素分泌减少；④术后胃肠减压不够充分；⑤食管裂孔回缩与周围组织粘连引起胃出口狭窄。

（2）诊断：拔除胃管后出现胸闷、气短、心慌、呼吸不畅、呼吸困难、呕吐，呕吐物多为棕绿色或咖啡色胃液，再次置入胃管后症状明显缓解，而再次拔除胃管后又出现上述症状；X线胸片可见胸胃明显扩张，并可见液平面。术侧呼吸运动减弱，呼吸音明显减弱或消失，可有振水音。胃肠造影或胃镜检查示胃扩张，蠕动减弱，但幽门部基本通畅。

（3）治疗。①保守治疗：禁食，胃肠减压，口服胃动力药，纠正电解质紊乱，保持酸碱平衡，补充微量元素及维生素，保持内环境稳定。加强营养，提供足够热量，可适量输注白蛋白、全血或血浆。一般经保守治疗后胸胃排空障碍即可好转。税跃平报道自1983～2002年以来发生术后胸胃排空障碍患者9例，经上述保守治疗总有效率为89%。②手术治疗：如果梗阻系机械因素引起，经保守治疗，症状未见好转同时梗阻严重不能维持营养，可剖胸或剖腹后根据梗阻原因进行手术处理。

5. 吻合口出血

（1）原因：应激性溃疡；术中牵拉、挤压、挫伤胃黏膜；吻合口出血。

（2）诊断：贫血症状；术后经胃管可吸出咖啡色或淡红色血性液体，甚至呕血；黑便。

（3）治疗。①保守治疗，予抗酸药如甲氰脒胍或奥美拉唑；必要时补液，输血，应用止血药。②手术治疗：术后胃管吸出血性液体或胸腔引流出血性液体超过150 mL/h且连续5小时无减少趋势或经大量输血而休克症状无明显改善或估计胸内有大量积血者，均应立即剖胸止血。

6. 吻合口狭窄

（1）原因：手术因素：吻合口过小，食管与胃黏膜对合不整齐，缝线过密，打结过紧等；术后吻合口感染，吻合口瘘；术后进食较晚或进食流质或半流质时间过长；吻合口恶性病变复发。初期症状多为进食梗阻感并进行性加重，患者营养状况较差，食管钡餐可见吻合口狭窄，同时吻合口上方食管代偿性扩张；吻合口可呈线形、"S"形、倒圆锥形。

（2）治疗。①扩张治疗：手术1个月以后方可进行。根据食管钡餐和食管镜获得的吻合口情况，采用不同型号的沙氏软质探条扩展器，在食管镜及引导钢丝的引导下对吻合口狭窄进行扩张。术后1小时患者即可进食普食。②保守治疗：输液，保持酸碱平衡，补充微量元素及维生素，保持内环境稳定。加强营养，提供足够热量，可适量输注白蛋白、全血或血浆。同时积极予以扩张治疗。③手术治疗：扩张失败、吻合口狭窄严重不能维持营养同时可以耐受手术者可进行手术治疗。经胃腔内环行切除吻合瘢痕。贲门术后可行胃大弯顶端予以食管行侧侧吻合术。如无法重建吻合口，则行空肠造瘘术。

7. 反流性食管炎

（1）原因：①贲门切除后失去正常括约功能；②胃正常生理功能受影响，使幽门痉挛。

（2）诊断：患者症状多为反酸，胸骨后疼痛、烧灼感。此外食管镜检查及活检，食管内滴酸试验，食管下端吸取反流液检查，消化道钡餐均是比较准确的诊断标准。

（3）治疗：①保守治疗。a. 根据美国胃肠病学会建议，正确的生活指导对治疗很重要。建议患者进低脂、高蛋白饮食，少食多餐；避免进食过冷、过热食物，不吸烟，不饮浓茶、咖啡、烈酒。减肥。保持大便通畅。忌用抗乙烯胆碱药、茶碱、钙通道阻滞剂、安定、麻醉剂等药物。进餐 3 小时后睡眠，睡眠时将床的头端垫高 15 ~ 20 cm。经过以上生活指导，可望有 25% 的患者减轻或缓解临床症状。b. 抑酸药物：包括质子泵抑制剂和 H_2 受体拮抗剂。抑酸药可以通过抑制胃酸，减轻胃酸对食管黏膜的刺激而缓解症状。②内镜治疗。近年来临床上采用内镜下抗反流手术进行反流性食管炎的治疗。这种方法又被称为胃底折叠术。通过内镜下缝合术在远端食管内制造一个折叠，将胃底缠绕食管而恢复食管下括约肌的功能。这种方法可以恢复食管下括约肌的功能，减轻烧心的严重程度和频率，减少反流使反流性食管炎治愈。由于反流性食管炎是由于术后吻合口丧失括约功能所致，因此各种手术方式的核心都是重建吻合口部位的瓣膜功能。近年来出现的各种手术方式主要有为食管胃吻合包埋缝缩法，保留贲门附加 Nissen 式手术的食管切除术，食管置入术，胃壁肌瓣遮盖式胃、食管吻合术。

8. 声带麻痹

声音嘶哑、咳嗽无力、进水时呛咳是因为喉返神经损伤所致。大多数是暂时的，1 年后将自愈，且目前无特殊有效的治疗方法。

9. 其他

并发症有血胸、气胸及胸腔感染，根据病情进行相应的处理。

（二）放疗

放疗（根治性、术前、术后、姑息性）是整个食管癌治疗的一部分。①放疗和手术综合治疗：可增加手术切除率，也能提高远期生存率。术前放疗后，休息 2 ~ 3 周再作手术较为合适。对术中切除不完全的残留癌组织处作金属标记，一般在术后 3 ~ 6 周开始术后放疗。②单纯放疗：多用于颈段、胸上段食管癌，因手术难度大，手术并发症多，疗效常不满意；也可用于有手术禁忌证而病变不长，患者尚可耐受放疗者。

（三）化疗

采用化疗与手术治疗相结合或与放疗、中医中药相结合的综合治疗，有时可提高疗效，或使食管癌患者症状缓解，存活期延长。但要定期检查血常规，并注意药物反应。

（高媛媛）

第四节　气管肿瘤

气管原发性肿瘤与肺或喉部肿瘤相比，发病率要低很多。成人原发性气管肿瘤多为恶性，而儿童则多为良性。男女发病率基本一致，最多见于 30 ~ 50 岁。成人气管原发恶性肿瘤占上呼吸道肿瘤的 2%。

一、气管、隆突肿瘤的分类

气管原发肿瘤占所有恶性肿瘤的 0.1% ~ 0.4%，每年每百万人口有 2.6 例该类患者，其中仅有8%发生在儿童。成人患者中90%原发肿瘤是恶性，儿童患者中，仅10%～30%为恶性。

（一）气管原发肿瘤

气管原发肿瘤可以来源于呼吸道上皮，唾液腺与气管的间质结构。鳞状细胞癌与腺样囊性癌是气管原发肿瘤最常见的类型，它们的发病率相似，共占所有成人气管原发肿瘤的2/3，剩余1/3为不同组织类型的良性、恶性肿瘤。鳞状细胞癌常发于60～70岁男性患者，与嗜烟习惯相关，可发生于气管的几乎所有部位，表现为肿物型或溃疡型，大约1/3患者在初诊时已有纵隔或肺转移灶。大约40%的患者常合并异时或同时发生的口咽、喉或肺的鳞癌。腺样囊性癌男女发病率相似，好发年龄为40～50岁，与吸烟无明显相关，倾向于沿着黏膜下与神经周围平面生长，只有10%的患者有区域淋巴结转移或远处转移。腺样囊性癌进展缓慢，甚至未行治疗的患者都能够存活数年。

（二）气管继发癌

继发癌也有可能累及气管。直接侵犯气管的肿瘤包括甲状腺癌、喉癌、肺癌与食管癌。纵隔肿瘤也可能直接侵犯气管，最常见的是淋巴瘤。气管转移瘤较少见，曾有乳腺癌、黑色素瘤与肉瘤转移至气管的报道。

二、气管肿瘤的病理类型

（一）良性气管肿瘤

气管壁的各种组织都可以发生良性肿瘤（表6-2）。儿童原发性气管肿瘤90%为良性。相反，成人原发性气管肿瘤只有不到10%为良性。

表6-2 气管良性肿瘤分类

纤维瘤（fibroma）

乳头状瘤（papilloma）

血管瘤（hemangioma）

多形性腺瘤（pleomorphic adenoma）

脂肪瘤（lipoma）

软骨瘤（chondroma）

平滑肌瘤（leiomyoma）

错构瘤（hamartoma）

神经纤维瘤（neurofibroma）

神经鞘瘤（nerve sheath tumor）

副神经节瘤（paraganglioma）

颗粒细胞瘤（granular cell tumor）

纤维组织细胞瘤（fibrous histiocytoma）

球形动静脉瘤（glomus tumor）

成软骨细胞瘤（chondroblastoma）

成肌细胞瘤（myoblastoma）

黄瘤（xanthoma）

假性肉瘤（pseudosarcoma）

鳞状上皮乳头瘤（squamous papilloma）

儿童最常见的气管肿瘤为乳头状瘤，通常为多发，可累及喉、气管和支气管。儿童乳头状瘤病成年后几乎都可原因不明地自行消退。人们曾将病毒和内分泌失调作为病因考虑过，并有干扰素治疗可以缓解病情的报道。有症状的良性肿瘤主要依靠手术治疗，可以经内镜用各种方法切除。

另一种看似良性的上皮来源性肿瘤是神经内分泌类癌。

尽管类癌在这里被列入良性范围，但无疑是一种低度恶性肿瘤。有组织学证据表明它可以直接侵犯周围组织。

间质来源的肿瘤包括软骨瘤、周围神经鞘瘤、神经鞘瘤、纤维瘤以及脂肪瘤。其中软骨瘤最常见，多发于上部气管的环状软骨处。病理专家通过组织学检查来鉴别良性软骨瘤和低度恶性软骨肉瘤常很困难，或者根本不可能。少见的间质肿瘤包括平滑肌瘤、血管瘤和良性的上皮息肉。

（二）恶性气管肿瘤

气管原发肿瘤的病理分类见表6-3。

表6-3　气管原发肿瘤病理分类

上皮来源	唾液腺来源	间质来源
良性	良性	良性
乳头状瘤	多型性腺瘤	纤维瘤
乳头状瘤病	黏液腺瘤	纤维瘤病
恶性	肌上皮瘤	良性纤维组织细胞瘤
原位鳞状细胞癌	嗜酸细胞瘤	血管瘤
鳞状细胞癌	其他类型	神经节细胞瘤
腺癌	恶性	血管球肿瘤
大细胞未分化癌	黏液表皮样癌	平滑肌瘤
神经内分泌肿瘤	腺样囊性癌	粒细胞肿瘤
典型与非典型类癌	多形性腺癌	Schwann 细胞肿瘤
大细胞神经内分泌癌		软骨瘤
小细胞癌		软骨母细胞瘤
		恶性
		软组织肉瘤
		软骨肉瘤
		恶性淋巴瘤
		其他类型

再次强调成人原发性气管和隆突的肿瘤90%以上为恶性。最常见的是鳞状细胞癌和腺样囊性癌。1969~1990年有5篇重要文章报道了气管及隆突原发性肿瘤切除的经验。

总结这些报道，397例手术切除的患者中有153例（38%）腺样囊性癌，88例（22%）鳞状细胞癌。

1. 腺样囊性癌

1859 年 Billroth 首次描述了腺样囊性癌。人们长期以来将其称为"圆柱癌"，并视为一种缓慢生长的良性腺瘤。肿瘤外观上似乎是良性的，表面气管黏膜常常不受侵犯，而且进展异常缓慢。但很明显，组织学检查证实这种恶性肿瘤有局部侵犯的表现。实际上，肿瘤侵及范围几乎总要比手术时所见或触摸到的范围广。显微镜下可发现肉眼无法看到的沿气管壁纵向和横向的扩散，尤其是沿着黏膜下层和气管外表面的神经周围淋巴管。因此很明显，如果欲行根治性手术，术中冰冻病理检查切除标本的边缘是至关重要的。约 10% 患者有区域性淋巴结转移，血行转移多发生于肺，有时也可转移至脑和骨骼。即使未经治疗，肿瘤也呈缓慢或隐袭性进展。临床曾观察到根治性手术 25 年后局部复发病例，X 线胸片首次证实有肺转移时，患者通常没有症状。甚至有些患者转移灶可长时间（许多年）保持不变。腺样囊性癌男女发病率一致，年龄跨度由十几岁到九十几岁。本病与吸烟无关。

2. 鳞状细胞癌

主要发生于男性（男：女 =3 ：1），与肺鳞状细胞癌的年龄分布相似。Grillo 和 Mathisen 报道的所有病例都与吸烟有关。这种肿瘤的大体表现与其他部位的支气管鳞癌相似，几乎都有溃疡，咯血是常见症状。不幸的是，局部淋巴结转移发生率很高，许多肿瘤被发现时局部侵犯严重，已经不能切除。血行转移方式与肺癌相似。

3. 气管类癌

类癌是气管常见的恶性肿瘤之一，可分为典型和非典型两种。前者类似良性肿瘤，外侵轻微；后者潜在恶性，常外侵穿透气管壁，并有淋巴结转移。因此，应当积极手术，并尽可能切除彻底，术后可不需其他辅助治疗。

4. 气管腺癌

不包括来自肺、支气管的腺癌向上蔓延累及气管者，气管腺癌约占原发性气管癌的10%。由于腺癌容易直接侵入纵隔、扩散至区域淋巴结，并血行转移至远处，预后相对较差。故应在条件许可的情况下，尽可能做根治性切除术。

5. 气管小细胞癌

发生于气管的小细胞癌较发生于肺者少见，其病程短、症状突出、预后差。如果病变局限于气管的一段，并且无全身远处转移，采用足够范围的切除，缓解气道梗阻后，辅以全身化疗及局部放疗，亦可取得较为满意的效果。

6. 其他原发性恶性肿瘤

极为少见，包括软骨肉瘤、平滑肌肉瘤、癌肉瘤及梭形细胞肉瘤。由气管及隆突上皮还可发生黏液表皮样癌和混合性腺鳞癌。单核细胞白血病和浆细胞瘤也有过报道。

三、气管肿瘤的临床表现

（一）原发性气管癌的症状与体征

气管肿瘤的临床表现可有上呼吸道梗阻造成的呼吸困难、喘息及喘鸣；黏膜刺激和溃疡引起的咳嗽、咯血；肿瘤直接侵袭邻近组织造成喉返神经麻痹，吞咽困难，另外，可有远处转移的表现。上呼吸道梗阻的典型症状为呼吸困难、喘鸣、喘息及咳嗽，这也是呼吸功能不全的常见症状。在作出正确诊断之前，许多患者被长期当作"哮喘"或"慢性支气管炎"进行治疗。

呼吸困难与气促是最常见的症状，当气管腔减少到正常横截面的 1/3 时，就会出现呼吸困难症状。由于大部分良性或低度恶性肿瘤的生长速度缓慢，可能导致呼吸道梗阻症状持续数月甚至数年，而不危及生命。Regnard 等报道，腺样囊性癌从出现症状到诊断的平均时间是 12 个月，而其余气管肿瘤的平均时间是 4 个月。主支气管的阻塞可能导致一侧或双侧反复发作的肺炎。

咳嗽也是气管肿瘤常见的症状，通常没有特异性，随着呼吸道狭窄的加重，喘鸣症状越来越明显，常被误诊为哮喘。大约 20% 的患者出现咯血，尤其在鳞状细胞癌患者中，而良性肿瘤少见。

声音嘶哑可能是由于喉返神经受侵而导致的声带麻痹，或气管上段肿瘤直接侵犯喉部。原发性气管肿瘤侵犯食管引起吞咽困难者少见，但颈部及胸上段食管癌侵犯气管的患者多见，常出现咳血丝痰、气促，严重者出现食管气管瘘。

胸部听诊深吸气时可闻及哮鸣音，而支气管哮喘恰恰是在呼气期，此为二者鉴别的要点之一。当气管阻塞严重时，呈端坐呼吸，靠近患者不用听诊器就可听到喘鸣。注意仔细检查颈部及锁骨上窝，有无肿大的淋巴结。

（二）继发气管肿瘤的临床表现

1. 喉癌侵犯气管

喉癌向下延伸可直接侵犯气管上段。因此，临床有时很难将二者严格区分开来。其多为鳞癌，突入管腔，引起呼吸困难。部分患者发生于喉癌术后，因此需行全身检查了解其他部位有无转移后，制订治疗方案。

2. 甲状腺癌侵犯气管

临床约 21% 的原发性甲状腺癌可直接侵犯气管，还有部分是由于甲状腺癌术后复发使气管受累。多侵犯气管前壁，尚未突入管腔者，患者仅有轻度压迫及咽喉部不适感。肿瘤一旦突入管腔，即出现刺激性咳嗽、气短、喘鸣等呼吸困难的症状。复发性甲状腺癌累及气管后，容易引起气管内出血发生窒息。

3. 食管癌侵犯气管

颈段及胸上段食管癌常可直接或由于肿大淋巴结侵蚀气管、支气管膜部，不仅可引起咳嗽、呼吸困难，而且可造成食管—气管瘘。临床由食管癌直接穿入气管者较少，而因放疗引起食管—气管瘘者比较常见。一旦发生，食物、唾液以及胃内反流物会经瘘口大量进入气管和肺内，引起严重而难以控制的肺内感染或窒息。因此，对于胸中、上段及颈段中晚期食管癌，应行气管镜检查，了解气管是否受累。镜下可见：①黏膜完整，肿瘤外压；②肿瘤侵入管腔少许，黏膜破坏，表面糜烂，刺激性咳嗽有血痰；③肿瘤占据不到管腔 1/3，呈菜花状；④肿瘤凸入超过管腔 1/3，分泌物淤积；⑤形成食管—气管瘘者，可见两管腔相通的瘘口，并有口腔、胃内容物进入。

4. 支气管肺癌累及气管

支气管肺癌可沿支气管向上蔓延累及隆嵴及气管下段，或由于纵隔、隆嵴下肿大淋巴结直接侵蚀，使原发病变成为晚期。因为需要切除的范围较大，重建困难，致使许多患者失去手术机会。但近年由于麻醉和手术技巧的提高，对于尚未发生远处转移的病例，仍可选择性行肺、气管、隆嵴切除成形或重建术，术后辅以放、化疗，亦可取得较为满意的疗效。

四、气管肿瘤的诊断

原发性气管肿瘤的误诊率比较高，原因之一是气管肿瘤比较少见，多数医生很少或根本没有见过这种肿瘤。原因之二是因咳嗽、喘息或呼吸困难而行胸部 X 线片检查时，纵隔和气管外形可能没有明显异常。即使 X 线胸片有异常改变，通常也是易被忽略的细微变化。

1. 胸部 X 线摄影

常规 X 线胸片通常难以发现气管肿瘤。气管 X 线断层扫描能够显示气管肿瘤，较大的肿瘤能够被明确诊断，但是不能够显示肿瘤是否存在腔外浸润或周围淋巴结情况，因此 X 线摄影难以为制订治疗计划与重建方案的设计提供足够的信息。

CT 被认为是诊断及评估肿瘤范围、肿瘤与邻近器官关系的标准检查方法。采用薄层 CT 扫描，能良好地评估气管肿瘤累及气管的长度。CT 扫描也能显示气管肿瘤的大体病理学特征，良性肿瘤通常呈类圆形，边界平滑、清楚，直径小于 2 cm，一般位于气管腔内，钙化是良性肿瘤的特征之一，通常出现在错构瘤、软骨瘤中，亦可以见于软骨肉瘤；恶性肿瘤常沿气管壁上下生长数厘米，表面不规则，可能出现溃疡，肿瘤基底部常见气管壁受侵犯，甚至出现腔外生长，纵隔肿大的淋巴结提示局部肿瘤转移。随着影像学技术的进步，现在可以使用低照射量获得良好的图像质量，并使用三维重建技术绘制出气管腔内、腔外的图像，甚至可以重建气道及周围淋巴结图像以指导经气管细针穿刺活检。

MRI 扫描评估气管肿瘤的优点在于：通过冠状面、矢状面及横截面的图像可以很好地显示气管肿瘤的情况，T_1 加权图像能够很好地显示气管是否侵犯周围软组织尤其是显示与周围血管的关系。另外，在以下两种情况下应当考虑使用 MRI 扫描。①MRI 扫描不存在放射损伤，评估儿童气管肿瘤时应首选 MRI 扫描。②对不适合使用碘增强剂的患者应选择 MRI 扫描。

2. 气管镜检查

气管镜检查是气管肿瘤的诊断及术前评估的必备手段。术前行气管镜检查将获得以下信息：①直视肿瘤的大体情况，有助于判定肿瘤性质；②气管镜检查对病灶的准确定位，对制定手术径路及切除范围至关重要；③可以直视喉部及环状软骨，准确评估声带功能，对需要行环状软骨部分切除或喉切除的上段气管肿瘤患者中特别重要；④能够评估气管腔大小，有助于气管手术前的气道管理及麻醉插管准备；⑤可以进行肿物的活检，明确病理诊断。

然而，施行气管镜检查存在诱发肿瘤出血的风险，可能导致患者窒息，所以行气管镜检查时，需要做好气管插管的准备。

上呼吸道严重阻塞或大咯血的患者，纤维支气管镜没有什么帮助。这种有生命危险的患者需用硬式支气管镜保持气道通畅。多数患者支气管镜可进至肿瘤远端以保证通气。通过内镜活检钳、电凝或激光去除肿物可扩大气管管腔。应尽量避免作气管切开，因其可使以后的切除手术变得更加复杂。

3. 气管超声内镜

气管超声内镜能显示气管的 5 层结构，从腔内向外，分别是黏膜层（高回声）、黏膜下层（低回声）、气管软骨的内侧（高回声）、气管软骨（低回声）、气管软骨的外侧（低回声）。在气管膜部，则显示 3 层结构，分别是黏膜层（高回声）、平滑肌（低回声）、外膜层（高回声）。

4. 肺功能检查

肺功能检查可使医生警觉到有气道阻塞的可能，并最终做出正确诊断。肺功能检查呈阻塞性通气障碍，同时对支气管扩张药物无反应，提示有上呼吸道固定性阻塞。呼吸流量图可清楚显示上呼吸道阻塞，并因肿瘤在纵隔里位置的高低不同，吸气与呼气相曲线平台的高低也不相同，多数病例呼吸流量图两条曲线均变平坦。

五、治疗

由于多数气管肿瘤是恶性的，通常出现症状并作出诊断时已是晚期，许多患者已没有完整切除的可能。

（一）气管切除及一期重建

除少数病例外，对于能够完整切除并一期重建气道的患者，手术是最好的选择。一般认为所有的恶性肿瘤都侵犯并穿透气管全层，因此对于可以手术的患者，内镜切除（包括激光切除）肯定是不完全的，而且切除范围不够。

多数局限于颈部和上纵隔气管的肿瘤，颈部领状切口可达到满意的显露，正中胸骨切开可以很好地暴露纵隔气管，后外侧开胸可为累及远端气管需要同时行隆突切除者提供更开阔的视野。许多气管肿瘤需扩大切除范围。除少数患者外，成人气管通常可以切除近一半长度并安全地一期吻合。这种扩大切除需要将整个气管的前方和侧方游离松解，许多病例尚需在气管上下端附加特殊的松解手术。

扩大性切除的困难在于如何决定切除范围。只有在气道已被切断，并对切除边缘进行冰冻病理检查后，才能判断是否已完整切除肿瘤。有时为了不使切除长度超过安全范围，不得不接受镜下残端阳性的结果。但是，只能在切断气道，切除肿瘤后，除了重建气道外没有其他选择的情况下才能做出这样的决定。残端阳性似乎并不影响愈合，并且仍可能有长期存活，特别是腺样囊性癌患者。

（二）气管切除与人工气管

Belsey 于 1950 年首次报道了 1 例用假体代替环形气管缺损，他把自体阔筋膜包在不锈钢弹簧上制成管状假体。此后 10 年中逐渐有利用多种材料的硬质管道行气道重建的零散报道，这些材料包括玻璃、不锈钢及钽，多数无孔硬质材料都曾使用过。多孔材料理论上的优点是宿主肉芽组织可以长进去，穿入到人工假体的内表面并作为上皮化的基础。Bucher 在 1951 年首次报道了使用多孔不锈钢丝网假体的经验。1960 年 Usher 报道了用"高强度" Marlex 网多孔假体的实验研究结果，1963 年 Beau 等把它应用于 2 例患者。

Pearson 等 1962 年也开始用这种 Marlex 网假体进行实验室研究，继而报道了 2 例假体置换的初步临床经验。后来他们又报道了 7 例用圆柱形 Marlex 网代替较长的气管环形缺损。有 3 例术后气道功能良好，分别维持长达 2 年、5 年、7.5 年之久。但有 4 例死亡，均与假体置换有关，1 例远端吻合口裂开，另外 3 例死于气管—无名动脉瘘引起的大出血。

（三）气管切除的并发症

轻度至中度气道阻塞可根据需要吸入氦氧混合（heliox）气体（80% 氦气，20% 氧气），消旋肾上腺素吸入，或者必要时静脉注射类固醇 <500 mg 甲泼尼龙。一两次这种剂量的类固醇对气管愈合并无显著损害。应当预先估计到发生严重气道阻塞的可能性，最好使用纤维

支气管镜进行检查并在术中完全控制气道的状态下行远端气管切开。

轻微的针孔漏气通常很快可以自行闭合。较大的漏气，如果术中已经注意到了，可用带血管的组织加强缝合到漏气部位。如果术后出现皮下气肿，可以部分敞开切口减压。气胸是术后可能出现的另一种并发症，术后早期应当拍 X 线胸片除外气胸。

如果手术时能遵循手术原则，因操作不当而造成喉返神经永久性损伤的机会并不大。但是，可以发生暂时性的发音改变，原因可能是由于牵拉或解剖造成喉返神经的可逆性损伤。

术后第 1 天患者可进流食，通常很快即可恢复正常饮食。但是行喉松解术后，患者可出现明显的吞咽困难，而且会出现误吸。液体食物的吞咽失调和误吸较明显，而固体食物则较轻。多数患者的功能失调是一过性和暂时性的，略微延迟完全恢复的时间。长期影响生活质量的误吸更常见于老年患者，或者那些曾做过颈部手术或放疗而损害了喉的活动性的患者。

所有患者术后都应常规作支气管镜检查以观察吻合口的愈合情况。支气管镜检查多在术后一周左右，患者出院前进行，如果对吻合口愈合有疑问也可以提前。如果发现吻合口裂开超过气道周径的 1/3，应置入 Montgomery T 形管。小的裂开通常可自行愈合而不发生狭窄，但需定期作支气管镜检查随访。出血是气管手术少见的并发症。

所有气管手术都是相对污染的，就这一点来说，气管手术感染的发生率并不高。术前一次性给予预防性抗生素，术后再给予 1 ~ 2 次抗菌素。如有残留感染，或有其他危险因素，如糖尿病患者或接受类固醇治疗者，可适当延长抗生素使用时间。如果患者确实发生了伤口感染或怀疑有深部感染，则应广泛敞开伤口以保证迅速引流。未经引流的脓肿可以腐蚀破坏气管吻合口而形成内引流。

再狭窄是一种晚期并发症，通常发生在术后 4 ~ 6 周。治疗方法包括扩张（必要时重复进行）以及有选择地再次切除。如果不可能再次切除，放置内支架可能是唯一的选择。使用可吸收缝线或不锈钢缝线后，吻合口肉芽已较少见。如果出现肉芽组织，可通过硬式支气管镜用活检钳咬除。肉芽组织也可用硝酸银棒烧灼，或小心地用激光切除。

另外一种晚期可能发生的并发症是吻合口与食管或无名动脉形成瘘。多数患者可避免发生这些并发症。在分离气管时，应尽量不过分游离无名动脉，造成动脉完全裸露。如果动脉距离已完成的吻合口过近，可用带蒂肌瓣或大网膜保护吻合口。同样，如果气管手术时包括食管的修补，应在气管吻合口或食管修补处用带有血管的组织（通常为肌束）加固于食管和气管之间。

（四）其他治疗方法

1. 放疗

一般认为放疗可作为手术后的辅助治疗，可作为肿瘤不能切除或因身体状况不适合手术患者减轻症状的姑息性治疗。对于鳞状细胞癌及腺样囊性癌术后辅助放疗剂量一般为 60 Gy，对于肉眼残留的肿瘤，放疗剂量应增加至 68 ~ 70 Gy。

气管内的近距离放疗可能是治疗气管肿瘤的合适方法，已经有报道显示使用 60 ~ 68 Gy 的外照射治疗后使用 8 ~ 15 Gy 的近距离照射可以提高局部控制率。外照射治疗结束后行近距离照射的剂量与方法仍值得进一步研究。

2. 内镜下治疗

对于肿瘤不能切除或因身体状况不适合手术患者，可以使用内镜对气管腔内肿瘤进行姑息性切除。肿瘤的局部处理可以使用活检钳并吸引器处理，行电凝治疗、冷冻治疗、激光治疗、光动力学治疗或氩气凝固治疗。然而，使用此法难以达到根治，该类患者极少有长期生存的报道。

3. 气管支架置入术

在肿瘤不能切除或身体不适合手术的患者中，可以使用硅树脂或自膨支架对 80% ~ 90% 的患者进行姑息性治疗。支架有不同的形状与型号能够适应不同位置的肿瘤所导致的狭窄。

4. 化疗

基于铂类的化疗方案联合放疗对不可切除患者有一定疗效。但是这种治疗方法尚未见大宗病例的研究报道。

5. 气管移植

有许多学者进行动物试验，试图找出合适的替代物能够代替一段较长的气管，但单纯人工材料未见成功应用于临床的报道，失败原因主要是肉芽增生及移植物移位。

（五）继发性气管肿瘤的治疗

与原发性气管癌治疗原则不同的是：继发性气管癌必须根据气管外原发肿瘤控制的状况、有无其他部位转移以及气道梗阻的程度来制订治疗方案。治疗原则主要是在缓解呼吸困难的基础上，控制原发和继发病变。因此，选择姑息性治疗的机会远远大于原发性气管肿瘤。

对于喉癌侵犯气管者，应根据喉癌病变以及是否保留说话功能，确定手术切除范围。一般在喉切除的同时，选择气管节段切除，术后给予适当放疗、化疗，效果良好。切除范围较大时，需行永久性气管造口术。如局部有复发，必要时可再次手术切除。

甲状腺癌侵犯气管常引起高位气道梗阻，可先行低位气管切开，缓解症状，赢得时间，然后酌情行甲状腺癌根治、气管切除，术后进行放疗。部分患者可取得长期生存的效果。

食管癌侵及气管者，若病变均较局限、年纪较轻、全身情况可以耐受者，可同期将食管及气管病变一并切除，分别进行气管和消化道重建。如果已经形成食管—气管瘘者，必须隔离消化道与呼吸道。常用措施包括：停止经口进食及下咽唾液、抗感染，同时行胃造瘘或鼻饲支持营养；亦可试用食管或气管内置入带膜支架，再酌情放疗或化疗。

支气管肺癌累及气管者，应根据病变范围、组织学类型以及远处有无转移来确定。若能切除并重建者，可行肺、气管、隆突切除成形或重建术，术后辅以放、化疗。估计切除有困难者，术前可适当先行放疗或化疗，使病变范围缩小后再行手术。

（赵　宁）

第七章

腹部肿瘤

第一节 胃癌及贲门癌

胃癌是世界上最常见的恶性肿瘤之一，近 70 年来在全球范围呈下降趋势，其发病率及病死率居恶性肿瘤第 3 位。胃癌的流行病学有明显的地理差别，约 56% 的胃癌患者分布在亚洲地区，其中中国和日本尤为高发。在我国胃癌的发病率与病死率有明显的地区和城乡差异，农村发病率高于城市，发病部位以胃窦为主，远端胃癌发病率下降，但贲门癌（或食管胃结合部癌）的发病率仍在上升；弥漫型和低分化癌比例增加。胃癌的危险因素包括幽门螺杆菌感染、吸烟、高盐饮食和其他饮食因素。

一、病理分类

胃肿瘤组织学分类如下，主要分为 4 类。

第一类是腺癌，也是最常见的胃癌，腺癌包括乳头状腺癌、管状腺癌、黏液腺癌，胃腺癌细胞根据细胞的分化程度还可以分为高分化，中分化以及低分化 3 种，高分化的腺癌往往预后比较好一些，病情进展比较慢，低分化的腺癌病情进展非常快，中分化的腺癌恶性程度介于两者之间。

第二类是未分化癌。

第三类是黏液癌，也称为印戒细胞癌。

第四类是一种特殊类型癌，包括腺鳞癌、鳞状细胞癌、类癌等。

二、临床分期

1. TNM 分期

T　原发肿瘤

T_x　原发肿瘤不能评估

T_0　无原发肿瘤的证据

T_{is}　原位癌：上皮内肿瘤，未侵及黏膜固有层

T_1　侵及黏膜固有层、黏膜肌层或黏膜下层

T_{1a}　侵及固有层或黏膜肌层

T_{1b}　侵及黏膜下层

T_2　侵及黏膜固有肌层

T_3　侵透浆膜下结缔组织，而尚未侵及脏层腹膜或邻近结构

T_4　侵及浆膜（脏层腹膜）或邻近结构

T_{4a}　侵及浆膜（脏层腹膜）

T_{4b}　侵及邻近结构

N　区域淋巴结

N_x　区域淋巴结不能评价

N_0　无区域淋巴结转移

N_1　1～2 个区域淋巴结转移

N_2　3～6 个区域淋巴结转移

N_3　7 个或 7 个以上区域淋巴结转移

N_{3a}　7～15 个区域淋巴结转移

N_{3b}　16 个或 16 个以上区域淋巴结转移

M　远处转移

M_0　无远处转移

M_1　有远处转移

G　组织学分级

G_x　分级无法评估

G_1　高分化

G_2　中分化

G_3　低分化

G_4　未分化

2. 临床分期

0 期　$T_{is}N_0M_0$

ⅠA 期　$T_1N_0M_0$

ⅠB 期　$T_2N_0M_0$，$T_1N_1M_0$

ⅡA 期　$T_3N_0M_0$，$T_2N_1M_0$，$T_1N_2M_0$

ⅡB 期　$T_{4a}N_0M_0$，$T_3N_1M_0$，$T_2N_2M_0$，$T_1N_3M_0$

ⅢA 期　$T_{4a}N_1M_0$，$T_3N_2M_0$，$T_2N_3M_0$

ⅢB 期　$T_{4b}N_0M_0$，$T_{4b}N_1M_0$，$T_{4a}N_2M_0$，$T_3N_3M_0$

ⅢC 期　$T_{4b}N_2M_0$，$T_{4b}N_3M_0$，$T_{4a}N_3M_0$

Ⅳ期　任何 T，任何 N，M_1

三、治疗原则

胃癌及贲门癌，也称为食管胃结合部癌。

T_{is} 或者 T_{1a}、N_0 期病例：行内镜下黏膜切除术（EMR）或手术治疗。

T_{1b} 病例：手术治疗。

T_2 或 T_2 以上、N＋病例：手术或术前化疗或术前放化疗。对于肿瘤无法切除，但 M_0 的患者推荐局部放疗＋氟尿嘧啶类（5-FU、卡培他滨）或紫杉类为基础的放疗增敏剂。

M_1 期病例：姑息治疗。以全身化疗为主的综合治疗是治疗晚期胃癌的重要方法。

目前胃癌手术治疗的 5 年生存率：I A 期为 78%，I B 期为 58%，II 期为 34%，III A 期为 20%，III B 期为 8%，IV 期为 7%。

四、综合治疗

1. 手术治疗

胃癌早期以手术切除为主，手术主要目的是达到 R_0 切除（切缘阴性的完全切除），然而只有 50% 的患者能够在首次手术时获得 R_0 切除。在东亚，胃切除联合 D_2 淋巴结清扫术是可根治性胃癌的标准治疗方法。

（1）可切除肿瘤：①T_{is} 或局限于黏膜层（T_{1a}）的肿瘤可考虑内镜下黏膜切除术；②$T_{1b}\sim T_3$ 肿瘤，应切除足够的胃，一般距肿瘤边缘 ≥5 cm，行远端胃切除术、胃次全切除术或全胃切除术；③T_4 肿瘤，需将累及组织整块切除；④胃切除术需包括区域淋巴结清扫（D_1），推荐行 D_2 式手术，至少切除/检查 15 个淋巴结；⑤常规或预防性脾切除并无必要，当脾或脾门处受累时可考虑行脾切除术；⑥部分患者可考虑胃造口术和（或）放置空肠营养管，尤其是进行术后放化疗时。

（2）无法切除肿瘤：对于局部晚期（影像学检查高度怀疑或经活检证实的 3 级或 4 级淋巴结转移，或侵犯包绕主要大血管）和远处转移或腹膜种植者，行姑息治疗。①可切除部分胃，即使切缘阳性也可切除。②不需进行淋巴结清扫。③连接近端胃的胃空肠吻合旁路手术可能有助于缓解梗阻症状。④胃造口术和（或）放置空肠营养管。

2. 放疗

不论术前放疗、术后辅助放疗或者姑息性放疗均为胃癌治疗中的一部分。术前诱导化疗序贯放化疗可以获得明显的病理学缓解，使患者生存期延长，并有机会接受手术切除。有报道显示，术前同步放化疗与术前化疗相比使 3 年生存率由 27.7% 提高至 47.4%。D_0/D_1 术后患者应采用术后放化疗，D_2 术后辅助放化疗是否有益有待探讨。

（1）无法切除的胃癌：单用中等剂量外照射放疗（45~50.4 Gy）作为无法切除的局灶性胃癌的姑息性治疗的效果很小，不能提高生存率。然而，当与 5-FU 联合使用时，中等剂量外照射放疗可以提高生存率。Moertel C 等对 5-FU 联合放疗与单独放疗无法切除的局灶性胃癌进行比较，结果显示中位生存期，5-FU 联合放疗组为 13 个月，单独放疗组为 6 个月；5 年生存率，5-FU 联合放疗组为 12%，单独放疗组为 0，说明 5-FU 联合放疗比单独放疗的生存期和 5 年生存率有显著提高。一些新类型药物多具有放射增敏性，与放疗合并使用可进一步研究。

（2）可手术的胃癌：有报道对贲门癌术前辅助放疗可改善远期生存，但对远端胃癌术前放疗或放化疗是否获益仍有争议。术前诱导化疗继之放化疗可产生明显的病理缓解和延长生存时间。

（3）术前放化疗：外照射 45 Gy，同时持续静脉滴注 5-FU，随后行手术，并在术中放疗（10 Gy）可增加缓解率。对于局部胃癌围手术期放化疗也可作为另一种标准治疗方法。数据研究显示，术前诱导化疗继以放化疗可以获得病理学明显缓解，使患者的生存期延长。Stahl M 等进行 III 期临床研究，在 119 例局部晚期胃食管结合部腺癌患者中使用相同的方案（顺铂、氟尿嘧啶和亚叶酸钙）比较术前化疗和同步放化疗的疗效。局部晚期的食管下段或胃食管结合部腺癌患者被随机分为两组：化疗序贯手术组（A 组）或化疗序贯同步放化疗序贯手术组（B 组）。结果显示，B 组在术后经病理检查获得病理学完全缓解（15.6% *vs.* 2.0%）和淋巴结阴性（64.4% *vs.* 37.7%）的比例显著较高。术前同步放化疗使得 3 年生存率也有所提高。目前，术前同步放化疗的临床价值仍不清楚，有待进行更大规模的前瞻性临床试验加以明确。

（4）术后放化疗：推荐用 5-FU 或卡培他滨加放疗（1 类）。每月静脉化疗 5-FU + CF 给 1 周期，共 5 周期，同时于第 2、3 周期同步放疗 45 Gy，可明显降低复发率和延长生存期。

五、肿瘤内科治疗

1. 围手术期化疗

Cynningham D 等术前化疗Ⅲ期临床试验，随机分为 2 组。①围手术期化疗组：术前和术后化疗，采用 ECF（EPI + DDP + 5-FU）方案，治疗 250 例。②单手术组：治疗 253 例。其中胃癌为 74%，低位食管癌 14%，贲门癌 11%。结果 5 年生存率，围手术期化疗组为 36%，单手术组为 23%。ECF 方案围手术期化疗可显著延长可手术的胃癌和低位食管癌的无进展生存期和总生存期。ECF 方案作为术前和术后辅助化疗方案已基本得到共识。术前化疗推荐用 ECF 方案（1 类）。术前 ECF 方案 3 周期，术后 ECF 方案 3 周期。

2. 术后化疗

对于术前进行了 ECF 方案新辅助化疗的患者，术后推荐按照 MAGIC 研究流程仍然进行 3 个周期 ECF 辅助化疗，但对术前未接受 ECF 新辅助化疗的患者，术后是否应接受辅助化疗仍存在争议。2008 年荟萃分析显示，与单独手术相比术后进行辅助化疗的 3 年生存率、无进展生存期和复发率均有改善趋势。2009 年关于胃癌 D_1 以上根治术后辅助化疗的荟萃分析结果显示，术后辅助化疗较单独手术可以降低 22% 的死亡风险，故对于术前未接受 ECF 或其改良方案新辅助化疗的 Ⅱ 期或 Ⅲ 期患者，中国专家组认为术后仍应接受辅助化疗。Sasako M 等 ACTS-GC 研究的Ⅲ期临床试验，入组 1059 例 D2 根治术后的Ⅲ A 期和Ⅲ B 期胃癌患者，术后随机入 S-1 单药口服组和单纯手术组，中期总结结果，3 年生存率，S-1 单药口服组占 80.1%，单纯手术组占 70.1%，证明 S-1 单药口服组的 3 年生存率较单纯手术组明显提高。术后化疗推荐用 ECF 方案（1 类）。术后放化疗推荐用 5-FU 或卡培他滨加放疗。

3. 晚期或转移性胃癌的化疗

单药有效的药物有 5-FU、MMC、VP-16 和 DDP，有效率为 10% ~ 20%。几种新药及其联合方案显示对晚期胃癌有效，如 PTX、TXT、CPT-11、EPI、OXA、口服 VP-16 和 UFT。联合化疗方案有 FAM、FAMTX（5-FU + ADM + MTX + CF 解救）、ECF（EPI + DDP + 5-FU）、EFL（VP-16 + CF + 5-FU），相对 FAMTX 和 MCF 方案而言，ECF 方案的中位生存期和生活质量均有改善，然而尚无标准治疗方案。

在单药组和随机临床试验中，对依立替康单药或者联合治疗进行广泛研究。Dank M 等随机Ⅲ期研究显示，依立替康联合 5-FU/亚叶酸治疗晚期胃或胃食管结合部腺癌的无进展生存期非劣效于顺铂联合 5-FU 持续输注，并且前者的耐受性更好，因此，不能采用含铂化疗方案治疗时，可将含依立替康的方案作为替代，但是依立替康仍然推荐在一线治疗失败后使用。Moheler 等在转移性胃或胃食管腺癌患者中比较卡培他滨 + 依立替康或顺铂的疗效，结果显示依立替康组的中位总生存期有改善的趋势。

改良方案，如以多西他赛为基础的两药方案有 DC（TXT + DDP）方案和 DF（TXT + 5-FU）方案，或以卡培他滨或奥沙利铂替代 5-FU 或 DDP，或改变给药方法为每周给药。初步显示上述改良方案较 DCF 方案的不良反应明显降低，生存期似有延长趋势，但疗效无明显差异。V325 研究组随机多中心Ⅲ期临床研究，445 例晚期胃癌分为 2 组。①DCF 组（TXT + DDP + 5-FU，3 周重复）。②CF 组（DDP + 5-FU）组。结果：进展时间，DCF 组为 5.6 个月，CF 组为 3.7 个月；2 年生存率，DCF 组为 18%，CF 组为 9%；中位生存期，DCF 组为 9.2 个月，CF 组为 8.6 个月（$P = 0.02$），说明 DCF 组的生存期比 CF 组明显延长（Van Cutsern E 等）。2006 年 FDA 已批准 DCF 方案用于治疗既往未经化疗的晚期胃癌。对 PF 方案和 DF 方案进行比较，结果两方案的疗效相似，但前者的耐受性和生活质量似乎更佳，提示紫杉醇可替代多西他赛。REAL-2 试验的Ⅲ期临床研究，比较卡培他滨和氟尿嘧啶以及奥沙利铂和顺铂治疗晚期胃癌和食管癌。Cunningham D 等 REAL-2 试验，入组 1003 例食管癌、贲门癌和胃癌包括腺癌、鳞癌或未分化癌，随机分为 ECF（EPI + DDP + 5-FU）、EOF（EPI + OXA + 5-FU）、ECX（EPI + DDP + 卡培他滨）、EOX（EPI + OXA + 卡培他滨）方案 4 组，中位随机 17.1 个月。结果显示，有效率，ECF 方案为 41%，EOF 方案为 42%，ECX 方案为 46%，EOX 方案为 48%，4 组间无明显差别，在治疗胃癌和食管癌时，卡培他滨不比 5-FU 差，奥沙利铂也不比顺铂差。ML17032 试验用卡培他滨/顺铂（XP）方案和卡培他滨/氟尿嘧啶（XF）方案治疗既往未治疗的胃癌，结果有效率，XP 方案为 41%，XF 方案为 29%；总生存期，XP 方案为 10.5 个月，XF 方案为 9.3 个月；中位无进展时间，XP 方案为 5.6 个月，XF 方案为 5.0 个月，说明卡培他滨不比氟尿嘧啶差。

4. 靶向药物联合化疗治疗晚期胃癌

（1）贝伐珠单抗：Shah MA 等采用贝伐珠单抗联合伊立替康和顺铂治疗晚期胃癌和贲门癌有效，进展期为 8.3 个月，中位生存期为 12.3 个月，该方案不良反应有肠穿孔、高血压和血栓栓塞。贝伐珠单抗联合伊立替康和顺铂方案正在进行Ⅲ期试验。

Kang Y 等进行Ⅲ期随机研究，对进展期胃癌 774 例一线治疗，随机分为贝伐珠单抗联合 Cape 或 5-FU + DDP 组和单用化疗（同前）加安慰剂组，其中 Cape、贝伐珠单抗和安慰剂用至疾病进展，DDP 最少用 6 周期。结果总有效率两组分别为 46% 和 37%，无进展生存时间分别为 6.7 个月和 5.3 个月，总生存期分别为 12.1 个月和 10.1 个月（总生存期未达终点），显示贝伐珠单抗加化疗对于进展期胃癌可提高疗效和延长生存期。

（2）曲妥珠单抗：Bang 等在 ASCO 会议报道 584 例 HER-2 阳性胃癌，随机分为 2 组，XFC + T 组（5-FU/xeloda + DDP + 曲妥珠单抗）和 XFC 组（5-FU/xeloda + DDP）。结果总有效率分别为 XFG + T 组 47.3% 和 XFC 组 34.5%，中位无进展时间分别为 6.7 个月和 5.5 个月（$P = 0.0002$）。显示曲妥珠单抗加化疗可使 HER-2 阳性胃癌患者的死亡风险降低 26%，中位生存期延长近 3 个月（13.8 个月和 11.1 个月）。曲妥珠单抗加化疗成为治疗 HER-2 阳性晚期胃癌的新选择。

（3）西妥昔单抗：Kanzler S 等对 HER-2（+）初治的晚期胃癌 49 例，用西妥昔单抗联合 IRI + 5-FU + CF 化疗。结果 CR 2 例，PR 19 例，SD 15 例，PD 13 例，总有效率为 43%，疾病控制率为 73%，中位无进展时间为 8.5 个月，总生存期为 16.6 个月。提示加用西妥昔单抗对晚期胃癌有效。

（4）其他靶向药物：尼妥珠单抗、马妥珠单抗、帕尼单抗、索拉非尼和舒尼替尼等联合化疗也报道有效。

六、化疗方案

NCCN 指南对晚期胃癌治疗的推荐方案。1 类：DCF 方案（TXT + DDP + 5-FU）；ECF 方案（EPI + DDP + 5-FU）。2B 类：IP 方案（CPT-11 + DDP）；IF 方案（CPT-11 + 5-FU）（5-FU 或卡培他滨）；OXF/X 方案（OXA + 5-FU/卡培他滨）；DCF 改良方案，如 PF，DF，DX，PX 方案。贲门癌可参考使用。FAM 方案：综合文献资料治疗 520 例，有效率为 33%（17% ~ 56%），中位生存期为 5.5 ~ 7.2 个月。FAM 方案现多被其他方案取代，已较少使用。

1. ECF（FAP）方案

EPT 50 mg/m² 静脉滴注，第 1 天；

DDP 60 mg/m² 静脉滴注，第 1 天；

5-FU 200 mg/m² 静脉滴注 24 小时，每日 1 次，第 1 ~ 21 天；

21 天为 1 周期。

Leichman L 等综合文献资料治疗 194 例，CR 14 例，PR 59 例，有效率为 38%（20% ~ 71%），中位缓解期为 6 ~ 9.2 个月，中位生存期为 6 ~ 12 个月。

Waters JS 等随机比较 ECF（FAP）方案（EPI + DDP + 5-FU 连续静脉输注）与 FAMTX 方案（5-FU + ADM + MTX），对既往未治的晚期胃癌 274 例，评价疗效病例 237 例。结果：ECF 方案组（121 例）和 FAMTX 方案组（116 例）的完全缓解率分别为 8%（10 例）和 2%（2 例）；部分缓解率为 38%（46 例）和 19%（22 例）；稳定率为 21%（25 例）和 21%（24 例）；进展率为 19%（23 例）和 37%（43 例），未评价病例为 17 例和 25 例，总有效率为 ECF 方案为 46%（95% CI，37% ~ 55%），FAMTX 方案为 21%（95% CI，13% ~ 28%）（$P = 0.00003$）。中位生存期：ECF 方案为 7.8 个月，FAMTX 方案为 6.1 个月（$P = 0.0005$）。2 年生存率：ECF 方案为 14%（95% CI，8% ~ 20%），FAMTX 方案为 5%（95% CI，2% ~ 10%）（$P = 0.03$），说明 ECF 方案的近期和远期疗效好。

2. DCF（DFP）方案

优于 DC 方案的二线方案。

DTX 75 mg/m² 静脉滴注，第 1 天；

DDP 75 mg/m² 静脉滴注，第 1 天（正规水化、利尿）；

5-FU 750 mg/m² 静脉滴注 24 小时，第 1 ~ 5 天；

21 天为 1 周期。

Ajani J. A. 和 Cutsem E. V. 等进行的Ⅲ期临床中期阶段性分析，DCF 方案入组 111 例，结果 CR 为 2.7%，PR 为 36.0%，RR 为 38.7%，NC 为 30.6%，PD 为 17.1%，未评价为 13.5%。

3. TCF（TFP）方案

治疗复发性、转移性或局部不能切除晚期胃癌的二线方案。

PTX 175 mg/m² 静脉滴注，第 1 天；

DDP 20 mg/m² 静脉滴注，每天 1 次，第 1 ~ 5 天；

5-FU 750 mg/m² 静脉滴注 24 小时，第 1～5 天；

28 天为 1 周期。

Kim Y. H. 等在 41 例可评价病例中，CR 4 例，PR 17 例，有效率为 51%，中位缓解期为 17 周，中位生存期为 26 周。

4. DC（DP）方案

为二线方案。

DTX 75～85 mg/m² 静脉滴注，第 1 天；

DDP 75 mg/m² 静脉滴注，第 1 天（正规水化、利尿）；

28 天为 1 周期。

近年有关 DC 方案的 II 期研究文献显示有效率在 36%～56%，III 期研究显示有效率为 35%。

5. ELF 方案

适用于 65 岁以上的老年人或不适合使用阿霉素类药物治疗的转移性胃癌。

VP-16 120 mg/m² 静脉滴注，每日 1 次，第 1～3 天；

CF 300 mg/m² 静脉滴注，每日 1 次，第 1～3 天；

5-FU 500 mg/m² 静脉滴注，每日 1 次，第 1～3 天；

21～28 天为 1 周期。

有效率为 31.7%～52%，中位生存时间为 8～12 个月。Wilke H 等综合文献资料用 ELF 方案治疗 51 例，CR 6 例，PR 21 例，有效率为 53%，中位缓解期为 9.5 个月（3～16 个月），中位生存期为 11 个月（0.5～26 个月）。

6. LEFP 方案（ELFP 方案）

EPI 35 mg/m² 静脉滴注，每周 1 次；

DDP 40 mg/m² 静脉滴注，每周 1 次（适当水化、利尿）；

CF 250 mg/m² 静脉滴注，每周 1 次；

5-FU 500 mg/m² 静脉滴注，每周 1 次；

4 周为 1 周期。

以上用完药次日给 G-CSF 5μg/kg，皮下注射，每日 1 次，共 5 次。有效率 62%，中位生存期 11 个月。

7. EAP 方案

ADM 20 mg/m² 静脉注射，第 1、第 7 天；

DDP 40 mg/m² 静脉滴注，第 2、第 8 天（适当水化、利尿）；

VP-16 120 mg/m² 静脉滴注，第 4、第 5、第 6 天；

28 天为 1 周期，3 周期为 1 个疗程。

中国医学科学院肿瘤医院报道应用 EAP 方案治疗晚期胃癌 44 例，有效率为 54%。但尽管在化疗停止 48 小时后给予 G-CSF 支持，III～IV 度骨髓抑制仍然达到 34%，该方案毒性较明显。

8. FOLFOX 4 方案

可作为晚期或转移性胃癌的二线方案或救援性方案使用。

L-OHP 85～100 mg/m² 静脉滴注 2 小时，第 1 天；

CF 200 mg/m² 静脉滴注 2 小时，每日 1 次，第 1、第 2 天；

5-FU 400 mg/m² 静脉冲入，每日 1 次，第 1、第 2 天；

5-FU 600 mg/m² 连续静脉输注 22 小时，第 1、第 2 天；

14 天为 1 周期。

Artru P，Chao Y 等进行的 Ⅱ 期临床研究，118 例可评价病例，有效率在 42.5% ~ 55.2%，TTP 为 5 ~ 6 个月，MST 为 8 ~ 8.5 个月。

9. FAB 方案

5-FU 600 mg/m² 静脉滴注，第 1、第 8 天；

ADM 30 mg/m² 静脉冲入，第 1 天；

BCNU 100 mg/m² 静脉滴注，第 1 天（8 周重复）；

4 周为 1 周期。

综合文献资料治疗 146 例，有效率为 42%，中位生存期为 5.5 ~ 12 个月。Levi 等用 5-FU 600 mg/m² 静脉滴注，第 1、第 8 天 + ADM 30 mg/m² 静脉注射，第 1 天（4 周重复）+ BC-NU 100 mg/m² 静脉注射，第 1 天（8 周重复），治疗 35 例，CR 2 例，PR 16 例，有效率为 51.4%。

（刁春雨）

第二节　原发性肝癌

我国属原发性肝癌的高发地区，尤以东南沿海多见。就全球肝癌的发病率而言，具有明显的地理差异。根据发病率可将世界各国归为以下 3 类：①高发病率地区的年发病率 ≥20/10 万（男性）的国家和地区有中国、东南亚、西南非等；②年发病率（6 ~ 19）/10 万（男性）的国家有日本、保加利亚、波兰等；③年发病率 <5/10 万的国家有英国、美国、加拿大等。此外，全球范围内肝癌的死亡率亦不均衡。

一、病理分类

大体分型包括：①巨块型，多见；②结节型，多见；③弥漫型，较多见。组织学分类：①肝细胞型，多见，约占 40%；②肝管细胞型，较少见，预后较好；③混合型，较少见。此外，尚有肝管囊腺癌、肝母细胞瘤及未分化癌等。

二、临床分期分型

1. TNM 分期

T　原发肿瘤

T_x　原发肿瘤无法评定

T_0　无原发瘤的证据

T_1　单个肿瘤无血管侵犯

T_2　单个肿瘤伴血管侵犯或多个肿瘤而其最大直径 ≤5 cm

T_3　多个肿瘤，任何一个的最大直径 >5 cm 或肿瘤累及门静脉/肝静脉主要分支

T_{3a}　多个肿瘤，任何一个的最大直径 >5 cm

T_{3b}　肿瘤侵犯门静脉或肝静脉的主要分支

T_4　肿瘤直接侵犯胆囊以外的邻近器官或穿透脏层腹膜

N　区域淋巴结

N_x　淋巴结转移无法评定

N_0　无淋巴结转移

N_1　有淋巴结转移

M　远处转移

M_x　远处转移无法评定

M_0　无远处转移

M_1　有远处转移

2. 临床分期

Ⅰ期　$T_1 N_0 M_0$

Ⅱ期　$T_2 N_0 M_1$

ⅢA期　$T_{3a} N_0 M_0$

ⅢB期　$T_{3b} N_0 M_0$

ⅢC期　$T_4 N_0 M_0$

ⅣA期　任何 T，$N_1 M_0$

ⅣB期　任何 T，任何 N，M_1

3. 国内分期

Ⅰ期　无明显肝癌症状和体征者。

Ⅱ期　超过Ⅰ期标准而无Ⅲ期证据者。

Ⅲ期　有明确恶病质、黄疸、腹腔积液或肝外转移之一者。

4. 国内分型

单纯型：临床和化验均无明显肝硬化表现。

硬化型：临床和化验均有明显肝硬化表现。

炎症型：病情发展快，伴有持续性癌症高热或谷丙转氨酶持续增高在 1 倍以上。

三、治疗原则

早期肝癌：手术切除、肝移植或经皮消融治疗后的 5 年生存率为 50% ~ 70%。中期和晚期不能切除的肝癌：中位生存期 < 1 年。未治疗中期肝癌的自然生存期为 16 个月，化疗栓塞病例的中位生存期延长至 19 ~ 20 个月。未治晚期病例的自然生存期为 6 个月。终末期的自然生存期为 3 ~ 4 个月。

早期单发肿瘤尽可能手术切除，术后酌情加介入治疗。单发肿瘤较大病例可先行介入治疗，待肿瘤缩小后，再做二期切除手术，术后再行介入治疗。不能手术者先行介入治疗及栓塞，和（或）放疗。其他局部治疗还有瘤内无水乙醇注射、冷冻治疗、微波凝固治疗、高强度聚焦超声治疗、射频治疗、电化学治疗和激光凝固治疗等。晚期病例可做介入治疗、放疗、中医中药及生物治疗，有远处转移或不能进行介入治疗者做全身性化疗，对症支持治疗。

四、综合治疗

（一）手术治疗

1. 肝切除

包括根治性切除和姑息性切除仍是提高原发性肝癌远期疗效的首选方法，而提高肝癌的手术切除率尤为重要。因此，通过综合治疗使不能切除的大肝癌变为可切除的小肝癌是综合治疗发展的主要方向。为提高肝癌治疗的整体疗效水平，宜根据病程、病变特点及肝功能等具体情况加以综合判断，选择适合每个患者的最佳方案。近年肝癌术前、术后插管化疗或栓塞化疗并用免疫治疗等研究也较为活跃。

2. 肝移植

肝移植治疗原发性肝癌也是目前研究方向之一，特别是人们在其适应证和禁忌证等一些原则问题上已基本形成共识，现认为肝癌仍是肝移植的适应证之一。只要病例选择适当，肝移植术治疗肝癌仍可获得满意疗效。临床上发现一些"意外癌"（术中、术后肝标本发现有早期肝癌）患者肝移植后 3 年生存率可达 70%，接近无癌的肝移植术患者生存率。然而，不同肿瘤分期及不同病理学特征的肝癌，其术后 3 年无瘤生存率有明显区别，T_1 期（<2 cm，单发癌灶）为 100%，而 T_4 期 [多发灶，有血管侵犯及（或）淋巴转移] 仅为 40%。

目前比较一致的意见是合并肝硬化的小肝癌是肝移植的理想指征，其理由如下：①肝癌常为多中心发生，仅切除肝癌难免遗留其他可能存在的小癌灶，致术后很快复发；②全肝切除可彻底去除肝内癌灶和以后肝硬化继续癌变的可能；③部分肝切除可引起肝功能减退和加重门脉高压，易并发术后大出血；④临床上死于肝功能衰竭者较肿瘤复发更常见，全肝切除肝移植可同时解决肝癌和肝硬化。但是，肝癌有肝外转移者是肝移植的绝对禁忌。

（二）放疗

1. 适应证

①肿瘤局限不能切除。②术后有残留病灶。③门静脉和肝静脉瘤栓，胆管梗阻（先引流后放疗）。④淋巴结转移、肾上腺转移、骨转移，可减轻症状。

2. 照射方法

①常规分割照射：每次 2 Gy，每日 1 次，1 周 5 次，总量 50~62 Gy。对肿瘤明显抑制，对正常肝耐受较好。②大分割照射：每次 5 Gy，每日 1 次，1 周 5 次，总量 50 Gy。肿瘤效应强但对正常肝损伤大。采用三维适形放疗（3DCRT）或调强放疗（IMRT）照射方法更好。

（三）消融治疗

适应证：用于早期肝癌，单发肿瘤直径≤5 cm，或多发 3 个以内肿瘤且直径≤3 cm，无血管、胆管侵犯或远处转移，Child-Pugh 肝功能 A 级或 B 级。射频消融或微波消融是手术外的最好选择。对单发直径≤3 cm 小肝癌可获根治性消融，乙醇消融也可达同样目的。消融范围应包括 0.5 cm 的癌旁组织，对边界不清、形状不规则肿瘤，可扩大范围至≥1 cm。

疗效评估：于 1 个月后，用增强 CT、MRI 或 B 超判断是否达 CR（完全无血供，即无增强）。若消融不完全即刻补充治疗，3 次仍不达 CR，应改用其他治疗。

1. 射频消融

对直径 3~5 cm 肿瘤的治疗，具有根治率高、远期生存率高和治疗次数少的优势。不适用于影像盲区的肝癌。

2. 微波消融

与射频消融的疗效和生存期无明显差异。它可一次性灭活肿瘤。对血供丰富的肿瘤，应先阻断肿瘤的主要滋养血管，再灭活肿瘤可提高疗效。

3. 高强度聚焦超声消融

是非侵入性的体外适形肿瘤治疗的新技术，疗效确切。但其聚焦区域小，需多次治疗，超声探测有盲区，存在照射通道被肋骨遮挡问题，由于肝脏受呼吸影响使准确定位有一定难度，可作为肝动脉化疗栓塞（TACE）后的补充治疗，或姑息治疗。

4. 经皮无水乙醇注射

乙醇消融适用于直径在 3 cm 内的小肝癌和复发小肝癌，对直径 3 cm 以上不宜手术者，也可起姑息治疗作用。对贴近肝门、胆囊、胃肠道组织的肿瘤，RFA 和 MWA 可能有损伤，用此法或与热消融并用。

五、肿瘤内科治疗

全身化疗的适应证：①合并肝外转移；②不适合手术和 TACE；③合并门静脉主干癌栓。

（一）单药化疗

有效的药物有 MMC、5-FU、ADM、DDP 和 TSPA 等。但全身化疗多无明显疗效，有效率小于 10%。而早年经腹肝动脉插管化疗组 75 例，CR + PR 24 例，有效率为 32%，主要为 MMC、5-FU 和 TSPA 联合用药。全身化疗组和插管组的半年生存率分别为 18.4% 和 30.7%，1 年生存率为 7.4% 和 16%，可见动脉给药可明显提高疗效。近年对吉西他滨（GEM）和草酸铂（L-OHP）也有临床试用。

（二）联合化疗

全身给药的联合用药也未能明显提高疗效。联合化疗现今主要用于经动脉给药。

（三）经导管肝动脉栓塞化疗（TACE）

1. 经导管肝动脉化疗（TAC）

（1）适应证：①不宜手术的原发性或继发性肝癌；②肝功能差或难以采用插管；③肝癌术后复发者；④术后需预防性肝动脉灌注化疗者。

（2）禁忌证：①肝功能严重障碍；②大量腹腔积液；③全身状况衰竭；④WBC 和 PLT 显著减少。

2. 肝动脉栓塞（HAE）

（1）适应证：①切除术前应用，可使肿瘤缩小，并能了解病灶数，控制转移；②无肝功能严重障碍、无门静脉主干完全阻塞、肿瘤占据率 <70% 者；③手术失败或切除术后者；④控制疼痛、出血和动静脉瘘；⑤切除术后的预防性 TACE；⑥肝癌肝移植后复发。

（2）禁忌证：①肝功能严重障碍 Child-Pugh C 级；②凝血功能减退显著；③门静脉高压伴逆向血流及门脉主干完全阻塞，侧支血管形成少；④感染，如肝脓肿；⑤全身广泛转移；⑥全身衰竭；⑦肿瘤占全肝≥70%，肝功能正常者可采用少量碘油分次栓塞。

（3）化疗药物：常用化疗药物的单次给药剂量为 5-FU（F）1000～2000 mg、MMC（M）10～20 mg、ADM（A）40～60 mg、EPI 60～100 mg、DDP（P）50～100 mg、OXA、GEM 等。现多采用联合用药，如 FAM、MFP、AFP、MF、OXFL、GEMOX 方案，4 周左右重复 1 次，一般 3 次为 1 个疗程。国外常用导管留置连续灌注法和皮下埋藏式药物泵持续滴注法。前者操作简便、不良反应小，后者操作复杂，自动泵价格较高。单纯灌注化疗的有效率为 30%～60%。

（4）栓塞剂：由于经高压灭菌后小块的明胶海绵体积进一步缩小，注射后吸收延缓，目前常将其和泛影葡胺混合，在电视监视下注入，以免栓塞剂进入非治疗区域，造成重要器官的栓塞与坏死等。现临床常用的栓塞剂是碘油。由于碘化油具有可长时间积聚在肿瘤血管内的特点，它又是化疗药物的载体，使化疗药在肿瘤内缓慢释放，同时能显示小癌灶，帮助分辨肿瘤的范围。国内外常用于肝动脉栓塞化疗。国内常用 40% 碘化油，而国外产品多为 Lipidol。

（5）动脉导管插入途径：主要采用介入治疗技术。经皮股动脉穿刺插管，先行腹腔动脉或肝动脉造影，了解血管的解剖及肿瘤的部位、大小和血供，同时观察门静脉是否通畅、有无瘤栓、有无门脉高压等。血管变异时常需要肠系膜血管造影。依据血管造影的资料，将动脉导管在导引钢丝的指引下，尽量置入肝固有动脉内，至少也要置入肝总动脉内。此点在进行肝动脉栓塞时尤为重要。尽量靠近肿瘤的靶血管，避免栓塞剂进入非供肝血管。如进行单纯灌注化疗，导管最好置于胃十二指肠动脉开口以远，可减少胃肠道反应。如插管困难，导管置入腹腔动脉也可以灌注化疗。

（四）分子靶向药物治疗

索拉非尼为一种口服的多重激酶抑制剂，是目前唯一获得 FDA 和 SFDA 批准治疗 HCC 的分子靶向药物，其 II 期临床试验，治疗 137 例，结果部分缓解（PR）7 例，轻度缓解（MR）5 例，总生存期 280 天，中位无进展生存期 123 天。多中心、双盲对照 III 期试验中，602 例未治的晚期肝细胞肝癌，随机分为索拉非尼组 299 例（400 mg，每日 2 次）和安慰剂组 303 例。治疗结果：索拉非尼组和安慰剂组 PR 分别为 2% 和 1%，SD 71% 和 67%，疾病控制率为 43% 和 32%（$P = 0.002$），中位症状进展时间为 4.1 个月和 4.9 个月（$P = 0.77$），放射影像学疾病进展时间为 5.5 个月和 2.8 个月（$P < 0.001$），1 年生存率为 44% 和 33%（$P = 0.009$），总生存期为 10.7 个月和 7.9 个月（$P < 0.001$）。说明索拉非尼治疗晚期肝癌的疾病控制率显著高于安慰剂组，中位放射影像学疾病进展时间和中位生存期比安慰剂组延长约 3 个月。国内外多个指南推荐索拉非尼作为治疗晚期 HCC 的标准治疗方案。国内临床试验也取得成效。NCCN 已将索拉非尼列为晚期原发性肝癌的一线治疗药物。此外，贝伐珠单抗也在进行晚期临床研究。

在 III 期临床试验（SHARP 试验）中，602 例晚期肝癌患者随机分配到索拉非尼组或安慰剂组。结果显示，索拉非尼组的中位 OS 要比安慰剂组显著延长，且耐受性良好，该实验中索拉非尼相关的不良反应包括腹泻、体重下降及手足皮肤不良反应。在亚洲太平洋地区的另一项 III 期实验中，将 226 例患者随机分为索拉非尼组（150 例）和安慰剂组（176 例），得出与 SHARP 实验相似的结论。两项研究表明，索拉非尼对于晚期肝癌患者是有效的治疗措施，且有研究表明索拉非尼在肝功能 Child-Pugh B 级患者的作用是有限的，且中位 OS 短于肝功能 Child-Pugh A 患者。

Cabrera R 等研究 47 例肝癌患者接受索拉非尼和 TACE 治疗肝癌，结果显示总体中位生存期为 18.5 个月，并没有出现预期的不良反应。Pawlik TM 等为研究晚期肝癌患者使用索拉非尼联合 TACE-DEB 的疗效及安全性，在不可切除的肝癌患者中开展一项前瞻性单中心的 II 期临床试验，35 例患者经过 128 次周期治疗，索拉非尼 + TACE-DEB 60 个周期，索拉非尼单药 68 个周期，期间出现的常见不良反应包括乏力（94%）、厌食（67%）、肝转氨酶改变（64%）及皮肤不良反应（48%），结果显示：在不可切除肝癌患者中行索拉非尼 + DEB-TACE 方案是可耐受的和安全的，不良反应可以通过调节索拉非尼的量加以控制。

六、化疗方案

全身性化疗方案如下。

1. 低剂量 PF 持续注射方案

5-FU 170 mg/m² 连续静脉输注，每日 1 次，第 1~7 天；

DDP 3 mg/m² 连续静脉输注，每日 1 次，第 1~5 天；

连用 4 周，休息 1 周，5 周为 1 周期。

2. FI 持续注射方案

5-FU 200 mg/m² 连续静脉输注，每日 1 次，第 1~21 天；

干扰素 α-2b 400 万 IU 皮下注射，每周 3 次；

28 天重复。

3. FAM 方案

MMC 6 mg/m² 静脉滴注，第 2 天；

ADM 20 mg/m² 静脉滴注，第 1、第 8 天；

5-FU 300~500 mg/m² 静脉滴注，每日 1 次，第 1~5 天；

3 周为 1 周期，3 周期为 1 个疗程。

4. L-OHP + GEM 方案

GEM 1000 mg/m² 静脉滴注 30 分钟，第 1 天；

L-OHP 100 mg/m² 静脉滴注 2 小时，第 1 天；

14 天重复。

（曹　阳）

第三节　胆囊癌及胆管癌

一、胆囊癌

胆囊为胆系原发性恶性肿瘤中最常见的发病部位。胆囊癌发病率居消化道恶性肿瘤的第 5 位，每年胆囊癌的新发病例占肝胆系原发恶性肿瘤的 10% 以下。胆管癌是源于肝内外胆管上皮的恶性肿瘤，较少见，高发年龄在 50~60 岁，男性的发病率稍高于女性。

（一）病理分类

胆囊癌：75%~90% 为腺癌、乳头状腺癌和黏液腺癌，10% 为未分化癌，5% 为鳞状细胞癌。

（二）临床分期

1. TNM 分期

不包括类癌和肉瘤。

T　原发肿瘤

T_x　原发肿瘤不能确定

T_0　无原发肿瘤

T_{is}　原位癌

T_1　肿瘤侵犯黏膜层或肌层

T_{1a}　肿瘤侵犯黏膜层

T_{1b}　肿瘤侵犯肌层

T_2　肿瘤肌层周围结缔组织，但未扩展至肝或浆膜

T_3　肿瘤浸透浆膜（脏层腹膜），和（或）直接侵犯肝，和（或）侵犯邻近组织器官，如胃、十二指肠、结肠、胰腺、大网膜和肝外胆管

T_4　肿瘤侵犯门静脉主干或肝动脉或侵犯 2 个或多个肝外组织器官

N　区域淋巴结

N_x　淋巴结转移无法评估

N_0　无区域淋巴结转移

N_1　转移至胆囊管、胆总管、肝动脉和（或）门静脉周围淋巴结

N_2　转移至主动脉周围、腔静脉周围、肠系膜上动脉和（或）腹腔动脉淋巴结

M　远处转移

M_x　无法评估远处转移

M_0　无远处转移

M_1　有远处转移

2. 临床分期

0 期　$T_{is}N_0M_0$

Ⅰ期　$T_1N_0M_0$

Ⅱ期　$T_2N_0M_0$

ⅢA 期　$T_3N_0M_0$

ⅢB 期　$T_{1\sim3}N_1M_0$

ⅣA 期　$T_4N_{0\sim1}M_0$

ⅣB 期　任何 T，N_2M_0

　　　　任何 T，任何 N，M_1

（三）治疗原则和综合治疗

原发肿瘤局限在黏膜或肌层（T_1），常规胆囊切除后，大部分患者可治愈。对于局限期（Ⅰ～Ⅱ期）胆囊癌，主要对应于Ⅰ期患者，局限于黏膜层的无症状胆囊癌接受手术切除的根治率 >80%，因此，对于Ⅰ期胆囊癌行常规胆囊切除术即可。

进展期胆囊癌包括Ⅲ～Ⅳ期，除了 $T_1N_1M_0$ 或 $T_2N_2M_0$ 外，其他患者都不可切除。主要

治疗是减轻痛苦的姑息对症治疗。有黄疸的Ⅲ或Ⅳ期患者，术前应予经皮肝穿刺胆汁引流，减轻胆道梗阻。临床上未发现而经病理证实局限在黏膜内的胆囊癌，治愈率达80%，一旦穿透肌层或浆膜层，治愈率仅为5%。

Tsukada 等报道 111 例外科治疗胆囊癌。外科手术包括胆囊切除术后、肝脏楔形切除术，肝外胆管切除术，区域淋巴结（N_1 和 N_2）清扫术。$T_2 \sim T_4$ 淋巴结阴性患者的 5 年生存率为 42.5%，$T_2 \sim T_4$ 淋巴结阳性患者的 5 年生存率为 31%。解除胆道梗阻可以缓解症状，因此姑息治疗主要包括：行胆管引流术或内镜下支架置入来缓解胆道梗阻等。早期病例 T_1、T_2 行单纯胆囊切除术或扩大胆囊切除术，中期 T_3 行扩大胆囊切除术加系统淋巴结清扫术。晚期病例 T_4 行联合脏器切除术（患者条件许可）、姑息性切除术、减瘤术，可做胆管黄疸引流术。术后可行放疗和（或）化疗。无手术指征或已有远处转移者可行放疗和化疗。

（四）肿瘤内科治疗

有证据显示化疗可以延长晚期胆囊癌患者的生存期。目前用于胆囊癌的化疗药物有氟尿嘧啶、顺铂、奥沙利铂和吉西他滨等。氟尿嘧啶在吉西他滨出现前是胆囊癌化疗中最常用的药物，其单药或联合方案的有效率为 $0 \sim 36\%$，中位生存期为 $0 \sim 6$ 个月，Glimelius 的 Ⅱ 期临床试验发现在氟尿嘧啶联合甲酰四氢叶酸钙（LV）加或不加依托泊苷（VP-16）的中位生存期明显高于最佳支持治疗组（6.5 个月 *vs.* 2.5 个月）。Scheitauer 等对各种不同剂量吉西他滨的 Ⅱ 期临床试验显示，有效率为 $8\% \sim 6\%$，中位生存期为 $6.5 \sim 11.5$ 个月。其他 4 项吉西他滨联合氟尿嘧啶的 Ⅱ 期临床试验，有效率为 $9.5\% \sim 33\%$，无进展生存期为 $3.8 \sim 6.8$ 个月，总生存期为 $6.8 \sim 10.3$ 个月。吉西他滨联合顺铂方案进行了 Ⅱ 期临床试验，有效率为 $30\% \sim 48\%$，生存期为 $7 \sim 13$ 个月。

（五）化疗方案

1. HELF（羟基喜树碱）联合干扰素方案

HCPT 6 mg/m² 静脉滴注，每日 1 次，第 $1 \sim 5$ 天；

VP-16 60 mg/m² 静脉滴注，每日 1 次，第 $1 \sim 5$ 天；

CF 200 mg/m² 静脉滴注 2 小时，每日 1 次，第 $1 \sim 5$ 天；

5-FU 500 mg/m² 静脉滴注，每日 1 次，第 $1 \sim 5$ 天；

28 天为 1 周期。

干扰素 α-2b 300 万 IU 肌内注射，隔日 1 次，连用 3 个月以上。

2. GF 方案

GEM 1000 mg/m² 静脉滴注，第 1、第 8 天；

5-FU 500 mg/m² 静脉滴注，第 1 天；

21 天为 1 周期，3 周期为 1 个疗程。

疗效：总有效率为 $19\% \sim 33\%$，中位总生存期为 $6.8 \sim 10.3$ 个月，中位无进展生存期为 $3.8 \sim 6.8$ 个月。

3. OX/Cape 方案

卡培他滨 1250 mg/m² 口服，每日 1 次，第 $1 \sim 14$ 天；

L-OHP 100 mg/m² 静脉滴注，第 1 天；

14 天为 1 周期，3 周期为 1 个疗程。

疗效：总有效率为 23%，其中稳定为 58%。

4. GFL 方案

GEM 1000 mg/m^2 静脉滴注，第 1、第 8、第 15 天；

CF 120 mg/m^2 静脉滴注，每日 1 次，第 1~5 天；

5-FU 350 mg/m^2 静脉滴注，每日 1 次，第 1~5 天；

28 天为 1 周期，3 周期为 1 个疗程。

5. OGFL 方案

GEM 1000 mg/m^2 静脉滴注，第 1、第 8、第 15 天；

OXA 130 mg/m^2 静脉滴注，第 2 天；

CF 120 mg/m^2 静脉滴注，每日 1 次，第 1~5 天；

5-FU 350 mg/m^2 静脉滴注，每日 1 次，第 1~5 天；

28 天为 1 周期，3 周期为 1 个疗程。

二、胆管癌

（一）病理分类

胆管癌：大多为腺癌，少数为未分化癌和乳头状癌。鳞癌、类癌和肉瘤等少见。大体形态分为浸润型、结节型或硬化型和息肉型。

（二）临床分期

1. TNM 分期

T　原发肿瘤

T_x　原发肿瘤不能确定

T_0　未发现原发肿瘤

T_{is}　原位癌

T_1　肿瘤局限于胆管

T_2　肿瘤侵犯胆管壁

T_3　肿瘤侵犯肝脏、胰腺、胆囊和（或）门静脉分支、或肝动脉的一侧分支（左或右）

T_4　肿瘤侵犯以下任何结构：门静脉主干或其双侧分支，肝总动脉或其他邻近组织，如结肠、胃、十二指肠或腹壁

N　区域淋巴结

N_x　区域淋巴结转移不能确定

N_0　无区域淋巴结转移

N_1　有区域淋巴结转移

M　远处转移

M_x　远处转移不能评估

M_0　无远处转移

M_1　有远处转移

2. 临床分期

0 期　　$T_{is}N_0M_0$

ⅠA 期　　$T_1N_0M_0$

ⅠB 期　　$T_2N_0M_0$

ⅡA 期　　$T_3N_0M_0$

ⅡB 期　　$T_{1\sim3}N_1M_0$

Ⅲ 期　　T_4，任何 N，M_0

Ⅳ 期　　任何 T，任何 N，M_1

（三）治疗原则和综合治疗

由于胆管癌生长缓慢和隐蔽，多数患者的肿瘤发生在肝管汇合处，手术时癌肿常已浸润周围组织，故手术切除率很低，不足 20%。

Ⅰ期行肿瘤局部切除手术；Ⅱ期患者做肿瘤局部切除，或附加肝门区或肝方叶切除；Ⅲ期做肿瘤局部切除，或行相应的左半肝或右半肝切除；Ⅳ期可做肿瘤局部姑息性切除手术。如不能切除，也可采用胆肠内引流术（肝内胆管与空肠吻合术）或外引流术或术中做插管至梗阻近端扩张的胆管内，以引流黄疸，减轻肝损害和患者难以忍受的瘙痒，为进一步化疗及放疗创造条件。晚期病例可做放疗和（或）化疗；保肝、支持治疗也有作用。根治性剂量照射放疗，对晚期胆管癌有一定的效果，可延长晚期胆管癌患者的生存期，但缺少大型随机临床试验证实。可手术的胆囊癌术中经胃网膜动脉插管至肝动脉留置药物泵导管，皮下埋泵，术后经药物泵给化疗药，常用的有氟尿嘧啶单用或联合丝裂霉素、吉西他滨和铂类药物以及干扰素。

（四）肿瘤内科治疗和化疗方案

参见胆囊癌。

（明　健）

第四节　胰腺癌

胰腺癌发病率占恶性肿瘤的 1%～2%。在世界范围内，近年来有明显增加趋势，据美国统计资料，胰腺癌占恶性肿瘤死亡的第 4 位。在我国，该肿瘤的发病率原来很低，但近年来也在逐年增多，据上海、天津统计，胰腺癌死亡率在 15 年前占第 10 位，而近年来升到第5 位。其病因不明，与高脂肪饮食、高动物蛋白、吸烟、饮酒、胰腺炎、糖尿病等有关。胰腺癌的特点为病程短、进展快、死亡率高，中位生存期为 6 个月左右。

一、病理分类

按部位分为：①胰头癌，占胰腺癌的 2/3；②胰体、胰尾部，占胰腺癌的 1/4；③全胰腺，占胰腺癌的 1/20。

组织学分类：①导管细胞癌，占 90%（包括黏液癌、印戒细胞癌、腺鳞癌、未分化癌、混合性导管内分泌癌）；②破骨细胞样巨细胞癌、黏液性囊腺癌、浆液性囊腺癌、导管内乳头状癌；③其他，如胰母细胞瘤、实性假乳头癌、多形性腺癌、纤毛细胞腺癌、黏液表皮样癌、鳞癌、鳞腺癌、乳头状囊腺癌等均较少见。

二、临床分期

1. TNM 分期

T　原发肿瘤

T_x　原发肿瘤无法评价

T_0　没有原发肿瘤证据

T_{is}　原位癌

T_1　肿瘤局限于胰腺，最大直径 ≤2 cm

T_2　肿瘤局限于胰腺，最大直径 >2 cm

T_3　肿瘤侵犯胰腺之外，但未累及腹腔干或肠系膜上动脉

T_4　肿瘤累及腹腔干或肠系膜上动脉（原发肿瘤无法切除）

N　区域淋巴结

N_x　淋巴结转移无法评价

N_0　无淋巴结转移

N_1　有淋巴结转移

M　远处转移

M_x　远处转移无法评价

M_0　无远处转移

M_1　有远处转移

2. 临床分期

0 期　$T_{is}N_0M_0$

ⅠA 期　$T_1N_0M_0$

ⅠB 期　$T_2N_0M_0$

ⅡA 期　$T_3N_0M_0$

ⅡB 期　$T_{1\sim3}N_1M_0$

Ⅲ期　T_4，任何 N，M_0

Ⅳ期　任何 T，任何 N，M_1

三、治疗原则

胰腺癌的首选治疗方法为手术切除，但因多数不能早期发现而切除率低，为 5% ~ 15%，据报道胰腺癌根治术后 5 年生存率在 2.3% ~15.8%，平均为 3.4%，国内报道根治术后平均生存 17.6 个月。胰腺癌属于对放疗不敏感的肿瘤，但由于局限晚期病例约占 40%，可进行局部放疗，治疗后有 30% ~50% 可缓解疼痛，可一定程度抑制肿瘤发展。

（1）病变局限：经检查可以手术者，尽量争取开腹探查，行根治术，必要时术前化疗、放疗，术中放疗，术后辅助化疗，包括介入治疗和（或）放疗。经探查不能切除者，可行姑息手术（如胆管减压引流或胃空肠吻合术等），以缓解黄疸、梗阻等症状，或行术后放疗、化疗等综合治疗。

（2）病变虽局限，但已不能行探查术者，则采用放疗及化疗等药物综合治疗。病变广

泛，以化疗、中医中药、生物反应调节剂等药物治疗为主，必要时局部放疗。

（3）晚期，已有远处转移：可行化疗及局部放疗，减症治疗。一般情况差的，则不宜化疗，可予支持、对症治疗，止痛和补充营养。

四、综合治疗

尽管胰腺癌切除率低，放、化疗不敏感，但适时地使用手术、放疗、化疗、生物反应调节剂、激素等综合治疗，包括术前放化疗、术中放疗、术后放化疗、局部晚期患者的姑息性手术和（或）放、化疗及其他药物治疗等。据文献报道，可取得比单一治疗手段的效果为优，且有可能延长生存期。

一些化疗药物可增加放射线的敏感性，其中以 5-FU 及其衍生物 FT-207、UFT 等较为常用，因此，对不能切除的局限晚期的胰腺癌，用 5-FU 等药联合放疗，可取得较满意的效果。如常用的放疗联合 5-FU 的综合治疗方案，放疗 40~60 Gy/4~6 周，5-FU 300 mg/m^2，或 500 mg/次静脉滴注，每周 2 次，共 6 周，或用 FT-207 200~300 mg 口服，每日 3 次，共 6 周，或用 UFT 2~4 片口服，每日 3 次，共 6 周，代替 5-FU。

五、肿瘤内科治疗

（一）单药化疗

胰腺癌对化疗不甚敏感，不少药物的近期疗效低于 10%，较有效的药物如 5-FU、MMC、EPI、IFO 等。近年来，有报道使用 IL-2、干扰素等生物反应调节剂和新药多西他赛治疗少数胰腺癌病例，见到个别肿瘤缩小。也有报道采用介入性治疗胰腺癌，提高了局部药物浓度，减轻全身不良反应，获得一定疗效，目前国外正在进行深入临床研究。近年吉西他滨的使用提高了晚期胰腺癌的生存率。过去用 5-FU 的 1 年生存率仅为 2%，在改用吉西他滨后提高为 18%，且改善了生活质量。有报道用卢比替康有一定疗效。

（二）联合化疗

采用联合化疗治疗胰腺癌，其近期疗效比单一化疗药治疗的疗效高，但对生存期的延长不理想，比较有效的方案包括 SMF（STT、MMC、5-FU）和 FAM（5-FU、ADM、MMC）等。

Mustacchi G 等采用 GEM 联合放疗的方法治疗局部晚期或复发性胰腺癌，可评价病例 14 例。诱导化疗：GEM 1000 mg/m^2 静脉滴注，第 1、第 8 天，28 天为 1 周期，用 2 周期；放疗 1.8 Gy/d，每周 5 天，总量 45~55.8 Gy，与放疗同时给 GEM 500 mg/m^2 静脉滴注，每周 1 次，用 5~6 周；放疗结束后，再给足量 GEM 2 周期（门诊治疗）。结果 CR 1 例，PR 4 例，有效率为 35.7%，中位总生存时间为 17.3 个月，1 年生存率为 60%，2 年生存率为 25%。认为此种放化疗并用 GEM 诱导和强化化疗，取得良好的有效率、1 年生存率和 2 年生存率。

Alwarez-Gallego R 等研究，白蛋白结合型紫杉醇与吉西他滨（健择）治疗可切除胰腺癌的抗肿瘤活性，术前行健择（1000 mg/m^2，第 1、第 8、第 15 天 + 白蛋白结合型紫杉醇 125 mg/m^2，第 1、第 8、第 15 天）2 周期，结果显示与 10 例未接受或接受传统放化疗的患者相比，新辅助方案减少成肌纤维细胞含量，增加了血管密度和变形的胶原纤维，显示出实质性意义的病理学缓解率和 R0 切除率。最近报道的由欧美学者所主导的 MPACT 研究，是将白蛋白紫杉醇联合吉西他滨的联合化疗方案与吉西他滨单药化疗进行对比。结果表明，联合化疗方案显著延长总生存期（OS）为 1.8 个月。此外，客观缓解率（ORR）、无进展生存时间（PFS）的延长也有统计学意义。同时这种联合方案的安全性较好，可以让更多的患者获益。从研究数据上看，不管体力状态、年龄、基线条件等如何，绝大多数患者均能有生存获益。MPACT 研究结果的公布证实白蛋白结合型紫杉醇联合吉西他滨这一新型联合化疗方案的有效性。

Conroy T 等比较转移性胰腺癌患者一线治疗采用 FOLFIRINOX（奥沙利铂＋依立替康＋氟尿嘧啶＋亚叶酸）与吉西他滨方案治疗的疗效和安全性。将 342 例 ECOG 评分在 0 或 1 的患者接受 FOLFIRINOX 或吉西他滨治疗观察总生存期。结果显示，FOLFIRINOX 组中位总生存期较吉西他滨组有所延长（11.1 个月 *vs.* 6.8 个月），平均无进展生存期也延长，客观有效率分别为 31.6% 和 9.4%。FOLFIRINOX 组出现发热性中性粒细胞减少 5.4%，但 6 个月观察显示 FOLFIRINOX 组与吉西他滨组相比，生活质量退化者较少。因此，与吉西他滨相比，FOLFIRINOX 方案显示出生存优势和较高的毒性，它可以作为转移性胰腺癌体能较好患者的一种治疗选择。Conroy T 等同样对比两种治疗方案的疗效，也显示 FOLFIRINOX 较吉西他滨显示出更长的 OS、PFS 和客观缓解率。

（三）分子靶向药物治疗

西妥昔单抗（C225）与 GEM 联合治疗：Xiong HQ 等进行 II 期临床试验，对以往未经化疗和 ECFR 表达的局部晚期或转移性胰腺癌 61 例，EGFR 表达 58 例（95%），EGFR 染色至少 1＋，入组 41 例。给予 C225 初次剂量为 400 mg/m^2，静脉滴注 2 小时，以后 250 mg/m^2，静脉滴注 1 小时，每周 1 次，用 7 周；GEM 1000 mg/m^2，每周 1 次，用 7 周，休息 1 周。以后周期用药，C225 每周 1 次，GEM 每周 1 次，均用药 3 周，休息 1 周，4 周重复。疗效：PR 5 例（12.2%），SD 26 例（63.4%），中位疾病进展时间 3.8 个月，中位总生存时间为 7.1 个月，1 年无进展生存率为 12%，总生存率为 31.7%。3 度、4 度不良反应有中性粒细胞减少（39.0%）、乏力（22.0%）、腹痛（22.0%）、血小板减少（17.1%）。研究表明 C225 与 GEM 合用对晚期胰腺癌有一定疗效。Siu LL 等 I 期临床试验，用索拉非尼治疗胰腺癌 23 例，结果 13 例（56.5%）稳定，两药合用耐受性良好。

六、化疗方案

1. GFL 方案

首选方案。

GEM 1000 mg/m^2 静脉滴注 30 分钟，第 1、第 8、第 15 天；

CF 200 mg/m^2 静脉滴注 2 小时，每日 1 次，第 2～6 天；

5-FU 350 mg/m^2 静脉滴注，每日 1 次，第 2～6 天；

4 周为 1 周期，3～4 周期为 1 个疗程。

2. GFL 6 周方案

首选方案。

GEM 1000 mg/m^2 静脉滴注，第 1、第 8、第 15、第 22 天；

CF 200 mg/m^2 静脉滴注 2 小时，第 1、第 8、第 15、第 22 天；

5-FU 750 mg/m^2 静脉滴注 24 小时，每日 1 次，第 1、第 8、第 15、第 22 天；

6 ~ 8 周为 1 周期。

3. GP 方案

GEM 1000 mg/m^2 静脉滴注 30 分钟，第 1、第 8、第 15 天；

DDP 50 mg/m^2 静脉滴注，每日 1 次，第 4 ~ 6 天（正规水化、利尿）；

28 天为 1 周期。

GEM 与 DDP 联用，能获得中位缓解期 7.8 个月，中位生存期为 8.3 个月，中位肿瘤进展时间为 5.4 个月。有报道 1 年生存率提高为 28%，认为 GEM 与 DDP 联合应用有协同作用。此方案的耐受性良好，疗效优于 GEM 单药。

4. GEMOX 方案

治疗晚期胰腺癌有效而耐受性良好的化疗方案。

GEM 1000 mg/m^2 静脉滴注（先），第 1、第 8 天；

OXA 100 mg/m^2 静脉滴注 2 小时（后），第 1 天；

3 周为 1 周期，用 6 周期。

Louvet C 等报道治疗 64 例，其中局部晚期 32 例，转移性 32 例，1 例无可测量病变，可评价病例 63 例。结果 PR 18 例，SD 28 例，PD 17 例，有效率为 28.6%（18/63），中位无进展时间为 21 周，6 个月生存率为 71%，其中局部晚期病例的有效率为 25.8%，中位进展时间为 28 周，6 个月生存率 79%；转移性病例的有效率为 31.2%，中位进展时间为 18 周，6 个月生存率为 62%。

5. GEM + CPT-11 方案

GEM 1000 mg/m^2 静脉滴注（先），第 1、第 8 天；

伊立替康 100 mg/m^2 静脉滴注 2 小时（后），第 1、第 8 天；

28 天为 1 周期，3 ~ 4 周期为 1 个疗程。

疗效：有效率为 16.1%，中位生存期为 6.3 个月，中位肿瘤进展时间为 3.4 个月，1 年生存率为 21%。

（王　辉）

第八章

盆腔肿瘤

第一节　肾脏肿瘤

一、名词解释

无症状肾癌（asymptomatic renal cell carcinomas）：无临床症状或体征，由 B 超或 CT 检查发现的肾癌。

副瘤综合征（paraneoplastic syndromes）：发生于肿瘤原发病灶和转移病灶以外由肿瘤引起的综合征。

局限性肾癌（localized renal cell carcinoma）：2002 年版 AJCC 的 TNM 分期中的 $T_1 \sim T_2 N_0 M_0$ 期肾癌，临床分期为 Ⅰ 期、Ⅱ 期。

局部进展性肾癌（locally advanced renal cell carcinoma）：伴有区域淋巴结转移，和（或）肾静脉瘤栓，和（或）下腔静脉瘤栓，和（或）肾上腺转移，或肿瘤侵及肾周脂肪组织，和（或）肾窦脂肪组织（但未超过肾周筋膜），无远处转移的肾癌，2002 年版 AJCC 临床分期为 Ⅲ 期。

转移性肾癌（metastatic renal cell carcinoma）：2002 年版 AJCC 临床分期Ⅳ期肾癌，包括 $T_4 N_0 M_0$ 期肾癌。

保留肾单位手术（nephron-sparing surgery，NSS）：保留肾的手术总称，包括肾部分切除术、肾楔形切除术、肾肿瘤剜除术等。

微创治疗（minimally invasive treatment）：文献中对微创治疗手段没有严格的界定，本文中将射频消融、高强度聚焦超声、冷冻消融归为微创治疗范畴。而腹腔镜下根治性肾切除术或 NSS，由于切除组织及范围同开放性手术，本文中没有将其划为微创治疗范畴。

二、肾癌

肾细胞癌是起源于肾实质泌尿小管上皮系统的恶性肿瘤，又称肾腺癌，简称为肾癌，占肾恶性肿瘤的 80% ~90% 。包括起源于泌尿小管不同部位的各种肾细胞癌亚型，但不包括来源于肾间质以及肾盂上皮系统的各种肿瘤。

（一）流行病学及病因学

肾癌约占成人恶性肿瘤的 2% ~3% ，各国或各地区的发病率不同，发达国家发病率高于发展中国家。我国各地区肾癌的发病率及死亡率差异也较大，据全国肿瘤防治研究办公室和卫生部卫生统计信息中心统计我国试点市、县 1988～1997 年肿瘤发病及死亡资料显示：①肾癌的发病率和死亡率均有上升趋势；②男女发病比例约为 2∶1；③城市地区高于农村地区，两者最高相差 43 倍。发病年龄可见于各年龄段，高发年龄 50～70 岁。

肾癌的病因未明。其发病与吸烟、肥胖、长期血液透析、长期服用激素、解热镇痛药物等有关；某些职业如石油、皮革、石棉等产业工人患病率高；少数肾癌与遗传因素有关，称为遗传性肾癌或家族性肾癌，占肾癌总数的 4%。其中 VHL 综合征肾癌是主要类型。非遗传因素引起的肾癌称为散发性肾癌。

（二）分类

肾癌有几种分类标准，以往我国最常采用的是 1981 年 Mostofi 分类标准。WHO 1997 年根据肿瘤细胞起源以及基因改变等特点制定了肾实质上皮性肿瘤分类标准，此分类将肾癌分为透明细胞癌（60%～85%）、乳头状肾细胞癌或称为嗜色细胞癌（7%～14%）、嫌色细胞癌（4%～10%）、集合管癌（1%～2%）和未分类肾细胞癌。根据形态学的改变，乳头状肾细胞癌分为Ⅰ型和Ⅱ型 2 型。

2004 年 WHO 对 1997 年的肾细胞癌病理组织学分类进行了修改，保留了原有肾透明细胞癌、乳头状肾细胞癌（Ⅰ型和Ⅱ型）、肾嫌色细胞癌及未分类肾细胞癌 4 个分型，将集合管癌进一步分为 Bellini 集合管癌和髓样癌，此外增加了多房囊性肾细胞癌、Xp11 易位性肾癌、神经母细胞瘤伴发的癌、黏液性管状及梭形细胞癌分型。推荐采用 2004 年 WHO 肾细胞癌病理分类标准。

（三）病理

绝大多数肾癌发生于一侧肾，常为单个肿瘤，10%～20% 为多发。肿瘤多位于肾上下两极，瘤体大小差异较大，直径平均 7 cm，常有假包膜与周围肾组织相隔。双侧先后或同时发病者仅占散发性肾癌的 2%～4%。遗传性肾癌则常表现为双侧、多发性肿瘤。

1. 肾透明细胞癌

大体标本多为圆形，较大时外形不规则，可为分叶状或结节型。肿瘤常为实性，质硬，少数合并囊肿或囊性变。有一层纤维包膜包裹，血供丰富，表面常有怒张的血管。肿瘤的颜色与血管多少、癌细胞内脂质含量以及出血、坏死等因素有关。一般说来，生长活跃区为白色，含脂质丰富的区域呈金黄色并发亮，灰色可能为分化不良或未分化肿瘤。可有局灶性钙化，液化坏死，不规则的出血灶。显微镜下透明细胞体积大，边界清楚，呈多角形，核小而均匀，染色深，因胞浆中内含大量磷脂、糖原和中性脂肪，这些物质在切片过程中被溶质溶解呈透明状。细胞常排列呈片状、乳头状或管状。分化不良的核多样性，有明显的核仁。

2. 嗜色细胞癌

乳头型，占肾癌的 10%～15%。嗜色细胞癌表现为乳头状或小管乳头状生长，在未分化肿瘤变为实性。其乳头的蒂常为充满了脂类的巨噬细胞和巨灶性砂样瘤小体。乳头状肾癌预后比非乳头状好。

3. 嫌色细胞癌

约占肾癌的 4%，切面常为橘黄色。显微镜下嫌色细胞的特点是细胞多角形，胞浆透明但有细的网状结构，有明显的细胞膜。常规染色胞浆不染，可以用 Hale 铁染胞浆。电镜下可见胞浆内有丰富的网状结构，肝糖原少，细胞形态和免疫组化表现是皮质集合管上皮。嫌色细胞癌的预后比透明细胞癌好。

4. 肾集合管癌

位于肾髓质，中部，扩展至肾周围脂肪和肾盂，肿瘤切面为白色，实性，间有深色出血灶。肿瘤边缘不规则，在皮质围绕肿瘤有结节。显微镜下中等大小细胞，嗜碱性，胞浆淡，PAS 染色强阳性，常有细胞核退行性发育。有时可见颗粒细胞变异，梭形，多型性，肉瘤样型。

肾癌可通过直接浸润、淋巴途径和血运转移。

（1）直接浸润：肾癌达到一定体积后突破包膜，向内侵入肾盂，向外突破肾包膜，侵及肾周脂肪组织和筋膜，蔓延到邻近的组织，如肝、脾、肾上腺及横膈等。向内侵入肾盂后常发生血尿。

（2）淋巴途径：25% 的肾癌都有区域淋巴结转移。左侧经淋巴管转移到肾蒂、主动脉和主动脉左外侧淋巴结。右侧首先累及肾门附近和下腔静脉周围淋巴结，并可向上蔓延到颈部淋巴结，也可直接通过膈肌淋巴结转移到肺。

（3）血行转移：肾癌具有向静脉侵入的倾向，故血行转移是肾癌重要的转移途径。肾癌细胞侵犯静脉，在静脉内形成瘤栓，进一步延伸至下腔静脉，甚至到达右心房，并转移到骨骼和肺等其他脏器，引起广泛血行转移。癌细胞转移至肾静脉和下腔静脉的发生率分别为 20% 和 10%。多数瘤栓来自右侧肾癌，个别来自肾上腺内的转移灶。

肿瘤转移并不是与原发肿瘤大小完全相关。低度恶性的肿瘤常保持完整的包膜，虽然体积巨大，仍可没有转移。恶性程度较高的肿瘤，虽然肉眼看来肿瘤包膜保持完整，实际上癌细胞往往已侵入和穿出肾包膜。而对于淋巴转移和血行转移来说，少数恶性程度很高的肾癌在原发肿瘤体积很小时即已出现转移。

（四）分期

推荐采用 2002 年 AJCC 的 TNM 分期和临床分期（clinical stage grouping，cTNM）（表 8-1，表 8-2）。2002 年 AJCC 病理分期中评价 N 分期时，要求所检测淋巴结数目至少应包括 8 个被切除的淋巴结，如果淋巴结病理检查结果均为阴性或仅有 1 个阳性，被检测淋巴结数目 < 8 个，则不能评价为 N_0 或 N_1。但如果病理确定淋巴结转移数目 ≥ 2 个，N 分期不受检测淋巴结数目的影响，确定为 N_2。

表 8-1　2002 年 AJCC 肾癌的 TNM 分期

分期	标准
原发肿瘤（T）	
T_x	原发肿瘤无法评估
T_0	未发现原发肿瘤
T_1	肿瘤局限于肾内，最大直径 ≤ 7 cm
T_{1a}	肿瘤局限于肾内，肿瘤最大直径 ≤ 4 cm
T_{1b}	肿瘤局限于肾内，4 cm < 肿瘤最大直径 ≤ 7 cm
T_2	肿瘤局限于肾内，最大直径 > 7 cm
T_3	肿瘤侵及主要静脉、肾上腺、肾周围组织，但未超过肾周筋膜

分期	标准
T_{3a}	肿瘤侵及肾上腺或肾周脂肪组织和（或）肾窦脂肪组织，但未超过肾周筋膜
T_{3b}	肉眼见肿瘤侵入肾静脉或肾静脉段分支（含肌层）或膈下下腔静脉
T_{3c}	肉眼见肿瘤侵入膈上下腔静脉或侵犯腔静脉壁
T_4	肿瘤浸润超过肾周筋膜
区域淋巴结（N）	
N_x	区域淋巴结转移无法评估
N_0	无区域淋巴结转移
N_1	单个区域淋巴结转移
N_2	1 个以上区域淋巴结转移
远处转移（M）	
M_x	远处转移无法评估
M_0	无远处转移
M_1	有远处转移

表 8－2 2002 年 AJCC 肾癌临床分期

分期	肿瘤情况		
I	T_1	N_0	M_0
II	T_2	N_0	M_0
III	T_1	N_1	M_0
	T_2	N_1	M_0
	T_3	N_1	M_0
	T_{3a}	N_0	M_0
	T_{3a}	N_1	M_0
	T_{3b}	N_0	M_0
	T_{3b}	N_1	M_0
	T_{3c}	N_0	M_0
	T_{3c}	N_1	M_0
IV	T_4	N_0	M_0
	T_4	N_1	M_0
	任何 T	N_2	M_0
	任何 T	任何 N	M_1

（五）临床表现

1. 局部肿瘤引起的症状和体征

（1）血尿：无痛性血尿是肾癌较常见的症状。出现血尿多表明肾癌已侵入肾盂肾盏等集合系统。最常见的表现为间歇性、全程性、无痛性血尿。

（2）腰痛：是肾癌常见症状，发生率约为 40%，多为钝痛。原因主要是由于肿瘤生长导致肾被膜张力增加，另外还可因晚期肿瘤侵犯周围脏器或腰肌所造成。也可导致持续性的腰部疼痛，且疼痛较剧烈，此外，血块经输尿管排出时，也可引起肾绞痛。

（3）肿物：腰、腹部肿物也是肾癌常见的症状，肿物体积较大时方可被发现，质硬，无明显压痛，肿物随呼吸活动。如肿物比较固定，表明肿物已处于晚期，可能已侵犯腰肌和周围脏器。随着我国健康人群体检的普及和 B 超、CT 等影像学技术的发展，肾癌患者多在肿块发展到此阶段前，已获确诊和治疗。

既往经典血尿、腰痛、腹部肿块"肾癌三联症"临床出现率不到 15%，这些患者诊断时往往已为晚期。无症状肾癌的发现率逐年升高，近 10 年国内文献报道其比例为 13.8% ~ 48.9%，平均 33%，国外报道高达 50%。所谓肾癌三联症实际价值需要重新评估。

2. 全身症状和体征

（1）发热：肾癌患者中较常见，发生率 10% ~ 20%。常为 38℃ 以下的低热，发热的原因现已明确是肾癌的致热原所致。在切除肿瘤后，体温多能恢复正常。

（2）高血压：约 20% 的肾癌患者有高血压，主要原因为肿瘤压迫或肿瘤内动—静脉瘘导致肾素分泌过多引起。但应注意，只有近期出现的并且在切除肾癌后恢复正常的高血压才能认为是肾癌引起的。

3. 生化指标异常

（1）贫血：25% 的患者可伴有轻度的正常红细胞贫血。目前认为是肾癌毒素影响骨髓造血功能，以及肾自身的促红细胞生成素的分泌不足造成的。

（2）红细胞沉降率增快：在肾癌比较常见，发生率 50%。现认为是致热原所致，红细胞沉降率增快和肿瘤细胞类型、血清蛋白的关系尚不明确，但发热伴红细胞沉降率增快是预后不良的征兆。

（3）高钙血症：原因不清，发生率为 10%，可能与肿瘤产生的类似于甲状旁腺素相关蛋白的多肽有关。也可能由肿瘤转移到骨骼引起。

（4）红细胞增多症：肾癌时肾皮质缺氧，释放促红素，调节红细胞生成和分化，在肾癌患者血中促红素升高 3% ~ 10%，这种物质可以是肿瘤直接产生，也可能由肿瘤挤压缺氧引起。当肿瘤切除后，红细胞增多症即可消失，肿瘤转移或复发后又重新出现。

（5）肝功能异常：肾癌未出现肝转移时即可有肝功能改变，包括碱性磷酸酶升高、胆红素升高、低白蛋白血症、凝血酶原时间延长、高 α_2 球蛋白血症。肾癌切除后肝功能恢复正常者是颈后较好的表现，肝功能异常并非是肾癌根治术的手术禁忌。

10% ~ 40% 的患者出现副瘤综合征，表现为高血压、贫血、体重减轻、恶病质、发热、红细胞增多症、肝功能异常、高钙血症、高血糖、红细胞沉降率增快、神经肌肉病变、淀粉样变性、溢乳症、凝血机制异常等改变。30% 为转移性肾癌，可由于肿瘤转移所致的骨痛、骨折、咳嗽、咯血等症状就诊。

（六）诊断

1. 肾癌的发现

许多肾癌患者的早期临床表现并不典型，需要我们提高警惕，予以鉴别。首先，对于间歇性、无痛性血尿患者，应予以重视，即使是镜下血尿，也应予以检查。同样，对于持续性腰部隐痛患者，以及具有贫血、红细胞沉降率加快和其他肾外表现的患者，也应谨慎对待，寻找上述表现的原因。体检时应注意有无腰、腹部包块和锁骨上淋巴结病变。精索静脉曲张平卧不消失提示有肾肿瘤伴静脉瘤栓可能。推荐必须包括的实验室检查项目：尿素氮、肌酐、肝功能、全血细胞计数、血红蛋白、血钙、血糖、红细胞沉降率、碱性磷酸酶和乳酸脱氢酶。

2. 肾癌的确诊

实验室检查作为对患者术前一般状况、肝肾功能以及预后判定的评价指标，肾癌的临床诊断主要依靠影像学检查。影像学技术不仅提供最直接的诊断依据，同时，还能够作出准确的肿瘤分期，从而在手术以前明确病变的性质和病变的发展侵犯情况。

（1）B 超：是肾癌诊断最常用且无创、经济的检查方法。超声检查可以发现肾内直径 1 cm 以上的占位病变。尤其可以很容易地将肾囊肿、肾积水等疾病与肾癌鉴别开来。肾癌在超声检查时典型征象表现为肾实质内的圆形或椭圆形、边界较清楚的团块状回声。低回声占位居多，因肾癌常有出血、坏死、实性变，回声不均匀。肾囊肿也可表现为肾内占位病变，但其境界清晰、内部无回声。如果囊肿内出血、感染、钙化亦可出现异常回声。近年注意肾内实性囊肿，其内容可能为黏稠血性液体，其回声可以与肾癌相似，其特点为边缘光滑，因内部无血管，CT 表现为肿物无增强，可以区别。肾血管平滑肌脂肪瘤为实性肿物，女性较多，可能双侧发病，超声表现为强回声，可以和肾癌鉴别。B 超还可以提供肾门、腹膜后淋巴结情况和肝、肾上腺有无转移。彩色多普勒超声可了解肾静脉和下腔静脉内有无癌栓，对癌栓诊断的准确率为 93%。

（2）CT：可以发现肾内直径 0.5 cm 以上的病变，能显示肿瘤的范围及邻近器官有无受累，其准确性较高，是目前最可靠的诊断肾癌的影像学方法。

1）典型的肾癌在 CT 上呈圆形、椭圆形或不规则形占位，平扫时，肾癌的密度略低于肾实质，增强扫描后，肾癌病灶的密度轻度增强，而正常肾实质的密度呈明显增强，两者形成明显对比，使肿瘤的边界更明显。由于肾癌病灶中多有程度不等的坏死、出血、囊性变甚至钙化灶，因此在 CT 图像上表现为密度不均。部分肾癌有钙化灶，在肿瘤内呈不规则分布。

2）静脉瘤栓：肾癌侵入肾静脉或下腔静脉后，CT 平扫可发现静脉内低密度区肿块影，增强扫描可见肿块增强不明显，形成管腔内的低密度充盈缺损区。

3）淋巴结转移：CT 可确定肿瘤淋巴结转移情况。肾门周围直径大于 2 cm 淋巴结多为肿瘤转移所致。肾门区淋巴结直径小于 2 cm 则为可疑淋巴结转移。

（3）MRI：对肾癌诊断的敏感度及准确性与 CT 相仿，肾癌在 T_1 加权像上呈低信号，在 T_2 加权像上呈高信号，肿瘤内组织信号不均匀，为椭圆形或不规则形肿块，可见肾外形改变，边缘能见到假包膜形成的环状低信号区。

MRI 在显示周围器官受侵犯及肿瘤与周围脏器关系上明显优于 CT，可以确定肾蒂淋巴结转移情况。由于 MRI 有冠状面、额状面和矢状面多种层面的影像，可以轻易地界定肿瘤与肾、肾上腺以及下腔静脉的关系，确定肿瘤的来源，使肾上极肿瘤与肝和肾上腺肿瘤得以鉴别。MRI 还可以清晰地显示肾静脉与下腔静脉内的瘤栓，尤其是 MRI 的额状面图像，可以清晰地显示瘤栓的范围。

（4）X 线平片：对于肾癌诊断价值不大，较大的肿瘤可遮盖腰大肌阴影，肿瘤内有时可见到钙化、局限或弥漫絮状影。

（5）排泄性尿路造影：通过了解肾肿瘤对肾盂、肾盏的压迫情况来明确诊断。当肿瘤体积较小、仅限于肾实质内时，集合系统可无异常改变，容易导致漏诊。排泄性尿路造影的主要表现：①肾盂肾盏变形、拉长、扭曲；②当肿瘤刚刚开始侵入集合系统后，可使肾盂、肾盏的轮廓不规则、毛糙或出现充盈缺损；③可引起患肾的功能丧失，造影时不显影。排泄性尿路造影也可以了解双肾功能尤其是健侧肾功能情况，但不能鉴别囊肿、肾血管平滑肌脂肪瘤和肾癌，必须配合超声、CT 或 MRI 检查。

（6）逆行上尿路造影：该项检查对肾癌的诊断帮助不大，但对于排泄性尿路造影不显影的肾脏，可以用来与其他上尿路病变进行鉴别。

（7）肾动脉造影：随着造影技术的发展，血管造影多采用选择性数字减影的方法来清楚地显示病变。肾癌动脉造影的主要征象有：肿瘤区出现多数迂曲、不规则、粗细不均、分布紊乱的小血管，肿瘤周围的血管呈包绕状；由于肿瘤内存在动—静脉瘘，在动脉期即可见肾静脉显影；如向肾动脉内注射肾上腺素时，正常肾血管和良性肿瘤内的血管将发生收缩，但肾癌组织内的肿瘤血管却不会收缩。

肾动脉造影目前常用于较大的或手术困难的肾癌，术前进行造影和动脉栓塞，可以减少手术出血量；晚期肾癌，动脉栓塞加入化疗药物可以作为姑息疗法；对需保留肾单位手术前需了解肾血管分布及肿瘤血管情况者可选择肾血管造影检查。肾动脉造影是有创的、昂贵的检查方法，也可能出现出血、假性动脉瘤、动脉栓塞等并发症。

（8）正电子发射断层扫描（positron emission tomography，PET）或 PET-CT 检查费用昂贵，主要用于发现远处转移病灶以及对化疗或放疗的疗效评定。

（9）穿刺活检：不推荐对能够进行手术治疗的肾肿瘤患者行术前穿刺检查；对影像学诊断有困难的小肿瘤患者，可以选择定期（1~3 个月）随诊检查或行保留肾单位手术。对不能手术治疗的晚期肾肿瘤需化疗或其他治疗的患者，治疗前为明确诊断，可选择肾穿刺活检获取病理诊断。

（10）除外转移灶：肾癌患者就诊时有 20%~25% 已发生转移，因此在进行根治性肾切除术前，必须行胸部 X 线平片、肝 B 超，除外肺部和肝转移的存在。如有骨转移和脑转移的证据，亦应行全身核素骨扫描和脑部 CT。

（七）治疗

综合影像学检查结果评价 cTNM 分期，根据 cTNM 分期初步制订治疗原则。依据术后组织学确定的侵袭范围进行病理分期（pathological stage grouping，pTNM）评价，如 pTNM 与cTNM 分期有偏差，按 pTNM 分期结果修订术后治疗方案。

1. 局限性肾癌的治疗

外科手术是局限性肾癌首选治疗方法。行根治性肾切除术时，不推荐加区域或扩大淋巴结清扫术。

（1）根治性肾切除手术：是目前唯一得到公认可能治愈肾癌的方法。经典的根治性肾切除范围包括：肾周筋膜、肾周脂肪、患肾、同侧肾上腺、区域淋巴结（上起肠系膜上动脉起源处，下至肠系膜下动脉起源以上、下腔静脉及主动脉旁淋巴结）及髂血管分叉以上输尿管。根治性肾切除术应先结扎肾动、静脉。手术关键是必须从肾周筋膜外开始。现代观点认为，如临床分期为 Ⅰ 期或 Ⅱ 期，肿瘤位于肾中、下部分，肿瘤直径 <8 cm、术前 CT 显

示肾上腺正常，可以选择保留同侧肾上腺的根治性肾切除术。但此种情况下如手术中发现同侧肾上腺异常，应切除同侧肾上腺。根治性肾切除术可经开放性手术或腹腔镜手术进行。开放性手术可选择经腹或经腰部入路，对于肿瘤体积较小的Ⅰ期肾癌可采用腰部第 11 肋间切口；而对于肿瘤较大的Ⅱ期、Ⅲ期肿瘤则应采用腹部切口，以保证区域淋巴结清扫的彻底进行；如肿瘤巨大并偏向肾脏上极，则可采用胸腹联合切口。根治性肾切除术的死亡率约为 2%，局部复发率为 1% ~ 2%。

（2）NSS：推荐按各种适应证选择实施 NSS，其疗效同根治性肾切除术。

NSS 适应证：肾癌发生于解剖性或功能性的孤立肾，根治性肾切除术将会导致肾功能不全或尿毒症的患者，如先天性孤立肾、对侧肾功能不全或无功能者以及双侧肾癌等。

NSS 相对适应证：肾癌对侧肾存在某些良性疾病，如肾结石、慢性肾盂肾炎或其他可能导致肾功能恶化的疾病（如高血压、糖尿病、肾动脉狭窄等）患者。

NSS 适应证和相对适应证对肿瘤大小没有具体限定。

NSS 可选择适应证：临床分期 T_{1a} 期（肿瘤直径≤4 cm），肿瘤位于肾脏周边，单发的无症状肾癌，对侧肾功能正常者可选择实施 NSS。

NSS 肾实质切除范围应距肿瘤边缘 0.5 ~ 1.0 cm，不推荐选择肿瘤剜除术治疗散发性肾癌。对肉眼观察切缘有完整正常肾组织包绕的病例，术中不必常规进行切缘组织冷冻病理检查。NSS 可经开放性手术或腹腔镜手术进行。保留肾单位手术后局部复发率为 0 ~ 10%，而肿瘤≤4 cm 手术后局部复发率为 0 ~ 3%。需向患者说明术后潜在复发的危险。NSS 的死亡率为 1% ~ 2%。

（3）腹腔镜手术：手术方式包括腹腔镜根治性肾切除术和腹腔镜肾部分切除术。手术途径分为经腹腔、经腹膜后及手助腹腔镜。切除范围及标准同开放性手术。腹腔镜手术适用于肿瘤局限于肾包膜内，无周围组织侵犯以及无淋巴转移及静脉瘤栓的局限性肾癌患者，其疗效与开放性手术相当。但对超过 T_3 期的肾癌、曾有患肾手术史以及其他非手术适应证的患者应视为腹腔镜手术的禁忌证。腹腔镜手术也有一定的死亡率。

（4）微创治疗：射频消融（radio-frequency ablation，RFA）、高强度聚焦超声（high-intensity focused ultrasound，HIFU）、冷冻消融（cryoablation）治疗肾癌处于临床研究阶段，尚无循证医学Ⅰ~Ⅲ级证据水平的研究结果，远期疗效尚不能确定，应严格按适应证慎重选择，不推荐作为外科手术治疗的首选治疗方案。如进行此类治疗需向患者说明。

适应证：不适于开放性外科手术者、需尽可能保留肾单位功能者、有全身麻醉禁忌者、肾功能不全者、有低侵袭治疗要求者。多数研究认为适于 <4 cm 位于肾周边的肾癌。

（5）肾动脉栓塞：对于不能耐受手术治疗的患者可作为缓解症状的一种姑息性治疗方法。术前肾动脉栓塞可能对减少术中出血、增加根治性手术机会有益，但尚无循证医学Ⅰ~Ⅲ级证据水平证明。肾动脉栓塞术可引起穿刺点血肿、栓塞后梗死综合征、急性肺梗死等并发症。不推荐术前常规应用。

（6）术后辅助治疗：局限性肾癌手术后尚无标准辅助治疗方案。pT_{1a} 肾癌手术治疗 5 年生存率高达 90% 以上，不推荐术后选用辅助治疗。pT_{1b} ~ pT_2 期肾癌手术后 1 ~ 2 年有 20% ~ 30% 的患者发生转移。手术后的放、化疗不能降低转移率，不推荐术后常规应用辅助性放、化疗。

2. 局部进展性肾癌的治疗

局部进展性肾癌首选治疗方法为根治性肾切除术，而对转移的淋巴结或血管瘤栓需根据病变程度选择是否切除。术后尚无标准治疗方案。对手术后有肿瘤残留的患者，建议以免疫治疗或吉西他滨为主的化疗和（或）放疗。

（1）区域或扩大淋巴结清扫术：早期的研究主张行区域或扩大淋巴结清扫术，而最近的研究结果认为区域或扩大淋巴结清扫术对术后淋巴结阴性患者只对判定肿瘤分期有实际意义；而淋巴结阳性患者区域或扩大淋巴结清扫术只对少部分患者有益，由于多伴有远处转移，手术后需联合免疫治疗或化疗。

（2）下腔静脉瘤栓的外科治疗：肾癌容易发生肾静脉、下腔静脉癌栓。静脉瘤栓尚无统一的分类方法。推荐采用美国梅约医学中心（Mayo Clinic）的五级分类法：0 级：瘤栓局限在肾静脉内；Ⅰ级：瘤栓侵入下腔静脉内，瘤栓顶端距肾静脉开口处 ≤2 cm；Ⅱ级：瘤栓侵入肝静脉水平以下的下腔静脉内，瘤栓顶端距肾静脉开口处 >2 cm；Ⅲ级：瘤栓生长达肝内下腔静脉水平，膈肌以下；Ⅳ级：瘤栓侵入膈肌以上下腔静脉内。

经验表明肾静脉、下腔静脉癌栓如果没有发现局部或远处扩散，肾癌根治性切除术可同时取出癌栓，预后良好。多数学者认为 TNM 分期、瘤栓长度、瘤栓是否浸润腔静脉壁与预后有直接关系。建议对临床分期为 $T_{3b}N_0M_0$ 的患者行下腔静脉瘤栓取出术。不推荐对 CT 或 MRI 扫描检查提示有下腔静脉壁受侵或伴淋巴结转移或远处转移的患者行此手术。腔静脉瘤栓取出术死亡率约为 9%。

（3）术后辅助治疗：局部进展性肾癌根治性肾切除术后尚无标准辅助治疗方案，辅助 IFN-α 和（或）IL-2 治疗相关的多中心、随机对照研究正在进行中，尚无定论。2004 年德国的一项随机对照研究表明，术后辅助性应用自体肿瘤疫苗可提高 T_3 期肾癌患者的 5 年生存率，但需多中心性研究进一步证实。国家医药管理局对临床试验治疗有严格的准入制度，必须严格遵守。

肾癌属于对放射线不敏感的肿瘤，单纯放疗不能取得较好效果。术前放疗一般较少采用，对未能彻底切除干净的Ⅲ期肾癌可选择术中或术后放疗。

3. 转移性肾癌（临床分期Ⅳ期）的治疗

转移性肾癌尚无标准治疗方案，应采用以内科为主的综合治疗。外科手术主要为转移性肾癌辅助性治疗手段，极少数患者可通过外科手术而治愈。

（1）手术治疗：切除肾原发灶可提高 IFN-α 和（或）IL-2 治疗转移性肾癌的疗效。对根治性肾切除术后出现的孤立性转移瘤以及肾癌伴发孤立性转移、行为状态良好、低危险因素（表 8-3）的患者可选择外科手术治疗。对伴发转移的患者，可视患者的身体状况与肾手术同时进行或分期进行。对肾肿瘤引起严重血尿、疼痛等症状的患者可选择姑息性肾切除术、肾动脉栓塞以缓解症状，提高生存质量。转移性肾癌手术死亡率为 2%～11%。

（2）内科治疗：随机对照研究结果不能证明 LAK 细胞、TIL 细胞、IFN-γ 治疗转移性肾癌有效。目前 IFN-α 和（或）IL-2 为转移性肾癌治疗的一线治疗方案，有效率约为 15%。

IFN-α 推荐治疗剂量：IFN-α 每次 9 MIU，im 或 H，3 次/周，共 12 周。可从每次 3 MIU 开始逐渐增加，第 1 周每次 3 MIU，第 2 周每次 6 MIU，第 3 周以后每次 9 MIU。治疗期间每周检查血常规 1 次，每月查肝功能 1 次，白细胞计数 $<3 \times 10^9/L$ 或肝功能异常时应

停药，待恢复后再继续进行治疗。值得注意，如患者不能耐受每次 9 MIU 剂量，则应减量至每次 6 MIU 甚至每次 3 MIU。

国外常用 IL-2 方案如下。

大剂量方案：IL-2 $(6.0 \sim 7.2) \times 10^5$ IU/ [kg（体重）·8 h]，15 分钟内静脉注射，第 1 ~ 5 天，第 15 ~ 19 天。间隔 9 天后重复 1 次。大剂量应用 IL-2 有 4% 的死亡率。

小剂量方案 I：IL-2 2.5×10^5 IU/kg H 5 d/W ×1；

IL-2 1.25×10^5 IU/kg H 5 d/W ×6，每 8 周为一周期。

小剂量方案 II：18 MIU/d H 5 d/W ×8 周。

注：目前国内尚无高剂量的 IL-2 商品。

尚不能确定常用化疗药物（无论是单用还是联合应用）对转移性肾癌的疗效，化疗联合 IFN-α 和（或）IL-2 也未显示出优势。近几年以吉西他滨为主的化疗对转移性肾癌取得了一定疗效，也可作为一线治疗方案。

几个随机对照的临床研究结果显示针对血管内皮生长因子（vascular endothelial growth factor，VEGF）及受体的多靶点激酶抑制剂治疗转移性肾癌有效率在 10% ~ 40%，治疗组中约 80% 的患者病灶稳定，可以延长患者无疾病进展时间，但长期疗效尚不能确定，需长期维持给药，患者对此类药物具有良好的耐受性，但治疗费用昂贵。抗 VEGF 的多靶点激酶抑制剂可以作为转移性肾癌治疗的一线用药或 IFN-α 和（或）IL-2 治疗失败后的二线用药。

推荐采用新的实体瘤疗效评定标准（RECIST）评价肾癌免疫治疗或化疗的疗效。

（3）放疗：对局部瘤床复发、区域或远处淋巴结转移、骨骼或肺转移患者，姑息放疗可达到缓解疼痛、改善生存质量的目的。近些年开展的立体定向放疗、三维适形放疗和调强适形放疗对复发或转移病灶能起到较好的控制作用。

（八）手术并发症

无论是开放性手术或腹腔镜手术治疗肾癌均有可能发生出血、感染、肾周脏器损伤（肝、脾、胰腺、胃肠道）、胸膜损伤、肺栓塞、肾衰竭、肝功能衰竭、尿漏等并发症，应注意预防和适当处理。严重者可因手术导致患者死亡，术前应向患者及家属告知手术风险及可能发生的并发症。

（九）预后影响因素

影响肾癌预后的最主要因素是病理分期，其次为组织学类型。乳头状肾细胞癌和嫌色细胞癌的预后好于透明细胞癌；乳头状肾细胞癌 I 型的预后好于 II 型；集合管癌预后较透明细胞癌差。此外，肾癌预后与组织学分级、患者的行为状态评分、症状、肿瘤中是否有组织坏死等因素有关。转移性肾癌预后的危险因素评分见表 8-3。

表 8-3 影响转移性肾癌预后的危险因素

影响因素	标准	评分	标准	评分
红细胞沉降率	>70 mm/h	2	≤70 mm/h	0
乳酸脱氢酶	>280 IU/L	2	≤280 IU/L	0
中性粒细胞计数	<6000/μL	1	≥6000/μL	0
血红蛋白	<100 g/L	1	≥100 g/L	0

影响因素	标准	评分	标准	评分
肺以外的孤立转移	有	1	无	0
骨转移	有	1	无	0

注：低危：0分；中危：1~3分；高危：>4分。

（十）随诊

随诊的主要目的是检查是否有复发、转移和新生肿瘤。尚不能确定经济、合理的随诊内容和随诊时限，主管医师可结合当地医疗条件、患者病情等参考以下内容进行。

第一次随诊可在术后4~6周进行，主要评估肾功能、失血后的恢复状况以及有无手术并发症。对行NSS的患者术后4~6周行肾CT扫描，了解肾脏形态变化，为今后的复查作对比之用。

常规随诊内容如下。①病史询问。②体格检查。③血常规和血生化检查，肝、肾功能以及术前检查异常的血生化指标，如术前血碱性磷酸酶异常，通常需要进一步复查，因为复发或持续的碱性磷酸酶异常通常提示有远处转移或有肿瘤残留。如果有碱性磷酸酶异常升高和（或）有骨转移症状如骨痛，需要进行骨扫描检查。碱性磷酸酶升高也可能是肝转移或副瘤综合征的表现。④胸部X线片（正、侧位）。胸部X线片检查发现异常的患者，建议行胸部CT扫描检查。⑤腹部超声波检查。腹部超声波检查发现异常的患者、NSS以及$T_3 \sim T_4$期肾癌手术后患者需行腹部CT扫描检查，可每6个月1次，连续2年，以后视具体情况而定。

各期肾癌随访时限如下。①$T_1 \sim T_2$：每3~6个月随访一次连续3年，以后每年随访1次。②$T_3 \sim T_4$：每3个月随访1次，连续2年，第3年每6个月随访1次，以后每年随访1次。③VHL综合征治疗后：应每6个月进行腹部和头部CT扫描1次。每年进行1次中枢神经系统的MRI检查，尿儿茶酚胺测定，眼科和听力检查。

三、肾母细胞瘤

肾母细胞瘤（nephroblastoma）是小儿泌尿系统中最常见的恶性肿瘤，约占小儿恶性实体肿瘤的8%。肿瘤发病年龄1~5岁者占75%，90%见于7岁之前，成人病例罕见。男女发病率大致相同。双侧患者占3%~10%。1899年德国医师Max Wilms对该病的特性作了较详细的叙述，故习惯上又将肾母细胞瘤称为Wilms瘤。罕见肾外肾母细胞瘤，可在后腹膜或腹股沟区发现，其他部位还包括后纵隔、盆腔后部及骶尾部。

（一）病理

肿瘤起源于未分化后肾胚基，肾母细胞瘤可发生于肾实质的任何部位，与正常组织边界清晰，有纤维性假包膜。肿瘤剖面呈鱼肉样膨出，灰白色，常有出血及梗死，偶形成巨大囊性肿瘤，囊壁不规则。肿瘤破坏并压迫正常组织，使肾盂、肾盏变形，少见的情况是肿瘤侵入肾盂，并向输尿管发展，可引起血尿及梗阻。肿瘤钙化呈蛋壳样位于肿瘤边缘，与神经母细胞瘤之分散钙化点不同。肿瘤突破肾被膜后，可广泛地浸润周围器官及组织。

显微镜下可见肿瘤由胚基、间质及上皮三种成分构成。胚基成分为排列紧密的较小的幼稚细胞，其核呈卵圆形，核仁不明显，胞浆中等量，核分裂象常见，对周围组织有侵袭性。

上皮成分形成发育不全的肾小球、肾小管、乳头等肾上皮组织。间质成分多为幼稚间叶组织，包括原始细胞及不同量的横纹肌、平滑肌、成熟结缔组织、黏液组织、脂肪及软骨等成分。肿瘤经淋巴转移至肾蒂及主动脉旁淋巴结，也可沿肾静脉伸入下腔静脉，甚至右心房。血行转移可播散至全身各部位，而以肺转移最常见，其次为肝，也可转移至脑。

（二）组织学分型

肾母细胞瘤的组织成分与肿瘤的预后关系密切。根据病理组织分型与预后的关系，美国国家 Wilms 瘤研究合作组（National Wilms Tumor Study，NWTS）经过一系列研究，逐渐加深对其认识，将肾母细胞瘤分为两大类。

1. 不良组织类型

包括间变型、肾透明细胞肉瘤和肾恶性横纹肌样瘤。此类型虽然只占肾母细胞瘤的10%，却占肾母细胞瘤死亡病例的10%。近年多数学者认为肾透明细胞肉瘤与肾恶性横纹肌样瘤不是来自后肾胚基，不属于肾母细胞瘤范畴。间变的标准是：①间变细胞核的直径至少大于非间变同类瘤细胞核的 3 倍以上，细胞核染色质明显增多；②有核多极分裂象，每个分裂极染色体长度都长于正常有丝分裂中期的长度。间变按其范围分为局灶性间变和弥漫性间变。

2. 良性组织类型

任何婴儿期肾肿瘤，具有高级分化，均可归类于良好组织类型，本类型预后较好。主要包括上皮型、胚基型和混合型以及囊性部分分化性肾母细胞瘤和胎儿横纹肌型肾母细胞瘤。肿瘤组织中上皮、间质或胚基组织成分占组织成分 65% 以上，即分别定为上皮型、间叶型和胚基型；如果 3 种成分均未达到 65%，则为混合型。

（三）肿瘤分期

临床病理分期与掌握病情、制订治疗方案及估计预后均有密切关系，至为重要。下面是NWTS 对肾母细胞瘤的分期标准：

Ⅰ期：完整切除的肾内肿瘤，肾被膜未受侵。术前或术中无瘤组织外溢，切除边缘无肿瘤残存。

Ⅱ期：肿瘤已扩散到肾外而完整切除。有局限性扩散，如肿瘤浸润肾被膜达周围软组织；肾外血管内有瘤栓或被肿瘤浸润；曾行活体组织检查；或有局部肿瘤溢出，但限于腰部。

Ⅲ期：腹部有非血源性肿瘤残存；肾门或主动脉旁淋巴结受侵；腹腔内有广泛肿瘤污染；腹膜有肿瘤种植；肉眼或镜下切除边缘有肿瘤残存或肿瘤未能完全切除。

Ⅳ期：血源性转移至肺、肝、骨、脑等脏器。

Ⅴ期：双侧肾母细胞瘤。

（四）临床表现

1. 上腹部肿物

肾母细胞瘤其他临床症状均较少见，90% 的患者以上腹部肿物为首次就诊原因。腹部肿物多在家长给患儿更衣或洗澡时被发现。肿物一般位于上腹季肋部，表面光滑、实质性、中等硬度、无压痛，较固定；肿瘤巨大者可超越中线，并引起一系列肿瘤压迫症状。

2. 血尿

10% ~15%的患者可见肉眼血尿，血尿出现的原因目前认为是由于肿瘤侵及肾盂、肾盏所致。

3. 发热

肾母细胞瘤患者有时可有发热，多为低热，认为是肿瘤释放致热原所致的肿瘤热。

4. 高血压

有30% ~60%的患者有高血压表现，这是由于肿瘤压迫造成患肾的正常肾组织缺血后，肾素分泌增加所致。

5. 贫血或红细胞增多症

贫血多由于肿瘤内出血、肿瘤消耗所致，红细胞增多症则往往是肿瘤自身可分泌促红细胞生成素所致。

6. 其他表现

可有腹痛，偶有以肿瘤破溃表现为急腹症就诊者。罕见有因肿瘤压迫引起左精索静脉曲张者，也不常见以转移瘤就诊者。肾母细胞瘤患者约有15%的病例可能合并其他先天畸形，如无肛症、马蹄肾等。

（五）影像学检查

1. B 超

由于其方便和无创的特点，现已成为发现上腹部肿物后的首选检查手段。超声可检出肿物是否来自肾，了解肿物的部位、性质、大小以及相关脏器的关系。彩色多普勒超声还可检出肾静脉和下腔静脉有无癌栓。另外，肾母细胞瘤内常有出血、坏死，肿块常不均质，囊壁比较厚，此时超声可以轻易地将其与肾囊肿鉴别开来。

2. 泌尿系平片和静脉尿路造影

泌尿系平片可以见到患侧肾肿瘤的软组织影，偶可发现肿物边缘部分散在或线状钙化。静脉肾盂造影可见肾影增大，肾盂、肾盏受压而变形、伸长、移位。部分病例患侧肾完全不显影。静脉尿路造影同时还可了解对侧肾情况。

3. CT

可以明确肿瘤的大小、性质以及与周围脏器的相邻关系。CT 同时对下腔静脉有无瘤栓也能明确。

4. 逆行肾盂造影

目前已很少用到，仅在诊断不明，而静脉尿路造影患肾不明显时采用。

5. MRI

在对肾母细胞瘤的诊断上优于 CT，因为 MRI 除了像 CT 一样可明确诊断肿瘤大小、性质以及与周围脏器的相邻关系外，由于 MRI 有冠状面、额状面和矢状面多种层面的影像，可以轻易地界定肿瘤与肾、肾上腺以及下腔静脉的关系，容易确定肿瘤的来源，使肾母细胞瘤与肾上腺部位的神经母细胞瘤得以鉴别。MRI 还可以清晰地显示下腔静脉内的瘤栓，尤其是 MRI 的额状面图像，可以清晰地显示瘤栓的范围。

6. 骨扫描

多在怀疑肿瘤骨转移时进行，可确定全身骨骼转移灶的位置，以便与神经母细胞瘤鉴别。

（六）治疗

肾母细胞瘤是小儿恶性实体瘤中应用综合治疗（包括手术、化疗及必要时加放疗）最早和效果最好的。化疗对提高肾母细胞瘤的存活率发挥了巨大作用。

1. 手术治疗

手术治疗仍是肾母细胞瘤最主要的治疗方法，手术能否完全切除肿瘤，对术后患者的化疗效果和预后，有着重要的影响。

手术时宜采用上腹部横切口，自患侧第 12 肋尖部切至对侧腹直肌边缘，此种切口暴露基本足够，目前已很少有肿瘤需行胸腹联合切口，以求得足够的暴露。手术中首先应进行腹腔探查，先应探查肝有无转移，然后是查看主动脉和肾门周围有无肿大的淋巴结。如发现可疑肿瘤转移，则可切取淋巴结活检。

触诊探查对侧肾，尽管各种影像学检查可以基本除外双侧肿瘤的可能性，术中仍需仔细探查，可疑有肿瘤病变时应取活检。然后再探查患侧肿瘤大小、侵犯范围、肿瘤活动度和与周围脏器的关系。

依据肿瘤手术的基本原则，首先处理肾蒂的肾动脉和肾静脉，以防止手术过程中血缘性肿瘤转移的可能性。但在实际手术操作过程中，因肿瘤多比较巨大，仍存在一定的困难。此时可先切开后腹膜、游离患肾，然后再暴露肾门，处理肾蒂，注意避免首先结扎肾静脉，导致血液回流受阻，肿瘤胀大，容易发生肿瘤破裂。如肾静脉内有瘤栓，需取出瘤栓，再结扎肾蒂，然后完整切除瘤肾。操作应轻柔以免肿瘤破溃，如破溃，局部复发机会将增加一倍。目前认为淋巴结清扫并不能改善预后，只应切取淋巴结活检以确定肿瘤分期。如肿瘤向周围浸润固定，已无法完全切除，则应在肿瘤残余组织附近留置银夹，作为放疗的标记。待 3 ~ 6 个月后再次行手术探查予以切除。

2. 术前综合治疗

近年来治疗上的重要进展是联合化疗，显著提高了肾母细胞瘤患者的存活率。必要的术前化疗是很重要的治疗手段。肿瘤过大、估计不易切除时，应用化疗和放疗，待肿瘤缩小、包膜增厚后，再行手术，可以减少手术中肿瘤破溃扩散的危险，提高完整切除率。

（1）术前化疗：肿瘤较大，估计手术切除有一定难度的患者，可给予 VCR + ACTD 化疗 6 ~ 12 周，VCR 剂量为 1 ~ 2 mg/m^2 体表面积，每周 1 次，不宜超过 10 周。ACTD 进行 1 ~ 2 个疗程，中间间隔 6 周，每个疗程每天 15μg/kg，连续用 5 天。每天的剂量不得超过 400μg。

（2）术前放疗：术前放疗主要用于化疗效果不明显的病例，可在 6 ~ 8 天给予 800 ~ 1200 cGy 的照射，并在照射后 2 周内行肿瘤切除术。亦有学者认为术前化疗不宜进行，一方面是诊断尚未明确，容易造成错误治疗；另一方面，术前放疗可能影响活检病理组织类型分析，造成组织中间变型检出率降低，掩盖正确的组织分型，影响术后化疗方案的确定。

3. 术后综合治疗

（1）术后化疗：术后化疗是近年来肾母细胞瘤患者存活率提高的主要原因。NSWT 的一系列研究，使术后化疗的效果提高，不良反应受到控制，避免了不必要的化疗并发症。NWTS 于 1995 年提出，认为小于 2 岁的 I 期肿瘤患儿术后可不需要任何化疗，而对预后较差的组织类型患者提出强化治疗的方案（表 8-4 ~ 表 8-7）。

表 8-4　良性组织类型Ⅰ期、Ⅱ期和间变型Ⅰ期肿瘤术后化疗方案

周	0	1	2	3	4	5	6	7	8	9	10	12	15	18
	A			A			A			A		A	A	A
	V	V	V	V	V	V	V	V	V	V		V*	V*	V*

表 8-5　良性组织类型Ⅲ期、Ⅳ期和局限间变Ⅱ期、Ⅲ期肿瘤术后化疗方案

周	0	1	2	3	4	5	6	7	8	9	10	12	15	18	21	24
	A			D			A			D		A	D*	A	D*	A
	V	V	V	V	V	V	V	V	V	V		V*	V*	V*	V*	V*

表 8-6　弥漫型间变Ⅱ～Ⅳ期肿瘤和透明细胞肉瘤Ⅰ～Ⅳ期术后化疗方案

周	0	1	2	3	4	5	6	7	8	9	10	11	12	13	15	18	21	24
	D						D						D			D		D
		V	V		V	V	V	V	V		V	V	V*	V*		V*		V*
				C			C*			C			C*		C	C*	C	C*
				E						E					E	E		

表 8-7　恶性横纹肌样瘤Ⅰ～Ⅳ期术后化疗方案

周	0	3	6	9	12	15	18	21
	P	P		P	P		P	P
	E	E		E	E		E	E
			C			C		

注：A 为放线菌素 D，用法 45 mg/kg，iv；V 为长春新碱，用法 0.05 mg/kg，iv；V* 为长春新碱，用法 0.067 mg/kg，iv；D 为多柔比星，用法 1.5 mg/kg，iv；D* 为多柔比星，用法 1.0 mg/kg，iv；C 为环磷酰胺，用法 14.7 mg/（kg·d）×5，iv；C* 为环磷酰胺，用法 14.7 mg/（kg·d）×3，iv；E 为依托泊苷，用法 3.3 mg/（kg·d）×3，iv；P 为卡铂，用法 16.7 mg/（kg·d）×2，iv。

（2）术后放疗：良性组织类型Ⅰ期、Ⅱ期和间变型Ⅰ期手术后放疗对预后无明显影响，不需要进行。放疗目前主要用于良性组织类型Ⅲ期、Ⅳ期及间变型Ⅱ～Ⅳ期。术后 48 小时与术后 10 日开始放疗，疗效相同，但若晚于 10 日，局部肿瘤复发机会明显增多。早期放疗并不影响伤口的愈合。术后放疗的剂量为手术野照射 2000 cGy，有全腹播散的病例可行全腹照射。如局部有肿瘤残留，可以追加照射 500～1000 cGy。1 岁以内的患儿可仅照射 1000 cGy，以避免影响发育。

（七）双侧肾母细胞瘤

双侧肾母细胞瘤占肾母细胞瘤病例的 4.4%～9%，以往的治疗方法是双侧单纯肿瘤切除或切除一侧大的瘤肾，对侧行活体检查或肿瘤切除。目前，由于化疗的进步，手术治疗应以保留肾组织为原则。手术首先进行双侧探查，并行肿瘤活检。仅在可以保留肾组织超过 2/3 时，才行肿瘤切除活检术。根据肿瘤活检结果，以分期最高的肿瘤组织类型确定化疗方案。经过 6 周到 6 个月的化疗，然后进行第二次手术探查，术中如部分肾切除即能去除肿瘤，则行肾部分切除术；否则，便再次关腹，术后继续化疗和放疗。6 个月之内，行第 3 次

手术探查，本次在保留肾组织的同时，应尽可能进行彻底的切除。

双侧肾母细胞瘤对化疗的敏感性与单侧肾母细胞瘤相同，因此，化疗是双侧肾母细胞瘤的重要治疗手段。而对化疗不敏感的病例，放疗的效果也很差。对于双侧肾母细胞瘤，影响预后的主要因素仍是肿瘤分期和组织类型。由于多数双侧肾母细胞瘤为良好组织类型和 I 期肿瘤，双侧病变经治疗后 3 年存活率可达 76% 。

（八）预后

随着综合治疗的发展，尤其是配合手术的术前化疗和术后化疗、放疗的应用，肾母细胞瘤患者的预后有了极大的改善。目前，肾母细胞瘤患者的 4 年无瘤生存率为 75% ~ 85% 。肾母细胞瘤预后的主要影响因素如下。

1. 肿瘤组织类型

肿瘤存在间变，明显影响肿瘤的预后。Wilms 瘤患者中存在未分化型肿瘤组织的占 5% ，而这 5% 的肿瘤复发率为无间变型肾母细胞瘤的 4 倍，死亡率为无间变型肾母细胞瘤的 9 倍。组织结构良好型肿瘤患者 5 年生存率为 83% ~ 97% ，而组织结构不良型为 55% ~ 68% 。随着化疗的发展，肾透明细胞瘤的预后明显改善，5 年生存率为 75% ，而横纹肌肉瘤预后仍很差，5 年生存率为 26% 。

2. 肿瘤分期因素

肿瘤浸润程度和淋巴结的转移，都对肿瘤患者的预后有着明显的影响。

（1）血行转移：不管是肺部转移，还是肝、骨骼、脑部转移的存在，都将影响患者的预后。术后化疗可以明显改善存在的血行转移的患者预后。

（2）淋巴结转移：淋巴结转移也是影响预后的重要因素，因为肿瘤淋巴结转移是分期中的重要因素。淋巴结无转移患者的 4 年生存率为 82% ，而淋巴结转移患者的 4 年生存率仅为 54% 。

（3）肿瘤局部浸润程度：有无假性包膜的存在，以及肾内静脉的浸润，都将明显影响预后。

四、肾脏良性肿瘤

（一）肾血管平滑肌脂肪瘤

肾血管平滑肌脂肪瘤又被称为错构瘤（hamartoma），肿瘤组织由血管、平滑肌和脂肪组织组成，占肾肿瘤的 2% ~ 3% 。本病多见于成人，40 岁以后占多数，女性常见，小儿罕见。国外报道有 40% ~ 45% 的病例伴有结节性硬化症，但国内统计绝大多数并不伴有结节性硬化症。由于肿瘤血管成分丰富，管壁没有弹性组织，因此易发生肿瘤内出血或肿瘤破裂出血，而出现腹痛、腰腹部肿块等表现。若肿瘤破溃后进入腹腔，可有急腹症的表现，甚至出现休克。

1. 诊断依据

（1）临床表现：多出现在肿瘤内出血或肿瘤破裂出血时，突然出现腹痛，查体腰腹部有增大的肿块，有时伴有肉眼血尿。无明确外伤病史，应考虑错构瘤出血的可能。

（2）B 超：可见肾内占位性病灶，内部有脂肪和血管的高回声及肌肉和出血的低回声。肿瘤组织内有脂肪组织，超声表现为强回声，这是 B 超检查错构瘤特有的表现。

（3）CT：可见肾内密度不均的肿块，其中有 CT 值-90 ~-40 Hu 的脂肪成分，可与其他肾肿瘤鉴别。

2. 治疗

错构瘤是良性肿瘤。一般认为，肿瘤直径在 3 cm 左右，诊断明确，无症状者，可定期随访；若肿瘤直径在 5 cm 以上，或增长较快，伴有疼痛时，可行手术治疗，行肿瘤剜除术。不能除外肾癌者应行手术探查，术中首先行肿瘤切除，并送冷冻病理，如为恶性肿瘤，则应行根治性肾切除术。双侧肾错构瘤或结节性硬化症者，随访观察，对症处理。

（二）肾球旁细胞瘤

又称为肾素分泌瘤、肾素分泌球旁细胞瘤等，是分泌肾素的良性肿瘤。多见于青少年和中青年，尤好发于女性。肿瘤来源于肾小球旁细胞，肿瘤多位于单侧，肿瘤直径一般在 3 cm 以下。病理特征为纺锤形细胞，胞浆内有大量嗜酸颗粒体，自主分泌肾素，致肾素—血管紧张素—醛固酮系统活性增强，水电解质紊乱。临床少见。

主要表现为高血压和高肾素血症。偶伴低钾血症和高醛固酮血症，可有多尿、夜尿，神经肌肉功能障碍等表现。实验室检查有低钾血症、高肾素、高醛固酮血症。诊断明确后行肾部分切除术，与肾癌难以鉴别时行根治性肾切除术。

（三）肾嗜酸细胞瘤

肾嗜酸细胞瘤占肾肿瘤的 3% ~5%，中老年发病。多为单发的实性、界限清楚的肿瘤。肿瘤细胞内有大的嗜酸性颗粒，核分裂象少见。但对于肾嗜酸细胞瘤的恶性倾向，仍有争议。有报道显示，肿瘤达到一定体积后，可侵犯肾周脂肪或出现淋巴、血管浸润。

临床多无明显症状，少数患者有血尿、腰痛、肿块等类似肾癌的表现。由于临床少见，对该病的认识尚不完善。肿瘤体积小时，影像学上与肾癌鉴别诊断。所以不能除外肾癌的患者，应尽早行根治性肾切除术。

（钱　钧）

第二节　输尿管肿瘤

输尿管肿瘤少见，占泌尿系肿瘤的 1% ~2%，发病率略低于肾盂肿瘤，男性与女性之比约为 2：1。患者年龄大多在 50 岁以上，75 ~79 岁的老年人中最常见。双侧上尿路上皮肿瘤罕见。

输尿管肿瘤的病因尚不明确。研究发现有巴尔干肾病家族史患者上尿路移行细胞癌发病率高于正常人，肿瘤往往低级别，多发，或者双侧同时发生，但是本病并不增加膀胱肿瘤的发病；吸烟是输尿管肿瘤最重要的危险因素之一，且风险与吸烟量相关，有文献报道烟龄45 年以上人群发病率为不吸烟者的 7.2 倍。相比肾盂癌，吸烟更容易引起输尿管癌；咖啡与本病可能相关，但是经过近年来研究结果显示，两者关系并不密切，可能需要进一步的研究证实；滥用镇痛药物与上尿路肿瘤有明确关系。11% 的输尿管癌患者有 2 年以上的镇痛药物应用史；从事化学，石油，塑料工业等工作的人员患上尿路肿瘤的相对危险度为 4；已经证明鳞癌和输尿管慢性感染及结石有明确的关系；外放疗也能增加输尿管癌的患病率；已经证实输尿管癌和某些家族性的遗传疾病有关。

输尿管癌往往伴随基因及染色体异常，常见的染色体异常部位包括 17p，13q，9p。早期的输尿管肿瘤往往伴随 9 号染色体异常（但是和肿瘤恶性程度并无关系），但是在肿瘤晚期可能会有各种染色体异常存在。

输尿管肿瘤发生于下段输尿管比发生于上段输尿管多见。总的来说，大约 70% 的输尿管癌发生在远端输尿管，25% 发生在中段，5% 发生在近端输尿管。这种现象可能反映了肿瘤细胞随着尿液自上向下的冲刷种植。同理上尿路肿瘤患者也容易患膀胱癌，根据多项研究估计可能的 5 年膀胱癌发病率为 15% ~ 75%。这一现象提示输尿管肿瘤需要常规行膀胱镜检。既往研究报道 2% ~ 4% 的膀胱癌患者在 17 ~ 170 个月会发展为输尿管癌。膀胱肿瘤后上尿路肿瘤复发的危险因素包括膀胱肿瘤分期、分级，膀胱内多发灶，输尿管尿液反流，BCG 治疗后原位肿瘤复发，膀胱切除后发现多发性的原位癌，以及输尿管口附近的膀胱肿瘤。最近也有长期随访的研究显示膀胱肿瘤复发为输尿管肿瘤可能远比过去想象的高，可能高达 25%。

输尿管肿瘤容易发生肌肉侵犯和远处转移。可能的转移途径包括上皮转移、淋巴结转移和血行转移。上皮转移的机制有两种不同的解释，一种解释是：所有上皮肿瘤都是同一个基因改变所引起的上皮恶性病变；另一种解释是：不同部位多发的肿瘤并非同源，而是因为共同地长期接触尿液中的致癌物质所导致。现在证据虽然比较支持第一种假设，但是第二种解释的情况临床上也非罕见。从部位上讲虽然上皮肿瘤顺行的种植复发更加多见，但同样可以存在逆行复发。输尿管恶性肿瘤淋巴转移常见部位是主动脉周围淋巴结、腔静脉周围淋巴结、髂血管周围淋巴结，以及盆腔淋巴结，淋巴结转移的位置和原发肿瘤的位置有关。输尿管肿瘤血行转移最常见部位是肝、肺以及骨骼。

输尿管肿瘤中 90% 以上为移行细胞癌，表现为乳头状或固定的病灶，可能为单发或者多发。组织学检查来看这些肿瘤与膀胱移行细胞癌类似，但是由于输尿管肌层较薄，肿瘤经常早期穿透输尿管。鳞状细胞癌占输尿管肿瘤的 0.7% ~ 7%，和慢性炎症、感染和滥用止痛药有关。鳞癌在肾盂癌比输尿管癌更加常见，可以从中等分化到低分化，发现时往往已经侵袭到周围组织。腺癌比较少见，常常和长期的梗阻、炎症、尿路结石有关，分期比较高，预后比较差。其他类型的输尿管肿瘤如肉瘤等罕见。

输尿管肿瘤最常见的症状是血尿，包括肉眼血尿和镜下血尿，大部分患者都会有这种表现。胁部疼痛是第 2 常见的症状，30% 患者有此种表现，多为隐痛，有时也会出现绞痛，可能是血块阻塞输尿管引起积水所致。部分患者因为晚期或者转移症状被发现，包括腹部肿块、消瘦、畏食、骨痛等。

CT 和静脉肾盂造影对于诊断输尿管癌都很有意义。输尿管的充盈缺损及梗阻是输尿管肿瘤的典型表现，一旦出现应进一步行输尿管镜检查。检查对侧肾是非常必要的，这不仅仅在于排除双侧病变，更重要的是在于了解对侧肾功能。输尿管癌往往伴随膀胱癌，膀胱镜检查可以排除同时存在的膀胱癌。

输尿管镜以及活检的准确性可以达到 90% 以上。55% ~ 75% 的输尿管肿瘤是低分化的。输尿管肿瘤中 85% 是乳头状的。大约 50% 的乳头状肿瘤侵袭到固有层和肌肉层，在固定的肿瘤这个比例可以达到 80%。输尿管镜检的另外一个好处是可以活检提供病理检查的标本，活检的病理具有很高的准确性，可以为临床诊断甚至疾病分期提供有力的依据。但是活检能够取到的标本毕竟有限，必须结合放射学检查共同对患者的疾病分期进行初步的评估。

脱落细胞学检查对于输尿管癌诊断有一定作用，不过其敏感性和肿瘤的分级有关，分级越高的肿瘤细胞学检查越容易被发现。输尿管插管冲洗收集细胞可以提高阳性率。

输尿管肿瘤诊断一旦明确应尽早开始治疗。肾、输尿管根治性切除加膀胱输尿管开口袖状切除适合于近段输尿管比较大的高分级侵袭性的肿瘤。对于多灶的中等分级的非侵袭性输尿管上段肿瘤也有治疗价值，尤其是经过最大努力的保守手术治疗仍然很快复发的病例应该采取这种手术方式。手术范围包括患侧肾脏、输尿管、输尿管膀胱开口周围部分组织。手术还应该进行淋巴结清扫，范围包括患侧肾门淋巴结、主动脉和腔静脉旁淋巴结，对于动脉粥样硬化或者肉眼观察淋巴结阳性或者固定的不应强行切除，因为这样反而会增加患者的围术期死亡率。

内镜治疗输尿管肿瘤的指征基本和膀胱癌相同。尤其对于孤立肾、双侧发病、肾功能减退或者其他不适合开腹手术的情况。内镜手术对于病灶小，分级低，对侧肾脏功能良好的患者也适用。对于内镜治疗的适应证选择主要取决于肿瘤的分期，活检结果可以对肿瘤分期产生一定的帮助，大约85%的1级和2级的肿瘤是T_a期或者T_1期，67%的4级肿瘤已经侵犯到表皮下。因此，高分级高分期的患者还是应该选择常规的手术。

输尿管局部切除再吻合适用于输尿管近段1级和2级无法用内镜切除的病例，对于想要保留患侧肾功能的3级或者侵袭性肿瘤本手术也适用。

对于不能通过内镜切除的远端输尿管肿瘤可以行远端输尿管切除输尿管膀胱吻合或膀胱瓣输尿管下段成形术。手术的结果和疾病分期相关，多个临床研究表明这种手术方式和根治性输尿管癌手术的结果类似。

输尿管肿瘤放疗和化疗的效果不好。术后灌注疗法包括通过肾造瘘进行的顺行灌注或者输尿管插管进行的逆行灌注。近来有报道甚至可以进行近距离放疗。

输尿管恶性肿瘤一般来讲预后都比较差。高达19%的输尿管移行细胞癌患者早期即可出现转移。分期是输尿管癌患者最重要的预后因素。根据TNM分期，T_3期是生存预后的转折点。传统的膀胱癌分级系统也适用于输尿管。高级别的肿瘤更加易于侵袭周围组织。p53核蛋白阳性可能是输尿管癌的标志，p53基因异常的输尿管癌患者容易发生种植转移。淋巴血管侵袭是输尿管癌生存率的独立预测因素。病理检查发现淋巴血管侵袭的患者往往预后比较差。

（赵　兵）

第三节　膀胱肿瘤

膀胱肿瘤是我国泌尿生殖系统中最常见的肿瘤，是一种直接威胁患者生存的疾病。膀胱肿瘤可分为上皮来源和非上皮来源肿瘤两大类，两者中又有良恶性之分。膀胱上皮来源恶性肿瘤（膀胱癌）可分为膀胱尿路上皮癌和膀胱非尿路上皮癌，后者包括鳞状细胞癌、腺细胞癌，以及小细胞癌、癌肉瘤和少见的转移性癌等。膀胱非上皮来源肿瘤可分为原始结缔组织来源肿瘤、非结缔组织来源肿瘤和继发性非上皮来源肿瘤3类。膀胱肿瘤中膀胱尿路上皮癌最常见，良性肿瘤极少见。

一、膀胱尿路上皮癌

（一）流行病学

世界范围内，膀胱癌发病率居全身恶性肿瘤的第九位。在我国，膀胱癌发病率远低于西方国家。男性发病率为女性的 3~4 倍。膀胱癌可发生于任何年龄，但是主要发病年龄为中年以后，并且其发病率随年龄增长而增加。

在我国，尿路上皮癌占膀胱肿瘤的 90% 以上。大部分膀胱癌患者确诊时处于分化良好或中等分化的非肌层浸润性膀胱癌，其中约 10% 的患者最终发展为肌层浸润性膀胱癌或转移性膀胱癌。膀胱癌的大小、数目、分期与分级与其进展密切相关。

（二）病因学

膀胱癌的病因复杂，既有外在的环境因素，又有内在的遗传因素。较为明确的两大致病危险因素是吸烟和长期接触工业化学产品。

吸烟是目前最为肯定的膀胱癌致病危险因素。吸烟可使膀胱癌危险率增加 2~4 倍，其危险率与吸烟强度和时间成正比。肿瘤的分级、分期及肿瘤复发率在吸烟者比不吸烟者高。吸烟的致病机制可能为：烟草代谢产物经尿液排出体外，尿液中的致癌成分诱导膀胱上皮细胞恶变；吸烟还能阻断色氨酸正常代谢，使致癌性中间代谢物堆积而促使发病。

长期接触工业化学产品是另一重要的致病危险因素。有职业性长期接触史的人群是高危人群，包括从事纺织、染料制造、橡胶化学、药物制剂和杀虫剂生产、油漆、皮革及铝、铁和钢等生产的从业人员。柴油机废气累积也可增加膀胱癌的发生危险。动物实验和流行病学研究确认，β-萘胺、4-氨基联苯、联苯胺、α-萘胺等是膀胱致癌物质。接触这些物质后发生膀胱癌的潜伏期为 3~30 年，平均为 20 年左右。这些致癌物质通过皮肤、呼吸道或消化道进入人体，在尿中以邻羟氨基酚类物质排出而使尿路上皮细胞发生癌变。

其可能的致病因素还包括慢性感染（细菌、血吸虫及 HPV 感染等）、应用化疗药物环磷酰胺、滥用含有非那西汀的止痛药、盆腔放疗、长期饮用砷含量高的水和氯消毒水、咖啡、人造甜味剂及染发剂等。

膀胱癌还可能与遗传有关，有家族史者发生膀胱癌的危险性明显增加。目前大多数膀胱癌病因学研究集中在基因改变。与膀胱癌相关的癌基因包括 *HER-2*、*H-Ras*、*BcL-2*、*FG-FR3*、*c-myc*、*c-erbB-2*、*MDM2*、*CDC91L1* 等。膀胱癌发生的另一个重要分子机制是编码调节细胞生长、DNA 修复或凋亡的蛋白抑癌基因失活，使 DNA 受损的细胞不发生凋亡，导致细胞生长失控。研究发现，含有 *p53*、*Rb*、*p21* 等抑癌基因的 17、13、9 号染色体的缺失或杂合性丢失与膀胱癌的发生和发展密切相关，而且 *p53*、*Rb* 的突变或失活也与膀胱癌侵袭力及预后密切相关。此外，膀胱癌的发生还包括编码生长因子或其受体的正常基因的扩增或过表达，如 EGFR 过表达可增加膀胱癌的侵袭力及转移。

（三）病理学

膀胱癌可分为非肌层浸润性膀胱癌和肌层浸润性膀胱癌。局限于黏膜和黏膜下的非肌层浸润性膀胱癌（以往称为表浅性膀胱癌）占 75%~85%，肌层浸润性膀胱癌占 15%~25%。其病理类型可以分为以下 3 型。

1. 乳头状癌

最多见。分为绒毛乳头状和乳头状尿路上皮癌两种。病理特点是各乳头粗短融合，瘤蒂粗短或无蒂而基底宽，瘤表面有坏死或钙盐沉着。肿瘤可向下侵犯基底膜及肌层。镜下见乳头的尿路上皮层次增多（大于7层），癌细胞排列紊乱，细胞形态明显差异，纤维血管轴心不像乳头状瘤那么明显，可见核分裂象及有巨核细胞，核胞浆比例增大，染色质浓染，肿瘤不同程度地保持尿路上皮的特性。

2. 非乳头状癌

此型恶性程度高。肿瘤为白色，扁平或呈结节性团块，无明显的乳头形成。肿瘤常侵犯膀胱全层，表面不平，有溃疡形成，或有坏死及钙盐沉着，肿瘤的边缘可高起呈结节状。早期向深层浸润，80%～90%的肿瘤在确诊时已有肌层浸润。发生转移早。肿瘤起自尿路上皮，瘤细胞大小不等，形成条索状或巢状，有大的异形细胞核，常见异常核分裂象，偶见高度恶性小细胞，类似肺燕麦细胞。肿瘤局部可有鳞状化生和假腺腔结构。在肿瘤周围和膀胱其他部位常见明显的上皮异常或原位癌。非典型增生和原位癌是该肿瘤的常见起源。

3. 原位癌

是一种特殊的尿路上皮性肿瘤，恶性程度高。癌细胞是巨大的未分化细胞，细胞核不呈比例地增大，染色深，染色体粗糙，核仁突出，分裂象增多，胞浆少，细胞层次增加，排列紊乱。原位癌分为两类，一类为原发性原位癌，另一类为原位癌伴有其他类型癌。表现为扁平斑片，边缘不清或呈颗粒状隆起，黏膜充血。开始时局限于尿路上皮内。形成稍突起的苔藓状红色片块，不向基底膜侵犯，但细胞分化不良，细胞间黏附性丧失，细胞容易脱落而易从尿中检出。常与恶性度高的、分化不良或浸润深的膀胱癌同时存在。在局限性膀胱癌行多处膀胱活检时原位癌的发生率为3.2%，对膀胱全切标本行系列切片时原位癌发生率可达90%。原位癌的分布有时比较散在，远离原来的肿瘤，提示行膀胱活检时要从多处获取组织。当在膀胱肿瘤周围上皮有原位癌时，5年内多复发为浸润性癌。从原位癌发展为浸润性癌一般需1～1.5年，有长达20年者，而有些却长期静止。原位癌虽然也属于非肌层浸润性膀胱癌，但一般分化差，属于高度恶性的肿瘤，向肌层浸润性进展的概率要高得多。

膀胱癌的分级是指肿瘤的恶性程度，与膀胱癌的复发和侵袭行为密切相关。目前，膀胱癌的分级广泛采用 WHO 的国际肿瘤组织学分类（WHO 1973，2004）分级标准（表8-8）。

表8-8　膀胱尿路上皮癌恶性程度分级系统（WHO 1973，2004）

WHO 1973 分级*
乳头状瘤
尿路上皮癌1级，分化良好
尿路上皮癌2级，中度分化
尿路上皮癌3级，分化不良
WHO 2004 分级*
乳头状瘤
低度恶性倾向尿路上皮乳头状瘤
乳头状尿路上皮癌，低分级
乳头状尿路上皮癌，高分级

注：* WHO 1973、WHO 2004 分级法是两个不同的分类系统，两者之间不能逐一对应。

膀胱癌的分期指肿瘤浸润深度及转移情况，是判断膀胱肿瘤预后最有价值的参数。目前主要有两种分期方法，一种是美国的 JSM 分期法，另一种是 UICC 的 TNM 分期法。目前普遍采用 UICC 2002 年第 6 版 TNM 分期法（表 8-9）。

表 8-9　膀胱癌 2002 TNM 分期

T（原发肿瘤）	
T_x	原发肿瘤无法评估
T_0	无原发肿瘤证据
T_a	非浸润性乳头状癌
T_{is}	原位癌（"扁平癌"）
T_1	肿瘤侵入上皮下结缔组织
T_2	肿瘤侵犯肌层
T_{2a}	肿瘤侵犯浅肌层（内侧半）
T_{2b}	肿瘤侵犯深肌层（外侧半）
T_3	肿瘤侵犯膀胱周围组织
T_{3a}	显微镜下发现肿瘤侵犯膀胱周围组织
T_{3b}	肉眼可见肿瘤侵犯膀胱周围组织（膀胱外肿块）
T_4	肿瘤侵犯以下任一器官或组织，如前列腺、子宫、阴道、盆壁和腹壁
T_{4a}	肿瘤侵犯前列腺、子宫或阴道
T_{4b}	肿瘤侵犯盆壁或腹壁
N（淋巴结）	
N_x	区域淋巴结无法评估
N_0	无区域淋巴结转移
N_1	单个淋巴结转移，最大直径 ≤2 cm
N_2	单个淋巴结转移，最大直径 >2 cm 但 <5 cm，或多个淋巴结转移，最大直径 <5 cm
N_3	淋巴结转移，最大直径 ≥5 cm
M（远处转移）	
M_x	远处转移无法评估
M_0	无远处转移
M_1	远处转移

（四）临床表现

血尿是膀胱癌最常见的症状，可早期出现。一般表现为肉眼血尿，少数为镜下血尿。间歇性全程无痛性肉眼血尿是膀胱癌的典型表现。血尿出现时间及出血量与肿瘤恶性程度、分期、大小、数目、形态并不一致。出血量大时尿中可有血块，有时可引起排尿困难。当血尿自行停止时可造成疾病已愈的错觉，以致延误患者就诊。

膀胱癌患者也有以尿频、尿急、尿痛即膀胱刺激征和盆腔疼痛为首发表现的，此为膀胱癌另一类常见的症状，常与弥漫性原位癌或浸润性膀胱癌有关。通常表示肿瘤有坏死、浸润膀胱壁或者肿瘤位于膀胱颈部。原位癌常在确诊前数月就有类似膀胱炎的症状。

位于膀胱颈或带蒂的肿瘤有时能引起排尿困难或尿潴留。起源于脐尿管的腺癌则首先表现为下腹部肿物。肿瘤坏死组织脱落时，尿液中有腐肉样组织排出。肿大的转移盆腔淋巴结压迫髂静脉或淋巴管后可引起下肢水肿。输尿管梗阻可致腰胁部疼痛。有的患者就诊时即表现为体重减轻、肾功能不全、腹痛或骨痛，均为晚期症状。

（五）诊断

凡有原因不明的血尿或膀胱刺激征的患者，特别是年龄 40 岁以上者，都应考虑到膀胱癌的可能，必须进一步做详细检查。膀胱癌的诊断应明确肿瘤的部位、范围、大小、数目、恶性程度、浸润深度及有无转移，作为治疗的依据。

1. 体格检查

膀胱癌患者触及盆腔包块多是局部进展性肿瘤的证据。体检还包括经直肠、经阴道指检和麻醉下腹部双合诊等。非肌层浸润性膀胱癌患者通常没有特别的阳性体征。

2. 影像学检查

（1）B 超：作为一种无损伤性的检查，临床上广泛用于膀胱癌的诊断和血尿患者的筛查。超声检查可通过经腹、经直肠和经尿道三种途径进行。可同时检查肾、输尿管、前列腺和其他脏器（如肝等），以了解上尿路是否有肿瘤、积水，以及其他器官是否有转移。经直肠超声显示膀胱三角区、膀胱颈和前列腺较清楚。经尿道超声应用不太广泛，需麻醉，但影像清晰，分期准确性较高。超声检查不仅可以发现膀胱癌，还有助于膀胱癌分期，可了解有无局部淋巴结转移及周围脏器侵犯。随着设备的更新和超声医师技术的提高，超声检查已经可以发现大部分的早期膀胱癌。

（2）泌尿系统平片和静脉尿路造影（KUB + IVU）：KUB + IVU 过去一直被视为膀胱癌患者的常规检查，以期发现并存的上尿路肿瘤。但初步诊断时此项检查的必要性目前受到质疑，理由是其获得的重要信息量较少。

但在浸润性膀胱肿瘤或膀胱肿瘤并发肾盂、输尿管肿瘤以及有肾积水征象时该检查仍有其应用价值。

（3）CT：传统 CT（平扫 + 增强扫描）对诊断膀胱肿瘤有一定价值，可发现 >1 cm 的肿瘤，还可与膀胱内血块鉴别。螺旋 CT 使分辨率大大提高，可以发现 1 cm 以下的肿瘤，但是对 <0.5 cm 的肿瘤和原位癌诊断率仍不高。CT 检查对了解输尿管情况价值不大。CT 可以发现区域肿大淋巴结，但是不能区分其是转移性还是炎症性。目前的研究资料表明，CT 对膀胱肿瘤分期的准确性不像过去所认为的这么高，其不能准确区分肿瘤是局限于膀胱还是侵犯到膀胱外，而且既往有肿瘤切除史者可因局部炎症反应所致的假象而造成 CT 分期过高。

对于存在尿道狭窄或膀胱有活动性出血不能进行膀胱镜检查的患者，CT 具有其优越性。

CT 仿真膀胱镜应用三维重建技术获得膀胱内的影像，可获取与膀胱镜相似的视觉信息，虽不能完全替代膀胱镜，但有其应用价值。CT 仿真膀胱镜检查准确率可达 88%，对直径 >0.5 cm 的肿块能准确识别，并可以显示直径小至 0.2 cm 的黏膜异常。

（4）MRI：传统 MRI 对膀胱癌诊断并无明显优越之处。其优势体现在增强 MRI 对膀胱癌进行分期的准确性上。T_1 加权像有助于检查扩散至邻近脂肪的肿瘤、淋巴结转移以及骨转移情况，甚至可评价除前列腺以外的邻近器官受侵犯情况。T_2 加权像低信号的逼尿肌下方的肿瘤出现中断现象提示肌层浸润。

应用 MRI 仿真膀胱镜可以明显提高肿瘤的诊断率，其敏感性和特异性均较高。在检测有无骨转移时 MRI 敏感性远高于 CT，甚至高于核素骨扫描。

（5）骨扫描：一般不推荐常规检查，只在浸润性膀胱癌患者出现骨痛，怀疑骨转移时行骨扫描协助诊断。

（6）PET（正电子发射断层扫描）：一般不用于诊断。因示踪剂 FDG（氟脱氧葡萄糖）经肾排泌入膀胱会影响对较小肿瘤的诊断，而且检查费用高，限制了其临床应用。有关肿瘤分期目前研究较少，例数不多，因而结果也不甚相同。

（7）胸部检查：膀胱癌诊断明确的患者应常规拍胸部 X 线片，了解有无肺部转移。对肺部转移最敏感的检查方法是胸部 CT。

3. 尿脱落细胞学检查

尿脱落细胞学检查方法简便、无创伤、特异性高，是膀胱癌诊断和术后随访的主要方法。凡疑有尿路上皮细胞肿瘤但尚未得到确诊的患者均应进行尿脱落细胞检查。尿的收集很重要，标本的采集一般通过自然排尿，也可以通过膀胱冲洗，容器必须清洁，以新鲜尿为好，搁置长久的尿细胞容易破坏，难以诊断。第一次晨尿往往夜间在膀胱内停留时间较长，影响诊断，因此建议送第 2 次或新鲜尿液检查。

脱落细胞诊断的敏感性与肿瘤的分级有较密切的关系。对于分级低的膀胱癌敏感性较低，一方面是由于肿瘤细胞分化较好，其特征与正常细胞相似，不易鉴别，另一方面由于肿瘤细胞之间粘结相对紧密，脱落到尿中的细胞少，影响了诊断。相反，对于分级高的膀胱癌，特别是原位癌，敏感性和特异性均较高。有报道称对原位癌的诊断敏感性可接近100%。泌尿系感染、结石以及膀胱灌注治疗等可以导致尿脱落细胞形态异常，影响诊断准确率。

4. 尿液肿瘤标志物检测

膀胱肿瘤抗原（bladder tumor antigen，BTA）是较早用于检测膀胱癌的肿瘤标志物。BTA 检测有 BTA Stat 和 BTA Trak 两种方法，前者是快速定性试验，后者是酶联免疫定量试验。后者的敏感性较前者略高，两者的特异性相似。BTA 检测的敏感性随着肿瘤分级和分期的上升而提高；泌尿系感染、结石、血尿等可以导致假阳性结果而使特异性降低。

核基质蛋白 22（nuclear matrix protein，NMP22）是核基质蛋白的一种，当细胞恶变时，NMP22 合成激增并通过凋亡细胞核的溶解释放入尿中。采用酶联免疫定量试验，检测膀胱癌的敏感性和特异性均较高。NMP22 在低分级和低分期膀胱癌中仍能保持较高的敏感性，是一种很有价值的膀胱癌早期诊断标记物，缺点是操作相对复杂、时间长，合适的临界值较难确定。

除 BTA 和 NMP22 以外，美国 FDA 还批准了 ImmunoCyt 和荧光原位杂交（FISH）用于膀胱癌的诊断和术后随访检查。近年来又发现了很多新的具有诊断潜力的肿瘤标志物，如端粒酶、存活素（survivin）、透明质酸和透明质酸酶、黏液素-7、核基质蛋白（BLCA-4）、微卫星序列分析和单核苷酸多态性分析等，在诊断膀胱癌的研究中显示了较高的敏感性和特异性，但是目前还缺乏大样本随访资料，其临床应用价值还有待于进一步确认。

以上所述肿瘤标志物都具有较高的敏感性，但是特异性却普遍低于尿脱落细胞学检查。目前还难以根据单一标记物的结果对膀胱癌的诊断和术后随访作出判断，因此其仍不能取代膀胱镜和尿脱落细胞学检查。

5. 膀胱镜检查和活检

目前膀胱镜检查仍然是诊断膀胱癌最可靠的方法。通过膀胱镜检查可以发现膀胱内是否有肿瘤，明确肿瘤的数目、大小、形态和部位，并且可以对肿瘤和可疑病变部位进行活检以明确病理诊断。

膀胱镜检查可以初步鉴别肿瘤的良恶性，它可以直接看到膀胱肿瘤的形态是乳头状还是实性或团块状，有血管蒂存在还是广基，根据形态还可以初步估计肿瘤的分期。良性乳头状癌的蒂很细，乳头分支细长、透明，随着膀胱冲洗液飘动，有时还可见到上面的毛细血管，肿瘤附近的膀胱黏膜正常。原位癌可以类似炎症、发育不良等病变，表现为浅红色天鹅绒样黏膜改变，也可以表现为正常，膀胱镜检查时出现激惹或痉挛者说明可能有广泛的原位癌，应行多点随机活检证实。乳头状癌多数为表浅的 T_a 期、T_1 期肿瘤，单发或多发，肿瘤局限在黏膜或黏膜固有层，蒂细长，蒂上长出绒毛状分支，在膀胱内注水时，肿瘤乳头在水中飘荡，犹如水草；结节、团块乳头状癌常为 T_2 期，T_3 期肿瘤，乳头状癌的蒂较粗，乳头分支短而粗，有时像杨梅状，往膀胱注水时肿瘤活动较少，附近黏膜增厚、水肿。浸润性癌常为 T_3 期、T_4 期，肿瘤无蒂，境界不清，局部隆起，表面褐色或灰白色，肿瘤坏死处形成扁平的溃疡，溃疡出血或有灰白色脓苔样物沉淀，边缘隆起并向外翻，肿瘤附近黏膜不光洁、增厚、水肿、充血。大多数膀胱尿路上皮肿瘤位于膀胱底部，包括三角区及其附近的膀胱侧壁以及输尿管口周围。有些肿瘤位于膀胱顶部或前壁，一般膀胱镜不易发现，如有条件，建议使用软性膀胱镜检查。与硬性膀胱镜相比，软性膀胱镜检查具有损伤小、视野无盲区、检查体位舒适等优点。

膀胱肿瘤通常为多灶性。当尿脱落细胞学检查阳性或膀胱黏膜表现异常时，建议行选择性活检（selected biopsy），以明确诊断和了解肿瘤范围。肿瘤位于膀胱三角区或颈部尿脱落细胞学阳性，或怀疑有原位癌时，应该行前列腺部尿道活检。对于单一的乳头状肿瘤，如果其他部位的膀胱黏膜表现正常并且尿脱落细胞学阴性，不主张常规行随机活检，因为发现原位癌的可能性很低。

5-氨基乙酰丙酸（5-ALA）荧光膀胱镜检查是通过向膀胱内灌注 5-ALA 产生荧光物质特异性地积聚于肿瘤细胞中，在激光激发下产生强烈的红色荧光，与正常膀胱黏膜的蓝色荧光形成鲜明对比，能够发现普通膀胱镜难以发现的小肿瘤、不典型增生或原位癌。

6. 诊断性经尿道电切术（TUR）

诊断性 TUR 作为诊断膀胱癌的首选方法，已逐渐被采纳。如果影像学检查发现膀胱内有肿瘤病变，并且没有明显的膀胱肌层浸润征象，可以酌情省略膀胱镜检查，在麻醉下直接行诊断性 TUR。这样可以达到两个目的：一是切除肿瘤；二是对肿瘤标本进行组织学检查以明确病理诊断、肿瘤分级和分期，为进一步治疗以及判断预后提供依据。如果肿瘤较小，可以将肿瘤连带其基底的膀胱壁一起切除送病理检查；如果肿瘤较大，先将肿瘤的表面部分切除，然后切除肿瘤的基底部分，分别送病理检查，基底部分应达到膀胱壁肌层。肿瘤较大时，建议切取肿瘤周边的膀胱黏膜送病理检查，因为该区域有原位癌的可能。为了获得准确的病理结果，建议 TUR 时尽量避免对组织烧灼，以减少对标本组织结构的破坏，也可以使用活检钳对肿瘤基底部以及周围黏膜进行活检，这样能够有效地保护标本组织不受损伤，可以配合 TUR 酌情使用。

（六）治疗

膀胱癌的生物学特性差异很大，治疗方法也很多，但基本的治疗方法仍为手术治疗，而放疗、化疗和免疫治疗可以作为辅助。应根据不同患者的肿瘤分期分级和具体的全身状况选择合适的治疗方案。

1. 非肌层浸润性膀胱癌的治疗

非肌层浸润性膀胱癌或表浅性膀胱癌占全部膀胱癌的 75% ~ 85%。T_a 期和 T_1 期膀胱癌虽然都属于非肌层浸润性膀胱癌，但两者的生物学特性有显著不同，由于黏膜固有层内血管和淋巴管丰富，因此 T_1 期容易发生肿瘤扩散。原位癌（T_{is}）虽然也属于非肌层浸润性膀胱癌，但一般分化差，属于高度恶性的肿瘤，向肌层浸润性进展的概率要高得多。

根据复发风险及预后的不同，非肌层浸润性膀胱癌可分为以下三组：①低危非肌层浸润膀胱尿路上皮癌：单发、T_a、G_1（低级别尿路上皮癌）、直径 <3 cm，同时具备以上条件；②高危非肌层浸润膀胱尿路上皮癌：多发或高复发、T_1、G_3（高级别尿路上皮癌）、T_{is}；③中危非肌层浸润膀胱尿路上皮癌除外以上两类的其他情况，包括肿瘤多发、$T_a \sim T_1$、$G_1 \sim G_2$（低级别尿路上皮癌）、直径 >3 cm 等。

（1）手术治疗。

1）经尿道膀胱肿瘤切除术（TUR-Bt）：经尿道膀胱肿瘤切除术既是非肌层浸润性膀胱癌的重要诊断方法，同时也是主要的治疗手段。TUR-Bt 的目的，一是切除肉眼可见的全部肿瘤，二是切除组织进行病理分级和分期。TUR-Bt 时应将肿瘤完全切除直至露出正常的膀胱壁肌层。肿瘤切除后，建议进行基底部组织活检，便于进行病理分期和确定下一步治疗方案。有报道认为 T_1 期膀胱癌术后 2 ~ 6 周再次行 TUR-Bt，可以降低术后复发的概率。如 TUR-Bt 术后复发被早期发现，可反复进行 TUR-Bt，一般仍可获得良好结果。但是约有 20% 的复发肿瘤恶性程度会有增加。

2）全膀胱切除术：全膀胱切除术很少用于非肌层浸润性膀胱癌的治疗，除非是在有症状的、弥散的、不能切除的乳头状肿瘤，不能用膀胱内治疗的情况下。在经过选择的患者中，全膀胱切除的生存率相当高。Bracker 等报道，T_a 期和 T_1 期的膀胱癌在行全膀胱切除术后，生存率接近正常人的自然死亡率。Freeman 等报道，对分级高且传统方法难治的膀胱癌患者行全膀胱切除术，5 年生存率约为 80%，死亡的大多是那些在手术时已有肌层浸润的膀胱癌患者。对膀胱灌注治疗无效的非肌层浸润膀胱尿路上皮癌（如肿瘤进展、肿瘤多次复发、T_{is} 和 T_1G_3 肿瘤经 TUR-Bt 及膀胱灌注治疗无效等），建议行膀胱根治性切除术。

3）经尿道激光手术：激光由于其特殊的物理特性，可以对组织产生凝固以及汽化的作用，从而对肿瘤起到治疗效果。经尿道激光手术的疗效及复发率与 TUR-Bt 相近，但术前需进行肿瘤活检以便进行病理诊断。激光手术对于肿瘤分期有困难，一般适合于乳头状低级别尿路上皮癌的治疗。

4）光动力学治疗（photo dynamic therapy，PDT）：光动力学治疗是利用膀胱镜将激光与光敏剂相结合的治疗方法。目前常用的光敏剂为血卟啉衍生物，静脉注射光敏剂后被肿瘤细胞摄取，在激光作用下产生单态氧，使肿瘤细胞变性坏死。膀胱原位癌、控制膀胱肿瘤出血、肿瘤多次复发、不能耐受手术治疗等情况可以选择此疗法。治疗的不良反应主要是全身皮肤过敏，因此需要患者在治疗后避光 6 ~ 8 周。约有 20% 的患者出现膀胱痉挛，表现为强烈的膀胱刺激征，可持续 10 ~ 12 周，减少光暴露可以减少或消除膀胱痉挛的表现。

（2）术后辅助治疗：TUR-Bt 术后有 10% ~ 67% 的患者会在 12 个月内复发，术后 5 年内有 24% ~ 84% 的患者复发，可能与新发肿瘤、肿瘤细胞种植或原发肿瘤切除不完全有关。非肌层浸润性膀胱癌 TUR-Bt 术后复发有两个高峰期，分别为术后的半年和术后的 2 年。术后复发的第 1 个高峰期同术中肿瘤细胞播散有关，而术后膀胱灌注治疗可以大大降低由于肿瘤细胞播散而引起的复发。尽管在理论上 TUR-Bt 术可以完全切除非肌层浸润的膀胱癌，但在临床治疗中仍有很高的复发概率，而且有些病例会发展为肌层浸润性膀胱癌。单纯 TUR-Bt 术不能解决术后高复发和进展问题，因此建议所有的非肌层浸润性膀胱癌患者术后均进行辅助性膀胱灌注治疗。

1）术后膀胱灌注化疗：膀胱灌注化疗主要用于减少膀胱肿瘤的复发，没有证据显示其能预防肿瘤进展。灌注化疗常用药物包括噻替哌、丝裂霉素、多柔比星（阿霉素）、表柔比星（表阿霉素）、吡柔比星（吡喃阿霉素）、羟喜树碱等。目前并没有证据表明各组药物的疗效有显著差异。尿液的 pH、化疗药的浓度与膀胱灌注化疗效果有关，并且药物浓度比药物剂量更重要。化疗药物应通过导尿管灌入膀胱，并保留 0.5 ~ 2 小时，灌药前应避免大量饮水，以免尿液造成药物稀释。

研究表明，TUR-Bt 术后 24 小时内进行膀胱灌注化疗可以使肿瘤复发率降低 40%，因此推荐所有的非肌层浸润性膀胱癌患者 TUR-Bt 术后 24 小时内均进行膀胱灌注化疗，但术中有膀胱穿孔时不宜采用。TURBt 术后即刻膀胱灌注化疗对单发和多发膀胱癌均有效。低危非肌层浸润性膀胱癌术后即刻灌注后，肿瘤复发的概率很低，因此即刻灌注后可以不再继续进行膀胱灌注治疗。

对于中危和高危的非肌层浸润性膀胱癌，术后 24 小时内即刻膀胱灌注治疗后，建议继续膀胱灌注化疗，每周 1 次，共 4 ~ 8 周，随后进行膀胱维持灌注化疗，每月 1 次，共 6 ~ 12 个月。

膀胱灌注化疗的主要不良反应是化学性膀胱炎，程度与灌注剂量和频率相关。灌注期间出现严重的膀胱刺激征时，应延迟或停止灌注治疗，以免继发膀胱挛缩。多数不良反应在停止灌注后可以自行改善。

理想的膀胱灌注化疗应是药物能迅速在膀胱上皮内达到有效药物浓度，而全身吸收量少，不良反应小。常见的膀胱灌注化疗药物介绍如下。

噻替派（thiotepa）：噻替派于 1960 年开始用于膀胱内化疗。是一种烷化剂，阻止核酸合成蛋白质。常用剂量为 60 mg 噻替派溶于 60 mL 生理盐水（浓度 1 mg/mL），通过导尿管注入膀胱，保持 2 小时。一般的治疗方案是每周 1 次，共 6 ~ 8 周，然后每月 1 次共 1 年。有研究对膀胱癌患者术后随访 2 年，噻替派膀胱灌注可使肿瘤的复发率从 73% 下降到 47%，其中对分级低的肿瘤治疗效果最好，另有 16% 的噻替派治疗患者有肿瘤进一步浸润和转移。噻替派对原位癌的治疗效果不佳。噻替派由于分子量小（198 D），故容易通过尿路上皮吸收，有 15% ~ 20% 的患者发生骨髓抑制，故每次噻替派治疗前应先检查血白细胞和血小板计数。

丝裂霉素 C（MMC）：1956 年，日本协和发酵工业株式会社若木博士等从头状链霉菌培养液中分离出丝裂霉素 C（MMC）。MMC 具有烷化作用，能与肿瘤细胞 DNA 双链交叉连结或使 DNA 降解，抑制其复制，发挥抗肿瘤作用。丝裂霉素是一种抗生素化疗药物，分子量为 334 D，比噻替哌高，因此很少被尿路上皮吸收。MMC 的治疗剂量一般为 20 ~ 60 mg 溶于生理盐水（浓度 1 mg/mL），每周 1 次膀胱灌注，共 8 次，以后每月 1 次，共 1 年。由于尿液的 pH 和药物浓度与膀胱灌注化疗效果密切相关，因此有研究提出了 MMC 优化疗法，即碱化尿液和减少灌注期间尿量，与常规疗法相比，延长复发时间和降低复发率都有明显差异。MMC 治疗的不良反应包括化学性膀胱炎、膀胱壁钙化以及生殖器皮疹等。

多柔比星（doxorubicin）：多柔比星是一种抗生素化疗药物，为广谱抗肿瘤药，对机体可产生广泛的生物化学效应，具有强烈的细胞毒性作用。其作用机制主要是嵌入细胞 DNA 而抑制核酸合成，从而起到抗肿瘤作用。它的分子量为 580 D，故极少被尿路上皮吸收。治疗表浅性膀胱癌的剂量并不统一，但一般不少于 50 mg，治疗方案各家报道从每周 3 次到每月 1 次不等。在分级不同的膀胱癌患者中，治疗效果无明显的差别。在用于预防膀胱肿瘤复发的治疗中，多柔比星的常用剂量为 60~90 mg（1 g/mL）。多柔比星的不良反应主要是化学性膀胱炎，在许多患者中膀胱刺激征非常严重，一小部分患者甚至可发展为永久性的膀胱挛缩。故目前临床上已较少应用。

表柔比星（epirubicin）：表柔比星是意大利学者 Arcamone 等于 1975 年通过半合成途径合成的一种蒽环类抗肿瘤抗生素，与多柔比星的区别只是在氨基糖部分 4'位的羟基由顺式变成反式，但这种立体结构的细微变化导致其心脏、骨髓毒性明显降低。表柔比星主要作用是直接嵌入 DNA 碱基对之间，干扰转录过程，阻止 mRNA 的形成。它能抑制 DNA 和 RNA 的合成，故对细胞周期各阶段均有作用，为细胞周期非特异性药物。表柔比星与多柔比星相比，抗肿瘤活性相等或较高，但不良反应低。膀胱灌注常用剂量为 50~80 mg，可用生理盐水或 5% 葡萄糖溶液稀释成 1 mg/mL 浓度的溶液，灌注频率与 MMC 相同。表柔比星治疗的不良反应主要是化学性膀胱炎，少见过敏反应。

吡柔比星（pirarubicin，THP）：THP 是多柔比星的衍生物，具有很强的抗肿瘤活性和广泛的抗癌谱，研究结果表明，其对耐多柔比星的肿瘤也有杀灭作用。THP 能迅速进入癌细胞，通过直接抑制核酸合成，在细胞分裂的 G_2 期阻断细胞周期，从而杀灭癌细胞。常用膀胱灌注剂量为 30 mg，由于药物难溶于生理盐水，故应以 5% 葡萄糖溶液作为溶剂，稀释成 0.5~1 mg/mL 浓度溶液，灌注频率与 MMC 相同。THP 治疗不良反应主要为化学性膀胱炎。

羟喜树碱（hydroxycamptothecine）：羟喜树碱是植物类化疗药，是从喜树中提取的一种生物碱，为喜树碱的羟基衍生物，与喜树碱相同，主要对增殖细胞敏感，为细胞周期特异性药物。作用于 S 期，并对 G2/M 边界有延缓作用，还有一定免疫抑制作用，较喜树碱剂量小、毒性轻、抗瘤谱也广。常用膀胱灌注剂量为 10~20 mg，药物浓度为 0.5~1 mg/mL，灌注频率可参照 MMC。主要不良反应也是化学性膀胱炎。

2）术后膀胱灌注免疫治疗：膀胱灌注免疫治疗除可以减少肿瘤复发外，还可以预防膀胱肿瘤的进展。最常用的药物是卡介苗（BCG），其他如干扰素（IFN）、肿瘤坏死因子（TNF）和白介素 2（IL-2）等也可用于膀胱灌注治疗。

Morale 等在 1976 年开始最早应用卡介苗（BCG）膀胱灌注治疗膀胱肿瘤。但目前为止，BCG 的确切作用机制尚不清楚，多数研究认为其对膀胱癌的治疗作用是通过免疫反应介导的。

BCG 适合于高危非肌层浸润性膀胱癌的治疗，可以预防膀胱肿瘤的进展。BCG 不能改变低危非肌层浸润性膀胱癌的病程，而且由于 BCG 灌注的不良反应发生率较高，对于低危非肌层浸润膀胱尿路上皮癌不建议行 BCG 灌注治疗。对于中危非肌层浸润膀胱尿路上皮癌而言，其术后肿瘤复发概率为 45%，而进展概率为 1.8%，因此，中危非肌层浸润膀胱尿路上皮癌膀胱灌注的主要目的是防止肿瘤复发，一般建议采用膀胱灌注化疗，某些情况也可以采用 BCG 灌注治疗。

BCG 治疗一般采用 6 周灌注诱导免疫应答，再加 3 周的灌注强化以维持良好的免疫反应。BCG 灌注用于治疗高危非肌层浸润膀胱尿路上皮癌时，一般采用常规剂量（120～150 mg）；BCG 用于预防非肌层浸润膀胱尿路上皮癌复发时，一般采用低剂量（60～75 mg）。研究发现采用 1/4 剂量（30～40 mg）BCG 灌注治疗中危非肌层浸润膀胱尿路上皮癌时，其疗效与全剂量疗效相同，不良反应却明显降低。不同 BCG 菌株之间的疗效没有差别。BCG 灌注一般在 TUR-Bt 术后 2 周开始。BCG 维持灌注可以使膀胱肿瘤进展概率降低 3%。需维持 BCG 灌注 1～3 年（至少维持灌注 1 年），因此建议在 3、6、12、18、24、36 个月时重复 BCG 灌注，以保持和强化疗效。

膀胱肿瘤复发后，一般建议再次 TUR-Bt 治疗。依照 TUR-Bt 术后分级及分期，重新进行膀胱灌注治疗。对频繁复发和多发者，建议行 BCG 灌注治疗。

膀胱原位癌的治疗方案是行彻底的 TUR-Bt 术，术后行 BCG 膀胱灌注治疗。BCG 灌注每周 1 次，每 6 周为 1 个周期，1 个周期后有 70% 完全缓解。休息 6 周后，进行膀胱镜检和尿脱落细胞学检查，结果阳性者再进行 1 个周期，共 6 周的灌注治疗。另有 15% 的病例获得缓解。休息 6 周后，重复膀胱镜检和尿脱落细胞学检查，若结果仍为阳性，建议行膀胱根治性切除术及尿道根治性切除术。对于缓解的病例，应在第 3、第 6、第 12、第 18、第 24、第 30、第 36 个月时进行 1 个周期的 BCG 灌注防止复发。通过此方案，约 70% 的病例可以避免行膀胱根治性切除术。

BCG 膀胱灌注的主要不良反应为膀胱刺激征和全身流感样症状，少见的不良反应包括结核败血症、前列腺炎、附睾炎、肝炎等。因此，TUR-Bt 术后膀胱有开放创面或有肉眼血尿等情况下，不能进行 BCG 膀胱灌注。患者如果在 BCG 治疗后出现连续超过 48 小时的发热，且用退热药后无效，可用异烟肼 300 mg/d 及维生素 B 650 mg/d 口服。如果患者症状严重，时间长，则加用利福平 600 mg/d。如果患者全身情况差，则需加用乙胺丁醇 1200 mg/d 和环丝氨酸 250～500 mg/d 治疗。一般认为，疗程为 6 周，但也有学者建议治疗周期应为 6 个月。

2. 肌层浸润性膀胱癌的治疗

肌层浸润性膀胱癌的治疗仍是以手术为主，手术方式包括根治性膀胱切除和保留膀胱的手术，需根据膀胱癌的分期、分级、肿瘤发生部位并结合患者全身情况进行选择。化疗和放疗主要作为膀胱癌的辅助性治疗。化疗或放疗可作为根治性手术的选择性替代方式，但疗效次于根治性手术。联合放疗、化疗有可能提高保留膀胱的可能性，但应密切随访。

（1）手术治疗。

1）根治性膀胱切除术：根治性膀胱切除术的基本手术指征为 T_2～T_{4a}，$N_{0~x}$，M_0 浸润性膀胱癌，其他指征还包括高危非肌层浸润性膀胱癌 T_1G_3 肿瘤，BCG 治疗无效的 T_{is}，反复复发的非肌层浸润性膀胱癌，保守治疗无法控制的广泛乳头状病变等，以及保留膀胱手术后非手术治疗无效或肿瘤复发者和膀胱非尿路上皮癌。以上手术指征可独立选用，亦可综合应用。但应除外有严重并发症（心、肺、肝、脑、肾等疾病）不能耐受手术的患者。

根治性膀胱切除术的手术范围包括膀胱及周围脂肪组织、输尿管远端，并行盆腔淋巴结清扫术；男性应包括前列腺、精囊，女性应包括子宫、附件和阴道前壁。如果肿瘤累及男性前列腺部尿道或女性膀胱颈部，则需考虑施行全尿道切除。

根治性膀胱切除术同时行盆腔淋巴结清扫术，是肌层浸润性膀胱癌的标准治疗，是提高浸润性膀胱癌患者生存率、避免局部复发和远处转移的有效治疗方法。文献报道浸润性膀胱癌患者盆腔淋巴结转移的可能性为 30%～40%，淋巴结清扫范围应根据肿瘤范围、病理类型、浸润深度和患者情况决定。淋巴结清扫不仅是一种治疗手段，而且为预后判断提供重要的信息。目前主要有局部淋巴结清扫、常规淋巴结清扫和扩大淋巴结清扫三种手术方式。

根治性膀胱切除术后必须行尿流改道术。目前有多种方法可选，包括不可控尿流改道、可控尿流改道和膀胱重建（原位新膀胱）等。手术方式的选择需要根据患者的具体情况，如年龄、伴发疾病、预期寿命、盆腔手术及放疗史等，并结合患者的要求及术者经验认真选择。手术的最终目标是保护肾功能、提高患者生活质量。不可控尿流改道术式有为回肠膀胱术、乙状结肠膀胱术、横结肠膀胱术和输尿管皮肤造口术等。可控尿流改道术式有为可控贮尿囊（如回结肠贮尿囊，使用原位阑尾作输出道的回结肠贮尿囊以及去带盲升结肠贮尿囊等）和利用肛门括约肌控制尿液（如输尿管乙状结肠吻合术、输尿管结肠—结肠直肠吻合术、直肠膀胱术以及直肠膀胱—结肠腹壁造口术等）。膀胱重建术由于患者术后生活质量高，近 10 年内已被很多的治疗中心作为尿流改道的首选术式，主要包括：回肠原位新膀胱术以及去带回盲升结肠原位新膀胱术等。

目前根治性膀胱切除术的方式可以分为开放手术和腹腔镜手术两种。与开放手术相比，腹腔镜手术具有术中出血量少、术后疼痛轻、恢复快的特点，但手术时间并不明显优于开放性手术，而且腹腔镜手术对术者的操作技巧要求较高，相对开放性手术而言其学习曲线明显延长。腹腔镜手术也已应用于多种尿流改道术。现多采用在腹腔镜下行膀胱切除术后通过小切口在腹腔外行尿流改道术。目前的技术条件下是否有必要完全在腹腔镜下完成尿流改道仍存在争议。

根治性膀胱切除术围术期的死亡率为 1.8%～2.5%，主要死亡原因有心血管并发症、败血症、肺栓塞、肝功能衰竭和大出血。患者的总体 5 年生存率为 54.5%～68%，10 年生存率为 66%。

2）保留膀胱的手术：对于身体条件不能耐受根治性膀胱切除术，或不愿接受根治性膀胱切除术的肌层浸润性膀胱癌患者，可以考虑行保留膀胱的手术。施行保留膀胱手术的患者需经过细致选择，对肿瘤性质、浸润深度进行评估，正确选择保留膀胱的手术方式，并辅以术后放疗和化疗，且术后需进行密切随访。

肌层浸润性膀胱癌保留膀胱的手术方式包括经尿道膀胱肿瘤切除术（TUR-Bt）和膀胱部分切除术。对于多数保留膀胱的浸润性膀胱癌患者，可通过经尿道途径切除肿瘤。但对于肿瘤位于膀胱憩室内、输尿管开口周围、经尿道手术操作盲区或有严重尿道狭窄和无法承受截石位的患者应考虑行膀胱部分切除术。

浸润性膀胱癌患者施行保留膀胱手术的 3 年生存率为 49.1%～61.2%。

（2）化疗：为肌层浸润性膀胱癌行根治性膀胱切除术后，高达 50% 的患者会出现转移。术前或术后联合化疗不仅能控制局部病变，还可以消除淋巴结或远处微转移灶。膀胱癌对含顺铂的化疗方案比较敏感，总有效率可达 40%～75%，其中 12%～20% 的患者局部病灶获得完全缓解，10%～20% 的患者可获得长期生存。

对于可手术的 $T_2～T_{4a}$ 期患者，术前可行新辅助化疗。新辅助化疗的主要目的是控制局部病变，使肿瘤降期，降低手术难度和消除微转移灶，提高术后远期生存率。新辅助化疗后，5 年生存率可提高 5%～7%，对于 $T_3～T_{4a}$ 患者，其生存率提高可能更明显。新辅助化疗还被用作保留膀胱的手段，但这一方法目前仍备受争议。新辅助化疗的疗程尚无明确界定，但至少要用 2 ~ 3 个周期基于顺铂的联合化疗。

对于临床 T_2 或 T_3 期患者，根治性膀胱切除术后病理若显示淋巴结阳性或为 pT_3，术前未行新辅助化疗者术后可采用辅助化疗。膀胱部分切除患者术后病理若显示淋巴结阳性或切缘阳性或为 pT_3，术后亦可采用辅助化疗。辅助化疗可以推迟疾病进展，预防复发。但由于缺乏大样本长期随访资料，因此其效果目前仍备受争议。

转移性膀胱癌患者、身体状况不宜或不愿意接受根治性膀胱切除术者应常规行全身系统化疗。

动脉导管化疗是通过对双侧髂内动脉灌注化疗药物来达到对局部肿瘤病灶的治疗作用的。其对局部肿瘤效果较全身化疗好。动脉导管化疗常用于新辅助化疗，作为术后辅助化疗则效果不佳。

1）膀胱癌常用化疗药物介绍如下。

顺铂（DDP）：为铂的金属络合物，是重金属抗癌药，作用似烷化剂。主要作用靶点为 DNA，作用于 DNA 链间及链内交链，形成 DDP-DNA 复合物，干扰 DNA 复制，或与核蛋白及胞浆蛋白结合，产生细胞毒作用。无周期特异性。其主要不良反应为肾毒性和恶心、呕吐，用药同时需水化，给予利尿剂，并同时应用强效止吐药物。其他还可有神经毒性、骨髓抑制以及过敏反应等。

甲氨蝶呤（MTX）：为抗代谢类抗肿瘤药。对二氢叶酸还原酶有高度亲和力，以竞争方式与其结合，使叶酸不能转变为四氢叶酸，从而使脱氧尿苷酸不能转变为脱氧嘧啶核苷酸，阻止 DNA 合成，也干扰 RNA、蛋白质合成。属细胞周期特异性药，主要作用于 G_1 及 G_1/S 转换期细胞。口服亦可迅速吸收，使用时应碱化尿液。其毒性反应主要为胃肠道反应、肝功能损害、高尿酸血症肾病及骨髓抑制等。

长春碱（VLB）：为夹竹桃科植物长春花中提取的一种有抗癌活性的生物碱。主要抑制微管蛋白的聚合，而妨碍纺锤体微管的形成，使有丝分裂停止于中期。也可作用于细胞膜，干扰细胞膜对氨基酸的转运，使蛋白质合成受抑制，亦可抑制 RNA 合成。主要毒性作用为骨髓抑制、消化道反应、周围神经毒性以及血栓性静脉炎等。

吉西他滨：是细胞周期特异性抗代谢类药物，主要作用于 DNA 合成期的肿瘤细胞，即 S 期细胞，在一定条件下，可以阻止 G_1 期向 S 期的进展。吉西他滨是一种前体药，在细胞内是脱氧胸苷激酶磷酸化的良好底物，在酶的作用下转化成多种活性代谢物而发挥细胞毒作用。主要不良反应为骨髓抑制、肝肾功能损害以及过敏反应等。

紫杉醇：是新型抗微管药物，通过促进微管蛋白聚合抑制解聚，保持微管蛋白稳定，抑制细胞有丝分裂。体外实验证明紫杉醇具有显著的放射增敏作用，可能是使细胞中止于对放疗敏感的 G_2 和 M 期。紫杉醇过敏反应常见，发生率为 39%，其中严重过敏反应发生率为 2%，多数为 I 型变态反应，表现为支气管痉挛性呼吸困难，荨麻疹和低血压，故治疗前需应用地塞米松、苯海拉明和 H_2 受体拮抗剂进行预处理。其他不良反应主要为骨髓抑制、周围神经病变、肌肉关节疼痛、胃肠道反应以及脱发等。

2）膀胱癌常用化疗方案介绍如下。

GC 方案（吉西他滨、顺铂）：此联合化疗方案被认为是目前标准一线治疗方案。吉西他滨 800 ~ 1000 mg/m² 第 1、第 8、第 15 天静脉滴注，顺铂 70 mg/m² 第 2 天静脉滴注，每

3~4周重复，共2~6个周期。研究显示GC方案的完全缓解率为15%，部分缓解率为33%，中位疾病进展时间为23周，总生存时间为54周，较MVAC方案耐受性好。

MVAC方案（甲氨蝶呤、长春碱、多柔比星、顺铂）：是传统上膀胱尿路上皮癌标准一线治疗方案。甲氨蝶呤30 mg/m² 第1、第15、第22天静脉滴注，长春碱3 mg/m² 第2、第15、第22天静脉滴注，多柔比星30 mg/m² 第2天静脉滴注，顺铂70 mg/m² 第2天静脉滴注，每4周重复，共2~6个周期。两项随机前瞻性研究已经证实MVAC方案效果明显好于单种药物化疗效果。多项研究显示此方案的完全缓解率为15%~25%，有效率为50%~70%，中位生存时间为12~13个月。

其他化疗方案：TC方案（紫杉醇、顺铂），TCa方案（紫杉醇、卡铂），DC 3周方案（多西他赛、顺铂），GT方案（吉西他滨、紫杉醇），以及CMV方案（甲氨蝶呤、长春碱、顺铂）和CAP方案（环磷酰胺、多柔比星、顺铂）等。

（3）放疗：肌层浸润性膀胱癌患者在某些情况下，为了保留膀胱不愿意接受根治性膀胱切除术，或患者全身条件不能耐受根治性膀胱切除手术，或根治性手术已不能彻底切除肿瘤以及肿瘤已不能切除时，可选用膀胱放疗或化疗联合放疗。但对于肌层浸润性膀胱癌，单纯放疗患者的总生存期短于根治性膀胱切除术。

放疗最常用的是膀胱外照射方法，包括常规外照射、三维适形放疗及调强适形放疗。单纯放疗靶区剂量通常为60~66 Gy，每天剂量通常为1.8~2 Gy，整个疗程不超过6~7周。放疗的局部控制率为30%~50%，肌层浸润性膀胱癌患者5年总的生存率为40%~60%。根治性膀胱切除术前放疗与单纯手术或单纯放疗相比，并无明显优越性。

欧洲文献报道，T_1期、T_2期小肿瘤患者可通过膀胱切开显露肿瘤后置入放射性碘、铱、钽或铯行组织内近距离照射，再联合外照射和保留膀胱的手术，从而达到治疗目的。根据肿瘤分期不同，5年生存率可达60%~80%。

膀胱全切或膀胱部分切除手术未切净的残存肿瘤或术后病理切缘阳性者，可行术后辅助放疗。

对于晚期膀胱癌，无法行手术治疗时，通过姑息性短程放疗（7 Gy×3天；3~3.5 Gy×10天）可减轻因膀胱肿瘤造成的血尿、尿急、疼痛等症状。但这种治疗可能会增加急性肠道并发症的危险，包括腹泻和腹部痉挛疼痛。姑息性放疗剂量不宜过大，以免引起放射性膀胱炎。

（4）其他治疗：晚期膀胱癌，由于患者全身情况差，无法耐受常规手术、化疗或放疗，因此对其治疗的主要目的是缓解肿瘤转移导致的疼痛、控制肿瘤引起的出血从而提高患者生活质量。

对有转移的膀胱肿瘤患者行30~35 Gy的体外放疗，能暂时缓解骨痛。建议对包括承重骨骼在内的有症状的骨转移病灶进行放疗，比如脊柱和股骨颈等。

放射性膀胱炎引起的血尿可行1%的明矾溶液膀胱灌注。在行膀胱持续灌注时一般不需要麻醉，如有膀胱痉挛时可以间断滴注明矾溶液。该方法可能导致肾功能损害。

1%~10%的甲醛溶液膀胱灌注，也曾用于控制晚期膀胱肿瘤或放射性膀胱炎引起的出血。由于会引起严重的膀胱痉挛，灌注时需要对患者进行麻醉；灌注后会引起输尿管开口的纤维化和梗阻，故在临床上近年未见应用。

晚期膀胱癌如果引起威胁生命的大出血，其他方法止血无效时，可选择双侧股动脉插管行双侧髂内动脉栓塞，或手术双侧髂内动脉结扎同时行双侧输尿管皮肤造口膀胱旷置，如有条件还可以行姑息性膀胱切除。

（七）预后及随访

膀胱癌的预后与肿瘤分级、分期、肿瘤大小、肿瘤复发时间和频率、肿瘤数目以及是否存在原位癌等因素密切相关，其中肿瘤的病理分级和分期是影响预后的最重要因素。分级和分期越高，远期生存率越低。

近年来随着对肿瘤分子机制认识的加深，许多肿瘤标志物相继被发现可用于膀胱癌的预后判断。研究发现，核基质蛋白 22、端粒酶、血管内皮生长因子、透明质酸酶、增殖相关核抗原 K_1-67 以及 $p53$ 基因等均对膀胱癌的预后判断有一定价值。例如：由抑癌基因 $p53$ 编码的蛋白，控制细胞周期从 G_1 期到 S 期的转变，通过调节转录，影响和引导 DNA 受损的细胞凋亡。在大多数情况下，$p53$ 蛋白的变异体在细胞核中稳定存在，可用免疫组化的方法测出。一些研究表明，在膀胱癌细胞核中如果有 $p53$ 基因积聚，则提示治疗的效果和预后较差。但必须指出的是，目前膀胱癌肿瘤标志物的研究尚处于实验室阶段，临床上尚没有一种标志物能准确估计膀胱癌的预后。

膀胱癌患者治疗后随访的目的是尽早发现局部复发和远处转移，从而指导进行合适的补救治疗。

在非肌层浸润性膀胱癌的随访中，膀胱镜检查目前仍然是"金标准"，一旦发现异常则应该行病理活检。所有的非肌层浸润性膀胱癌患者都必须在术后 3 个月接受第 1 次膀胱镜检查，但是如果手术切除不完整、创伤部位有种植或者肿瘤发展迅速则需要适当提前膀胱镜检查的时间。以后的随访应根据肿瘤的复发与进展的危险程度决定为低危肿瘤患者如果第 1 次膀胱镜检阴性，则 9 个月后进行第 2 次随访，此后改为每年 1 次直至 5 年；高危肿瘤患者前 2 年中每 3 个月随访 1 次，第 3 年开始每 6 个月随访 1 次，第 5 年开始每年随访一次直至终身；中危肿瘤患者的随访方案介于两者之间，由个体的预后因素决定。一旦患者出现复发，则治疗后的随访方案须重新开始。

膀胱癌患者接受根治性膀胱切除术和尿流改道术后应该进行终身随访，随访重点包括肿瘤复发、转移和与尿流改道相关的并发症。推荐的随访间隔为：pT_1 期每年 1 次，pT_2 期每 6 个月 1 次，pT_3 期每 3 个月 1 次。随访内容应包括体格检查、血液生化检查、胸部 X 线片检查和 B 超检查（包括肝、肾、腹膜后等）。对于 pT_3 期肿瘤患者可选择每半年进行一次盆腔 CT 检查。可选择上尿路影像学检查以排除输尿管狭窄和上尿路肿瘤的存在。尿流改道术后患者的随访主要围绕手术相关并发症、代谢并发症、泌尿道感染以及继发性肿瘤等几方面进行。

二、膀胱非尿路上皮癌

膀胱非尿路上皮癌包括鳞状细胞癌、腺细胞癌，以及小细胞癌、癌肉瘤和少见的转移性癌等。膀胱鳞癌占膀胱癌的 3%~7%，膀胱腺癌占膀胱癌的比例 <2%，膀胱腺癌是膀胱外翻患者最常见的癌。

（一）鳞状细胞癌

膀胱鳞状细胞癌可分为非血吸虫病性膀胱鳞癌和血吸虫病性膀胱鳞癌两种。诊断主要靠膀胱镜活检。单纯的膀胱鳞癌患者应选择根治性膀胱切除术。高分级、高分期肿瘤术前放疗有助于预防盆腔复发。膀胱鳞癌是一种化疗抵抗的肿瘤，目前还未发现有效的化疗方案。膀胱鳞癌的 5 年生存率约为 50%。血吸虫病性膀胱鳞癌的预后较好。

非血吸虫病性膀胱鳞癌的诱发因素可能为细菌感染、异物、慢性下尿路梗阻或膀胱结石等引起的慢性炎症，以及膀胱黏膜白斑、长期留置导尿管等。肿瘤好发于膀胱三角区和侧壁，大多呈浸润性生长，主要表现为溃疡，可伴有膀胱憩室或膀胱结石。8% ~ 10% 患者就诊时已发生远处转移。血尿是其主要的临床表现，大多数患者伴有泌尿系统感染。治疗效果，术前放疗加根治性膀胱切除术优于单纯根治性膀胱切除术，后者优于单纯放疗。

血吸虫病性膀胱鳞癌的发生可能与血吸虫存在导致的细菌和病毒感染有关，而非寄生虫本身。维生素 A 缺乏也可能是膀胱上皮鳞状化生及肿瘤发生的重要原因之一。血吸虫病性膀胱鳞癌的平均发病年龄比非血吸虫病性膀胱鳞癌低 10 ~ 20 岁。主要症状是尿频、尿痛和血尿。肿瘤多发于膀胱后壁的上半部分或顶部，很少发生于三角区。确诊主要依靠膀胱镜检查活检以及麻醉状态下仔细的双合诊。根治性膀胱切除术是血吸虫病性膀胱鳞癌治疗的主要方法。研究显示术前放疗可改善高分级、高分期肿瘤患者的预后。

（二）腺癌

根据组织来源膀胱腺癌可分为三种类型：原发性非脐尿管腺癌、脐尿管腺癌和转移性腺癌。诊断主要依靠膀胱镜活检。B 超、CT 以及 MRI 等检查可显示肿瘤大小及侵犯范围，以帮助临床分期。

原发性非脐尿管腺癌可能起源于腺性膀胱炎，或尿路上皮腺性化生。长期的慢性刺激、梗阻以及膀胱外翻则是引起化生的常见原因。血吸虫感染也是腺癌发生原因之一，在血吸虫流行地区膀胱腺癌约占膀胱癌的 10%。其主要症状有血尿、膀胱刺激征以及黏液尿等。原发性膀胱腺癌大多发生于膀胱三角区及膀胱侧壁，病变进展较快，多为肌层浸润性膀胱癌，临床就诊时大多数已属局部晚期。治疗推荐行根治性膀胱切除术。TUR-Bt 或膀胱部分切除术的疗效差。术后辅以放疗，可以提高患者的无瘤生存率。对于进展期和已有转移的腺癌可以考虑化疗，一般采用以氟尿嘧啶为基础的联合化疗方案。

脐尿管腺癌可能与脐尿管上皮增生及其内覆尿路上皮腺性化生有关，约占膀胱腺癌的1/3。只发生在膀胱顶部前壁，膀胱黏膜无腺性膀胱炎和囊性膀胱炎及肠上皮化生的表现。肿瘤集中于膀胱壁，而非黏膜层，可向膀胱壁深层、脐、膀胱前间隙以及前腹壁浸润。临床表现为脐部血性或黏液性分泌物或黏液囊肿，肿瘤侵入膀胱后，尿中可见黏液。手术为主要治疗方式，包括扩大性膀胱部分切除术和根治性膀胱切除术。放疗和化疗的效果不佳。术后复发和转移是治疗失败的主要原因，常见的转移部位是骨、肺、肝和盆腔淋巴结。预后比非脐尿管腺癌差。

转移性腺癌是最常见的膀胱腺癌。常见的原发病灶为直肠、胃、子宫内膜、乳腺、前列腺和卵巢。治疗上采用以处理原发病为主的综合治疗。

（三）小细胞癌（未分化癌）

小细胞癌被认为来自于神经内分泌干细胞或正常尿路上皮中的树突状细胞，有神经内分泌的特殊染色。它可能与尿路上皮在同一个肿瘤中出现。膀胱小细胞癌的细胞病理学特征为零散的、相互孤立、圆形、大小均匀的小细胞，其最重要的特征是相邻的肿瘤细胞间缺乏巢状或腺状结构。膀胱小细胞癌在组织学上类似肺小细胞癌。肿瘤好发于膀胱两侧壁和膀胱底部，瘤体直径往往较大，平均约 5 cm。有早期转移和深层浸润倾向。诊断与膀胱尿路上皮癌相似，但应同时检查有无原发的肺及前列腺的小细胞癌病灶。治疗考虑采用小细胞肺癌的化疗方案行辅助化疗或者新辅助化疗，并联合手术或局部放疗。手术方式应选择根治性膀胱切除术。化疗常用药物为顺铂和依托泊苷。

（四）其他膀胱非尿路上皮癌

癌肉瘤是指同时含有恶性的上皮和间质成分的肿瘤。恶性上皮成分通常为尿路上皮癌，也可以是鳞癌或腺癌；恶性间质成分则常为软骨肉瘤或骨肉瘤。肿瘤恶性程度高，临床上较为罕见，多见于中年男性。常见的症状为无痛性肉眼血尿。手术、放疗及化疗效果均不佳。预后差，5 年生存率约为 20%。

混合细胞癌是指原发于膀胱的两种不同类型恶性肿瘤同时出现或并存。通常以鳞癌、腺癌或小细胞癌与尿路上皮细胞癌共生。其病程进展快，恶性程度高，预后极差，治疗上建议行根治性膀胱切除术。如果含有小细胞癌的成分，根治性膀胱切除术后可以根据分期选择小细胞癌的辅助化疗方案。

三、膀胱上皮来源良性肿瘤

膀胱上皮来源良性肿瘤临床上少见，包括乳头状瘤、内翻性乳头状瘤、息肉、腺瘤以及肉芽肿等。

乳头状瘤主要发生年龄在 60~69 岁，男性多于女性。可发生在膀胱任何部位，侧壁最常见，其次为三角区和输尿管开口部。肿瘤可单发或多发，乳头状瘤遍及膀胱各部时称为膀胱乳头状瘤病。瘤细胞呈栅栏状排列，上皮有轻度和不规则增厚，但细胞分化良好，核分裂象不明显。乳头由 5~7 层形如正常的移行细胞覆盖，有清楚的纤维组织及血管中心束。从组织学上看，乳头状瘤起源于正常膀胱黏膜，像水草样突入膀胱腔，有柔软细长的蒂，瘤体直径很少超过 2 cm，肿瘤上皮之基底层分界清楚，无浸润征象，细胞层次虽有增多，但无异型性，应属良性病变。但从肿瘤的生物学行为看，乳头状瘤有复发的倾向，5 年内复发率为 60%，而且其中一部分肿瘤复发很快甚至进展为肌层浸润性肿瘤。因此有学者认为乳头状瘤应属交界性肿瘤，需严格掌握诊断标准。手术为主要治疗手段，包括 TUR-Bt 和膀胱部分切除术。术后应定期随访膀胱镜，以发现复发病例。

内翻性乳头状瘤不属于肿瘤性改变，为膀胱慢性炎症或膀胱出口梗阻所致的一种良性增殖性损害。病理表现为膀胱黏膜下肿块，移行上皮向黏膜下生长，形成乳头状结构。

四、膀胱非上皮来源肿瘤

膀胱非上皮来源肿瘤约占膀胱肿瘤的 1%~5%，按组织来源可以分为 3 种：①原始的结缔组织来源肿瘤，包括平滑肌肉瘤、横纹肌肉瘤、软骨肉瘤、骨肉瘤、脂肪肉瘤等；②非结缔组织来源肿瘤，包括血管瘤、血管肉瘤、神经肉瘤、神经纤维瘤、嗜铬细胞瘤、黑色素瘤等；③继发性的非上皮肿瘤，包括转移性淋巴瘤、白血病、浆细胞瘤、骨髓瘤等。

膀胱神经纤维瘤是良性肿瘤。由神经鞘的施万细胞过度生长而形成，常由膀胱壁的神经节发生，表现为实体的或丛状的病灶。大多在儿童时发生症状，表现为尿路梗阻、尿失禁、膀胱激惹、血尿或盆腔肿块。多采用保守治疗，除非有严重的尿路梗阻或症状严重不能忍受时才考虑手术治疗。极少数病例会演变为神经纤维肉瘤。

膀胱嗜铬细胞瘤约占膀胱肿瘤的 1%，同时其在全身嗜铬细胞瘤中的比例也为 1% 左右。肿瘤多见于膀胱三角区，从膀胱壁的神经节旁细胞发生。好发年龄为 10~30 岁，无性别差异。约 10% 的嗜铬细胞瘤为恶性，可发生转移。一般多从临床表现而非组织学检查来判定其良恶性。大多数的膀胱嗜铬细胞瘤有内分泌功能，约 2/3 的患者在排尿或尿充盈时出现阵发性高血压，有时可发生晕厥。约 1/2 的患者可以出现血尿。膀胱镜检查，肿瘤表现为黏膜下结节，膀胱黏膜完整。组织学表现，肿瘤由一簇多面体的细胞组成，胞浆为嗜酸性。治疗采用膀胱部分切除术完全切除肿瘤。禁用 TUR-Bt 术，因其可能刺激肿瘤，引起患者血压急剧升高。术前应行 CT 检查，了解有无盆腔淋巴结肿大，如果怀疑有淋巴结转移，应行盆腔淋巴结活检，若证实存在转移，应行盆腔淋巴结清扫。与其他部位的有分泌功能的嗜铬细胞瘤一样，术前合理应用 α 受体阻滞剂可以减少术中血压、心率的波动。在切除肿瘤后需进行终身随访，内分泌症状的再次出现通常提示肿瘤复发。

膀胱原发淋巴瘤是较常见的膀胱非上皮来源肿瘤。肿瘤发生于黏膜下的淋巴滤泡。好发年龄为 40~60 岁，女性多见。放疗是治疗局部原发淋巴瘤的最好方法，5 年生存率约为 50%，放、化疗联合可使生存率提高到 65%。

膀胱平滑肌肉瘤好发于男性，是成人恶性间质肿瘤中最常见的类型。膀胱镜检可见黏膜下结节或溃疡样肿块。治疗可行膀胱部分切除术或全膀胱切除术。全膀胱切除术后的 5 年生存率约为 65%。

膀胱横纹肌肉瘤可发生于任何年龄，但以青少年最常见。儿童的胚胎性横纹肌肉瘤可出现膀胱底部的多发性病灶，被称为儿童膀胱葡萄状肉瘤。成人有 3 种细胞型：纺锤细胞、泡状细胞和巨细胞。肿瘤对放疗和化疗均不敏感，预后较差。

其他如脂肪肉瘤、软骨肉瘤、骨肉瘤等均极少见，可与恶性上皮成分一起形成癌肉瘤。治疗方法为全膀胱切除，但预后很差。

（徐　安）

第四节　宫颈癌

宫颈癌（cervical cancer）是世界上妇女中仅次于乳腺癌第 2 常见的恶性肿瘤，在发展中国家则是妇女最常见的恶性肿瘤。发病年龄在 20 岁前较低，20~50 岁增长较快，其后上升幅度变缓。患病的高峰年龄为 50 岁左右，近年有年轻化趋势。由于肿瘤三级预防的广泛开展，妇女卫生状况的改善，发病率明显下降。宫颈癌的组织类型多为鳞癌，其次为腺癌，其他还有肉瘤、淋巴瘤、恶性黑色素瘤等比较少见的类型。宫颈癌的病因复杂，许多因素可能与此有关，如 HPV 感染特别是 16、18、31、33、35 等高危型的感染、性行为因素、性传播疾病（STD）、孕产因素及社会经济状况等。

一、病理分类

（一）上皮性肿瘤

1. 鳞状上皮肿瘤

（1）鳞状细胞癌：角化型，非角化型，基底细胞样，疣状（verrucous），湿疣状（warty），乳头状，淋巴上皮瘤样，鳞状上皮移行细胞癌。

（2）早期浸润癌（微小浸润性）。

2. 腺体肿瘤

（1）腺癌：黏液腺癌，宫颈型，肠型，印戒细胞型，微小偏离型，绒毛腺型。

（2）子宫内膜样腺癌。

（3）透明细胞腺癌。

（4）浆液性腺癌。

（5）中肾管型腺癌。

3. 其他上皮性肿瘤

（1）腺鳞癌：毛玻璃细胞亚型。

（2）腺样囊性癌。

（3）腺样基底细胞癌。

（4）神经内分泌肿瘤：类癌，非典型性类癌，小细胞癌，大细胞神经内分泌癌。

（5）未分化癌。

（二）间叶性肿瘤和瘤样病变

（1）平滑肌肉瘤。

（2）子宫内膜样间质肉瘤，低度恶性。

（3）未分化宫颈管肉瘤。

（4）葡萄状肉瘤。

（5）腺泡状软组织肉瘤。

（6）血管肉瘤。

（7）恶性外周神经鞘肿瘤。

（三）上皮和间叶混合性肿瘤

（1）癌肉瘤（恶性米勒源性混合瘤，化生性癌）。

（2）腺肉瘤。

（3）Wilms 肿瘤。

（四）黑色素细胞肿瘤

（1）恶性黑色素瘤。

（2）其他肿瘤。

（五）生殖细胞型肿瘤

卵黄囊瘤。

二、临床分期

Ⅰ期宫颈肿瘤局限于子宫（侵犯宫体可以不予考虑）：

ⅠA：镜下浸润癌。所有肉眼可见的病灶——即使是表浅的浸润都归为ⅠB期；

ⅠA$_1$：间质浸润深度 <3.0 mm，水平浸润范围 ≤7.0 mm；

ⅠA$_2$：间质浸润深度 3.0～5.0 mm，水平浸润 ≤7.0 mm；

ⅠB：肉眼可见病灶局限于宫颈，或是镜下肿瘤的病变范围大于ⅠA$_2$；

ⅠB$_1$：临床可见病灶最大直径≤4.0 cm；

ⅠB$_2$：临床可见病灶最大直径>4.0 cm。

Ⅱ期：肿瘤已经超出子宫，但未达盆壁，或累及阴道，或未达阴道下1/3：

ⅡA：无宫旁组织浸润；

ⅡA$_1$：临床可见病灶最大直径≤4.0 cm；

ⅡA$_2$：ⅡA$_2$临床可见病灶最大直径>4.0 cm；

ⅡB：有宫旁组织浸润。

Ⅲ期：肿瘤侵及盆壁和（或）累及阴道下1/3和（或）导致肾盂积水或肾无功能：

ⅢA：肿瘤累及阴道下1/3，未累及盆壁；

ⅢB：肿瘤累及盆壁和（或）导致肾盂积水或肾无功能。

Ⅳ期：肿瘤播散超出真骨盆或（活检证实）侵犯膀胱或直肠黏膜（泡状水肿不能分为Ⅳ期）：

ⅣA：肿瘤侵及膀胱或直肠黏膜，和（或）超出真骨盆；

ⅣB：远处转移。

三、治疗原则

早期宫颈癌：Ⅰ～ⅡA期，单纯根治性手术（广泛性子宫切除±盆腔淋巴结清扫术±腹主动脉旁淋巴结切除）与根治性放疗两者治疗效果相当，5年生存率、死亡率、并发症概率相似，对具有不良预后因素者术后需辅助放疗。2013年NCCN指出，对于ⅠA、ⅠB$_1$和部分ⅡA$_1$患者选择手术治疗，对于ⅠB$_2$～ⅣA患者，推荐同步放化疗，ⅣB患者则以系统性的全身治疗为主，一般情况好可耐受放化疗者也应积极给予综合治疗。

四、综合治疗

（一）早期宫颈癌

主要指临床分期为Ⅰ期～ⅡA期的宫颈癌。

（1）ⅠA和ⅠB$_1$期的治疗：手术和放疗具有相同的疗效，多采用手术治疗，对于年老体弱或有手术禁忌证者则可采用放疗。对于有生育功能保留愿望的ⅠA$_1$、ⅠA$_2$及肿瘤直径小于2 cm的ⅠB$_1$期且无淋巴结转移的患者可行保留生育功能手术治疗。

（2）ⅠB$_1$或ⅡA期局部肿瘤直径≤4 cm者，应行根治性子宫切除术+盆腔淋巴结清扫±腹主动脉旁淋巴结取样（1级证据），或盆腔体外放疗+腔内治疗（A点剂量80～85 Gy）。

（3）ⅠB$_2$或ⅡA期局部肿瘤直径>4 cm者，可选择如下治疗。①根治性子宫切除术+盆腔淋巴结清扫+腹主动脉旁淋巴结取样（2级证据）。②盆腔体外放疗+腔内治疗+含有顺铂的同步化疗（A点剂量≥85 Gy）（1级证据）。③盆腔体外放疗+腔内治疗（A点剂量75～80 Gy）+含有顺铂的同步化疗+辅助性子宫切除术。④新辅助化疗后根治性子宫切除术加盆腔淋巴结切除术，随机试验数据提示在手术前采用以铂类为基础的新辅助化疗比放疗的效果好。目前未得到比较同期放化疗与手术前新辅助化疗疗效差异的数据。⑤部分学者认为对于肿瘤局部较大的患者术前可行放疗缩小局部病灶，同时又可消灭局部亚临床病灶，提高手术切除率。术前放疗多采用腔内放疗，剂量一般为全程腔内放疗剂量的 1/3 ~ 1/2，为 20 ~ 30 Gy。

（4）术后病理证实盆腔淋巴结阳性、宫旁受侵或切缘阳性者应行辅助盆腔放疗联合包含顺铂的同步化疗，如果阴道切缘阳性，还应进行阴道腔内放疗。

（5）仅有深部间质浸润和（或）淋巴血管间隙受侵者，术后予以辅助盆腔放疗和阴道腔内放疗。

（二）中晚期宫颈癌

指 FIGO 分期中的 ⅡB ~ ⅣA 期，其综合治疗包括放疗与化疗、放疗与热疗等。在过去传统治疗中公认的首选方法是放疗。近年来，随着国内外大量的有关宫颈癌同步放化疗与单纯放疗的随机分组临床研究的开展，结果表明以顺铂为基础的同步放化疗较单纯放疗提高了生存率，使各期相对死亡危险率降低 30% ~ 50%，同步放化疗已成为中晚期宫颈癌治疗的标准模式。对于部分 ⅠB$_2$ ~ ⅡA 和少数 ⅡB 期的局部晚期宫颈癌患者，国外有初步研究报道新辅助化疗后进行手术，可缩小肿瘤，降低分期，减少盆腔淋巴结的转移和宫旁及淋巴脉管受侵，提高手术切除率。

（三）晚期和复发性宫颈癌

（1）晚期宫颈癌目前多采用放疗和化疗综合治疗。

（2）根治术后的盆腔复发和（或）腹膜后淋巴结转移者，首选放疗，近年来提倡与化疗联合治疗。

（3）放疗后的肿瘤复发，在原照射野外的宜选择放疗或放化疗。

（4）对于肿瘤广泛转移或不能耐受手术或不宜放疗的患者，可选择姑息性化疗。另外，目前有文献报道热疗合并放化疗治疗晚期或复发性宫颈癌，可提高肿瘤的控制率，并改善患者的生存期。

五、肿瘤内科治疗

过去宫颈癌化疗主要用于晚期转移或复发患者的姑息治疗。近 10 余年宫颈癌的化疗已有许多发展和进步。首先，新辅助化疗用于原发肿瘤直径 > 4 cm 的 Ⅰ 期或 Ⅱ 期患者，即在手术前先用化疗，使大块肿瘤缩小后再手术，以提高手术切除率并减少术后的复发和转移。其次可以和放疗同时应用，作为放射增敏剂，以改善晚期宫颈癌（Ⅲ 期和Ⅳ 期）患者的盆腔控制，减少远处转移并提高长期生存率。最后可以作为常规治疗失败后盆腔复发或转移患者的解救治疗。

对宫颈癌有效的化疗药物有：顺铂（DDP）、卡铂（CBP）、5-氟尿嘧啶（5-FU）、丝裂霉素（MMC）、博来霉素（BLM）、异环磷酰胺（IFO）等。近年研究的新药还有：紫杉醇（PTX）、泰素帝（DTX）、健择（GEM）、拓扑替康（TPT）、伊立替康（CPT-11）、脂质体阿霉素、长春瑞滨。顺铂和以铂类为基础的联合化疗仍是治疗晚期和复发性宫颈癌最有效的方案。

1. 早期宫颈癌

美国 NCCN 公布的临床诊疗指南已经将同步放化疗（含有顺铂的方案）作为 ⅠB$_2$ 或 ⅡA 期巨块型宫颈癌的标准治疗之一。

2. 中晚期、复发宫颈癌

美国国家癌症研究所（NCI）提出将放疗联合含有顺铂的同步化疗作为中晚期宫颈癌的标准治疗。顺铂还用于不适合放疗或盆腔廓清手术的盆腔外转移或复发的患者，是最有效的化疗药物，被推荐用于复发或远处转移宫颈癌患者的一线化疗。2013 NCCN 指南指出可供选择的一线单药方案为顺铂、卡铂、紫杉醇；一线联合方案（对于以前使用过顺铂作为放射增敏剂的患者首选以下方案）为顺铂/紫杉醇、顺铂/托泊替康、顺铂/吉西他滨、卡铂/紫杉醇；二线化疗方案为贝伐珠单抗、多西他赛、5-氟尿嘧啶、吉西他滨、异环磷酰胺、依立替康、表柔比星、丝裂霉素、拓扑替康、培美曲塞二钠、长春瑞滨。

3. 疫苗治疗

HPV 疫苗——Gardasil 是针对引起宫颈癌和生殖道疣的某些型别的人乳头瘤病毒（6、11、16、18 型）的预防性疫苗。Gardasil 疫苗目前已经批准用于 9~29 岁女性。最有效的时机是在开始性生活前注射。美国妇产科医师学会（ACOG）、癌症控制中心（CDC）和美国癌症协会（ACS）的指南一致同意 11~12 岁的女性应该常规注射 HPV 疫苗，但对于其他大年龄组的建议没有统一意见。生物分子或疫苗治疗目前在临床试验之外尚没有肯定的疗效。Cervarix 是另一种预防 HPV 的疫苗，已在欧洲上市，但尚未被美国 FDA 批准。NCCN 建议注射过 HPV 疫苗的女性，还是要坚持进行宫颈细胞学涂片等筛查，因为目前的 HPV 疫苗仅对某些类型的 HPV 有预防作用。

六、化疗方案

（一）新辅助化疗

新辅助化疗（NAC）后根治性子宫切除术加盆腔淋巴结切除术随机试验数据提示，在手术前采用以铂类为基础的新辅助化疗比放疗的效果好。目前未得到比较同期放化疗与手术前新辅助化疗的疗效差别的数据。

1. PVB 方案

2008 年 FIGO/IGCS 妇科恶性肿瘤分期及临床实践指南 Buenos Aires 研究。

顺铂 50 mg/m^2 静脉滴注，第 1 天（正规水化、利尿）；

长春新碱 1 mg/m^2 静脉冲入，第 1 天；

博来霉素 15 mg 静脉滴注，不少于 6 小时，每日 1 次，第 1~3 天；

21 天 1 个疗程，共 3 个周期。

2. FP 方案

有研究报道用此方案。

顺铂 75 mg/m^2，静脉滴注，第 1 天（正规水化、利尿）；

氟尿嘧啶 4000 mg/m^2，持续静脉滴注 96 小时；

21 天 1 周期，共 3 个周期。

NAC 治疗宫颈癌的作用已经初步得到肯定。DDP 是最有效的药物。此外，目前 DDP 联合紫杉醇、拓扑替康、异环磷酰胺等方案在 II 期和 III 期临床试验中显示出令人鼓舞的结果，但对于最佳化疗方案尚无统一意见。NAC 的给药途径除了静脉给药外，也有用介入动脉化疗，并取得一定成果，但尚未成为主流。目前仍需开展临床试验加以探讨，包括 NAC 的最佳方案及其对长期生存率和生活质量的影响；NAC 与术前同步放化疗的比较；各种术后辅助治疗的疗效和安全性比较；NAC 加手术、手术及术后辅助治疗与同步放化疗的疗效比较。

（二）同步放化疗

放疗在中晚期宫颈癌治疗中仍处于主导地位，尽管对同步放化疗存在不同的意见，但同步放化疗对提高生存已显示出其良好的趋势。20 世纪末美国先后由妇科肿瘤学组（Gynecologic Oncology Group，GOG）、放射肿瘤协会（Radiation Therapy Oncology Group，RTOG）、西南肿瘤组（South West Oncology Group，SWOG）进行的 5 个以顺铂为基础的同步放化疗大样本、前瞻性随机对照临床研究，尽管各研究组内临床期别、放射剂量、放射方法及含顺铂的化疗方案不尽相同，但结果都证明同步放化疗能明显改善生存率，使死亡危险下降 30% ~ 50%，因而奠定了同步放化疗在宫颈癌综合治疗中的地位，被美国国家癌症研究所（National Cancer Institute，NCI）推荐放疗为宫颈癌的标准治疗（表 8-10）。

表 8-10　宫颈癌以顺铂为基础的同步放化疗方案

研究组	方案	药物	剂量	用法
SWOG 8797	CF	DDP	70 mg/m^2	静脉滴注，于放疗的第 1、第 22、第 43 和第 64 天给药
		5-FU	4 g/m^2	96 小时连续静脉输注，于放疗第 1、第 22、第 43 和第 64 天给药
COG 85	CF	DDP	50 mg/m^2	静脉滴注，于放疗第 1 和第 29 天给药
		5-FU	4 g/m^2	96 小时连续静脉输注，于放疗第 1 和第 29 天给药
RTOC 9001	CF	DDP	75 mg/m^2	静脉滴注，于放疗第 1 和第 29 天给药
		5-FU	4 g/m^2	96 小时连续静脉输注，于放疗第 1 和第 29 天给药
GOG 120	C	DDP	40 mg/m^2	静脉滴注，于放疗第 1、第 8、第 15、第 22、第 29 和第 35 天给药
	或			静脉滴注，于放疗第 1 和第 29 天给药
	CFH	DDP	50 mg/m^2	
		5-FU	4 g/m^2	96 小时连续静脉输注，于放疗第 1 和第 29 天给药
		HU	2 g/m^2	口服，每周 2 次，共 6 周
GOG 123	C	DDP	40 mg/m^2	静脉滴注，于放疗第 1、第 8、第 15、第 22、第 29 和第 35 天给药
NCI	C	DDP	40 mg/m^2	静脉滴注，于放疗第 1、第 8、第 15、第 22 和第 29 天给药

（三）复发或转移性宫颈癌的化疗方案

化疗对延长生存期或提供高生活质量的作用有限。2013 年 NCCN 推荐作为复发或转移性宫颈癌的化疗方案一线用药及国外文献报道中的用药方案如下，临床实际应用时须结合我国患者的耐受情况及一般状况、用药反应做出调整。

1. 主要联合化疗方案

（1）DDP/PTX 方案。

DDP 75 mg/m^2 静脉滴注，第 1 天（正规水化、利尿）；

PTX 135 mg/m^2 静脉滴注 24 小时，第 1 天；

每 3 周重复。

总有效率为 46%。总生存时间为 10 个月。一项随机Ⅲ期试验比较了紫杉醇联合顺铂与顺铂单药的疗效，结果表明尽管中位生存期没有改善，两药联合可以提高缓解率（PT 组 36%，DDP 组 19%）和肿瘤无进展生存期（PT 组 4.8 个月，DDP 组 2.8 个月，$P < 0.001$）。

（2）CBP/PTX 方案。

卡铂 AUC 5 静脉滴注，第 1 天；

紫杉醇 175 mg/m^2 静脉滴注，第 1 天；

每 3 周重复，中位 5 个疗程。

总有效率为 53%，总生存时间为 13 个月。紫杉醇联合卡铂在复发性或转移性宫颈癌患者的疗效，15 例患者中 4 例完全缓解，5 例部分缓解，总有效率为 60%。接受治疗的所有 15 例患者的中位生存期为 17 个月。

（3）DDP/TPT 方案。

DDP 50 mg/m^2，静脉滴注，第 1 天（正规水化、利尿）；

TPT 每天 0.75 mg/m^2，静脉滴注，每日 1 次，第 1~3 天，每 3 周重复。

总有效率为 28%，总生存时间为 10 个月。一项 GOG 随机 III 期试验研究：顺铂联合托泊替康和顺铂单药治疗复发或转移性宫颈癌的疗效，共治疗 294 例患者，有效率：DDP + TPT 组为 27%，DDP 组为 13%（$P = 0.004$）；肿瘤无进展生存期：DDP + TPT 组为 4.6 个月，DDP 为组 2.9 个月（$P = 0.014$）；中位生存期：DDP + TPT 组为 9.4 个月，DDP 组为 6.5 个月（$P = 0.017$）。表明顺铂联合托泊替康方案的有效率和生存期均优于单药化疗。

（4）DDP/GEM 方案。

DDP 100 mg/m^2，静脉滴注，第 1 天（正规水化、利尿）；

GEM 1000 mg/m^2，静脉滴注，第 1、第 8 天；

每 3 周重复。

总有效率为 57%。一项 III 期试验评价了顺铂联合吉西他滨在晚期、复发性或持续性宫颈癌患者中的疗效，共 17 例，既往未接受过放疗患者的缓解率为 57%，1 例达到完全缓解 14 个月。

2. 其他联合化疗方案

（1）DDP/5-FU 方案。

DDP 100 mg/m^2 静脉滴注，第 1 天（正规水化、利尿）；

5-FU 每天 1000 mg/m^2 静脉滴注，第 1~5 天；

每 3 周重复。

总有效率为 68%，总生存期为 18 个月。化疗前应给予正规水化、利尿，密切监测肾功能。

（2）DDP/BLM 方案。

DDP 150 mg/m^2 静脉滴注，第 1 天（正规水化、利尿）；

BLM 15~20 mg/m^2 静脉滴注，每日 1 次，第 1~3 天；

每 3 周或 4 周重复。

总有效率为 54%，总生存期为 6 个月。化疗前应给予正规水化、利尿，密切监测肾功能。

（3）DDP/IFO 方案。

DDP 20 mg/m^2 静脉滴注，每日 1 次，第 1~5 天；

IFO 每天 1.2 g/m^2 静脉滴注，每日 1 次，第 3~5 天，同时用美司钠解救；

每 4 周重复。

总有效率为 50%，总生存期为 25 个月。

（4）DDP/MMC 方案。

DDP 50 mg/m² 静脉注射，第 1 天（正规水化、利尿）；

MMC 6 mg/m² 静脉冲入，第 1 天；

每 3 周或 4 周重复。

总有效率为 42%，总生存时间为 11.2 个月。

（5）CBP/DTX 方案。

卡铂 AUC 6 静脉滴注，第 1 天；

多西他赛 60 mg/m² 静脉滴注，第 1 天；

每 3 周或 4 周重复。

总有效率为 76%。

（6）DDP/CPT-11 方案。

DDP 60 mg/m² 静脉注射，第 1 天（正规水化、利尿）；

CPT-11 60 mg/m² 静脉滴注，第 1、第 8 天；

每 4 周重复。

总有效率为 78%。

以上方案，如有效，给 6 个周期。如无效，更改方案。

3. 单药化疗方案

不适合手术或放疗的复发患者，使用顺铂、卡铂或紫杉醇单药作为姑息治疗的选择。

（1）顺铂。

50～100 mg/m² 静脉滴注，每 3 周重复（正规水化、利尿）。总有效率为 17%～21%。

（2）卡铂。

300～400 mg/m² 静脉滴注，每 4 周重复。总有效率为 15%～28%，中位生存期为 6～7 个月。

（3）紫杉醇。

135～170 mg/m² 静脉滴注 24 小时（适用于曾接受过盆腔放疗患者），每 3 周重复。总有效率为 17%～26%。

以上方案如有效，不超过 6 个周期，如无效，更改方案。

4. 其他单药

目前国内外报道的其他方案尚有以下多种，2013 年 NCCN 将其作为二线用药方案，其给药剂量报道不尽相同，使用时应根据患者的一般情况等因素做出具体调整。还可选择的方案如下。

（1）贝伐珠单抗。

5 mg/kg 静脉滴注，每 2 周重复。

（2）多西他赛。

75～100 mg/m²，静脉滴注，每 21 天重复；或 25 mg/m²，每周 1 次，连用 3 周，每 4 周重复。

（3）氟尿嘧啶。

425 mg/m² 静脉滴注，每日 1 次，第 1～5 天 + 亚叶酸钙 200 mg/m² 静脉滴注，每日 1

次，第 1~5 天，4 周重复。总有效率为 4%~8%。

（4）吉西他滨。

800~1000 mg/m² ，静脉滴注，每周 1 次，连用 3 周。

（5）异环磷酰胺。

1.2 g/m² 静脉滴注，每日 1 次，第 1~5 天。同时用美司钠解救。总有效率为 10%~53%。每 3 周重复。

（6）伊立替康。

125 mg/m² 静脉滴注，每周 1 次，用 4 周，6 周重复。总有效率为 15%~21%。

（7）丝裂霉素。

MMC 6 mg/m² 静脉冲入，每 3 周或 4 周重复。

（8）拓扑替康。

1.25~1.5 mg/m² 静脉滴注，每日 1 次，第 1~5 天，每 4 周重复，平均用 2 周期，总有效率为 12%~18%。

（9）培美曲塞。

500 mg/m² ，静脉滴注，每 21 天重复。

（10）长春瑞滨。

30 mg/m² 静脉滴注，第 1、第 8 天，每 3 周重复。总有效率为 17%。

（11）表柔比星。

12.5 mg/m² 静脉冲入，每周 1 次。总反应率为 4%。

（12）吡柔比星。

25 mg/m² 静脉冲入，3~4 周重复。总有效率为 19%。

如有效，最多 6 个周期，如无效，及时更改方案。

（龙亚辉）

第五节　子宫肉瘤

子宫肉瘤（uterine sarcoma）是一组来源于子宫间质、结缔组织或平滑肌的恶性肿瘤，具有多种不同的组织学形态和生物学活性。临床少见，仅占子宫恶性肿瘤的 3% 左右，恶性程度高。病理类型主要有子宫平滑肌肉瘤（leiomyosarcoma，LMS）、子宫内膜间质肉瘤（endometrial stromal sarcoma，ESS）以及子宫恶性中胚叶混合瘤（malignant mullerian mixed tumor/mixed miesodermal tumor，MMT，亦称恶性苗勒管混合瘤或癌肉瘤）。子宫肉瘤临床少见，占妇科恶性肿瘤的 1%~3%，其临床特点是易出现局部复发和远处转移，子宫体肉瘤的发生率明显高于宫颈，其中低度恶性 ESS 预后较好，其次为 LMS，高度恶性 ESS 与 MMT 预后最差。值得一提的是由于 MMT 在发病机制上属于化生性癌，2008 年美国 NCCN 将其归入子宫内膜癌中。

一、病理分类

LMS：上皮样亚型，黏液样亚型。ESS：未分化子宫内膜肉瘤。

上皮和非上皮的混合性肿瘤：腺肉瘤。其他肉瘤：横纹肌肉瘤，软骨肉瘤，骨肉瘤，脂肪肉瘤，恶性淋巴瘤。

二、临床分期

Ⅰ期：肿瘤局限于子宫体；

Ⅱ期：肿瘤侵犯宫颈；

Ⅲ期：肿瘤在盆腔内蔓延；

Ⅳ期：肿瘤转移至盆腔以外的部位。

FIGO（2009）按 LMS、MMT、ESS 和腺肉瘤进行分期。

1. LMS 临床分期（FIGO，2009）

Ⅰ期：肿瘤局限于子宫

ⅠA：肿瘤直径≤5 cm；

ⅠB：肿瘤直径＞5 cm。

Ⅱ期：肿瘤扩散至盆腔

ⅡA：侵犯附件；

ⅡB：侵犯其他盆腔组织。

Ⅲ期：肿瘤扩散至腹腔（不单是突向腹腔）

ⅢA：一处受累；

ⅢB：一处以上受累；

ⅢC：转移至盆腔和（或）腹主动脉旁淋巴结。

Ⅳ期

ⅣA：侵犯膀胱和（或）直肠；

ⅣB：远处转移。

2. ESS 和腺肉瘤临床分期（FIGO）

Ⅰ期：肿瘤局限于子宫体

ⅠA：肿瘤局限于子宫内膜和（或）宫颈内膜；

ⅠB：肿瘤浸润肌层＜1/2；

ⅠC：肿瘤浸润肌层≥1/2。

Ⅱ期：肿瘤扩散至盆腔

ⅡA：侵犯附件；

ⅡB：侵犯其他盆腔组织。

Ⅲ期：肿瘤扩散至腹腔（不单是突向腹腔）。

ⅢA：一处受累；

ⅢB：一处以上受累；

ⅢC：转移至盆腔和（或）腹主动脉旁淋巴结。

Ⅳ期：

ⅣA：侵犯膀胱和（或）直肠；

ⅣB：远处转移。

三、治疗原则

全子宫切除术 + 双附件切除是标准术式。对于 I 期低度恶性的 ESS 术后可观察。Ⅱ期、Ⅲ期、ⅣA 期术后给予激素治疗和（或）辅助放疗。Ⅲ期、Ⅳ期：根据不同的情况进行综合治疗。ⅣB 期患者主要是激素治疗联合姑息性放疗。

其他类型的子宫肉瘤、LMS 及高度恶性的子宫内膜平滑肌肉瘤，I 期术后可观察，如果有危险因素如肿瘤大、深肌层受侵，则考虑术后辅助放疗或化疗。Ⅱ期、Ⅲ期患者因有子宫外病变、盆腔转移术后应考虑辅助化疗或放疗。ⅣB 期患者主要是化疗联合姑息性放疗。对于复发肿瘤根据肿瘤的部位、大小、病理类型等采取手术及放化疗联合的治疗。

四、综合治疗

1. 手术治疗

手术治疗是子宫肉瘤最主要的治疗方法。手术的范围为筋膜外子宫切除术 + 双附件切除术。对于 MMT 和高度恶性 ESS 建议行盆腔及腹主动脉旁淋巴结切除。对于其他组织学类型的子宫肉瘤则应根据临床期别行淋巴结活检或切除术。

2. 放疗

放疗在子宫肉瘤治疗中的作用仍有争议。一般认为放疗可以延缓盆腔复发。放疗对于 MMT 和 ESS 的作用较为肯定，疗效比 LMS 好。欧洲癌症研究和治疗组织的随机研究结果证明其治疗的有效性，该组织研究将 222 例手术分期为 I 期、Ⅱ期的子宫肉瘤患者术后随机分为辅助盆腔外照射组和观察组。222 例患者中，103 例为 LMS，91 例 MMT，28 例 ESS。结果表明辅助放疗组的盆腔复发率为 12.5%，观察组为 21.4%（$P = 0.004$）。辅助放疗均对 MMT 起作用。LMS 术后辅助放疗的作用仍不确切。如果有危险因素如肿瘤大、深肌层受侵则考虑术后辅助放疗或化疗。一项Ⅲ期研究表明，对于 I ~ Ⅱ期的 LMS 术后辅助放疗未能改善总生存情况。最近的一系列研究还发现对于低度恶性的 ESS 术后放疗可减少局部复发，但对总生存没有影响。

3. 内分泌治疗

辅助孕激素治疗应对子宫肉瘤有一定的疗效。已有研究认为孕激素对 ESS 和 MMT 有一定的疗效，其中 ESS 的有效率高达 50%。

4. 对于复发性子宫肉瘤的治疗

目前倾向于采取手术结合放化疗等辅助治疗的积极态度。

五、肿瘤内科治疗

子宫肉瘤具有早期血行转移和晚期远处转移的生物学特点，也是其肿瘤患者生存率长期得不到改善的主要原因。因此，术后辅助化疗为主的全身治疗，以延缓肿瘤复发。

1. 单药治疗

阿霉素和异环磷酰胺是治疗子宫肉瘤两个最有效的单药。其次是烯氮咪胺、足叶乙苷（长春新碱和更生霉素也有一定疗效）。异环磷酰胺对 MMT 很有效。

2. 异环磷酰胺联合顺铂

是最有效的联合方案。多柔比星是对子宫肉瘤最有效的化疗药物之一。近年来，紫杉醇、吉西他滨、多西紫杉醇等新药也逐渐应用于子宫肉瘤的治疗。

3. 2013 年 NCCN 指南

子宫肉瘤可选择的化疗药物单药包括多柔比星、表阿霉素、吉西他滨、异环磷酰胺、脂质体多柔比星、帕唑帕尼、替莫唑胺、达卡巴嗪、长春瑞滨、多西他赛。

联合用药方案包括：多西他赛/吉西他滨、多柔比星/异环磷酰胺、多柔比星/达卡巴嗪、吉西他滨/达卡巴嗪、吉西他滨/长春瑞滨。指出对于复发病变，可考虑单药烯氮咪胺、多西紫杉醇、吉西他滨、脂质体阿霉素、异环磷酰胺、表阿霉素和紫杉醇。常用的单药治疗有 IFO、DDP、PTX。联合化疗方案：VAD、IEA、CEM + PTX、IFO + DDP、PA、IEP、TC、紫杉醇/卡铂/阿霉素方案。

六、化疗方案

（一）LMS

1. VAD 方案

长春新碱 + 阿霉素 + 氮烯咪胺。

VCR 1 mg 静脉冲入，每日 1 次，第 1~2 天；

ADM 每天 20 mg/m^2 静脉冲入，每日 1 次，第 1~3 天；

DTIC 每天 250 mg/m^2 静脉滴注，每日 1 次，第 1~5 天；

每 3~4 周重复。

2. IEA 方案

IFO 1.2~1.5 g/m^2 静脉滴注，每日 1 次，第 1~3 天；

Mesna 按 IFO 每日用量的 60%，分 3 次，于 0、4、8 小时各用 1 次，静脉小壶注入；

VP-16 100 mg 静脉滴注，每日 1 次，第 1~3 天；

ADM 20 mg/m^2 静脉冲入，每日 1 次，第 1~3 天；

每 3~4 周重复。

3. GT 方案

吉西他滨 + 多西他赛。

GEM 900 mg/m^2 静脉滴注，第 1、第 8 天；

TXT 100 mg/m^2 静脉滴注，第 8 天；

每 3 周重复。

（二）MMT

1. 单药 IFO

IFO 1.5 g/m^2 静脉滴注，每日 1 次，第 1~5 天，每 3 周重复。

治疗 MMT 29 例，总有效率为 32.2%，其中 CR 17.9%，PR 14.3%。

2. 单药顺铂

DDP 50 mg/m^2，每 3 周重复（正规水化、利尿）。

3. IP 方案

IFO 1.5 mg/m^2 静脉滴注，每日 1 次，第 1~5 天；同时用美司钠解救；

DDP 20 mg/m^2 静脉滴注，每日 1 次，第 1~5 天；

3～4周重复。

4. IEP 方案

IFO 1.2～1.5 g/m² 静脉滴注，每日1次，第1～3天；

Mesna 按 IFO 每日总量的60%，分3次，于0、4、8小时各用1次，静脉小壶给药；

VP-16 100 mg/m² 静脉滴注，每日1次，第1～5天；

DDP 20 mg/m² 静脉滴注，每日1次，第1～5天；

每4周重复。

5. PA 方案

DDP 100 mg/m²，静脉滴注，第1天（正规水化、利尿）；

ADM 45～60 mg/m² 静脉冲入，第1天；

每3～4周重复。

或

DDP 20 mg/m² 静脉滴注，每日1次，第1～5天；

ADM 20 mg/m² 静脉冲入，每日1次，第1～3天；

每3～4周重复。

6. IP 方案

IFO 1.6 g/m² 静脉滴注，每日1次，第1～3天；

Mesna 按 IFO 每日总量的60%，分3次，于0、4、8小时各用1次，静脉小壶给药；

PTX 135 mg/m² 静脉滴注3小时，第1天；

每3～4周重复。

（三）ESS

化疗方案与 MMT 相同。目前仅有一项前瞻性Ⅱ期临床试验报道了 IFO 单药治疗21例晚期、复发或转移性 ESS 的结果。IFO 1.5 g/m²，静脉滴注5天。总有效率33%，其中 CR 14%，PR 19%。2013年 NCCN 指南指出内分泌治疗可用于本病，内分泌治疗方案的用药包括：醋酸甲羟孕酮、甲地孕酮、芳香化酶抑制剂、GnRH 类似物、他莫昔芬等。

（刘丽娜）

参考文献

[1] 吴小亮，梁文华，张荣欣．肿瘤靶向治疗及免疫治疗进展［M］．北京：科学出版社，2020．

[2] 赵平，吴静．肿瘤致病因［M］．北京：科学出版社，2021．

[3] 徐瑞华，李进，马军，等．中国临床肿瘤学会（CSCO）常见恶性肿瘤诊疗指南2022［M］．北京：人民卫生出版社，2022．

[4] 池畔．基于膜解剖的腹腔镜与机器人结直肠肿瘤手术学［M］．北京：人民卫生出版社，2020．

[5] 高文斌，曹伟灵，陈盛阳．肿瘤并发症诊断与治疗［M］．北京：科学出版社，2020．

[6] 李涛，石汉平．肿瘤放疗营养学［M］．北京：科学出版社，2021．

[7] 郑杰．肿瘤的细胞与分子生物学［M］．2版．北京：科学出版社，2021．

[8] 胡胜．临床肿瘤免疫治疗学［M］．武汉：湖北科学技术出版社，2020．

[9] 邵志敏，沈镇宙，郭小毛．肿瘤医学［M］．上海：复旦大学出版社，2019．

[10] 李秋，张晓实．肿瘤药物治疗方案及综合评价［M］．北京：人民卫生出版社，2020．

[11] 中国临床肿瘤学会指南工作委员会．中国临床肿瘤学会（CSCO）小细胞肺癌诊疗指南2021［M］．北京：人民卫生出版社，2021．

[12] 朱军．淋巴瘤诊疗规范（北京大学肿瘤医院2022年版）［M］．北京：化学工业出版社，2022．

[13] 凌昌全，李柏．肿瘤康复指南［M］．北京：人民卫生出版社，2021．

[14] 陆舜，王俊，王长利等．中国肿瘤整合诊治指南：肺癌．2022［M］．天津：天津科学技术出版社，2022．

[15] 郝希山，王殿昌．腹部肿瘤学［M］．2版．北京：人民卫生出版社，2022．

[16] 詹启敏，钦伦秀．精准肿瘤学［M］．北京：科学出版社，2022．

[17] 王锡山．中国肿瘤整合诊治指南：结直肠癌、肛管癌［M］．2022．天津：天津科学技术出版社，2022．

[18] 张杰．肺癌临床病理检查规范［M］．上海：上海科学技术出版社，2022．

[19] 谭晶，李汝红，侯宗柳．肿瘤临床诊断与生物免疫治疗新技术［M］．北京：科学出版社，2021．

[20] 夏术阶，王翔，徐东亮．肾肿瘤与肾囊肿［M］．北京：中国医药科技出版社，2021．